微课版

学前教育专业省级精品课配套教材

实践应用型学前教育专业精品教材

学前儿童卫生与保育

主　编　杨小利
副主编　蒲　运　刘　妍　樊玉竹
参　编　王清霞　梁珊珊　王　玥
　　　　杨国芳　李　婷　范迎川

中国人民大学出版社
·北京·

图书在版编目（CIP）数据

学前儿童卫生与保育：微课版 / 杨小利主编 . 北京：中国人民大学出版社，2025. 1. --（实践应用型学前教育专业精品教材）. -- ISBN 978-7-300-33615-2

Ⅰ. R179

中国国家版本馆 CIP 数据核字第 2025CP3667 号

学前教育专业省级精品课配套教材
实践应用型学前教育专业精品教材

学前儿童卫生与保育（微课版）

主　编　杨小利
副主编　蒲　运　刘　妍　樊玉竹
参　编　王清霞　梁珊珊　王　玥
　　　　杨国芳　李　婷　范迎川

Xueqian Ertong Weisheng yu Baoyu

出版发行	中国人民大学出版社		
社　址	北京中关村大街 31 号	邮政编码	100080
电　话	010－62511242（总编室）		010－62511770（质管部）
	010－82501766（邮购部）		010－62514148（门市部）
	010－62515195（发行公司）		010－62515275（盗版举报）
网　址	http://www.crup.com.cn		
经　销	新华书店		
印　刷	北京市鑫霸印务有限公司		
开　本	787 mm×1092 mm　1/16	版　次	2025 年 1 月第 1 版
印　张	15	印　次	2025 年 1 月第 1 次印刷
字　数	296 000	定　价	49.00 元

前 言

本教材全面贯彻党的二十大精神，依据《幼儿园工作规程》《幼儿园教育指导纲要（试行）》《幼儿园教师专业标准（试行）》《3－6岁儿童学习与发展指南》等文件精神，以全面夯实学生的理论基础，全面培养学生的实践操作能力为目标，为促进幼儿教师的专业发展，建设高素质的幼儿教师队伍，引领社区、家庭及幼儿园实施科学的保育和教育，促进学前儿童身心全面和谐发展，从教学观念、教学目标、教学内容、教学方法及教学实施等方面进行了教学改革的探索。

“学前儿童卫生与保育”是学前教育专业的一门专业核心课程，其基本理论与实践知识与幼儿园的工作需求密切相关。编者希望学生通过学习本教材，具备正确的健康观念，熟悉学前儿童生理解剖特点以及身体发展的规律，掌握有关营养学、心理卫生、常见疾病预防与处理、急救措施等学前儿童卫生与保育的基本知识，并在幼儿园保教活动中能够运用相应的知识和技能解决保育问题，促进学前儿童健康成长。

本教材是由重庆第二师范学院学前教育学院引领、重庆幼儿师范高等专科学校主导，校企合作单位、行业实践基地联合参与编写的。重庆第二师范学院学前教育学院张家琼院长为本教材的主审。具体分工如下：项目一学前儿童卫生与保育概述由王清霞编写；项目二学前儿童生理解剖特点与保育由杨小利编写；项目三学前儿童心理发展特点与保育由蒲运编写；项目四学前儿童膳食卫生由刘妍编写；项目五学前儿童身体疾病及其预防由梁珊珊编写；项目六幼儿园安全教育与学前儿童意外伤害处理由王玥、杨国芳编写；项目七一日活动中的卫生与保育由李婷、范迎川编写；项目八幼儿园的卫生保健工作由樊玉竹编写。

在本教材编写、出版过程中，全体编写人员付出了巨大的努力，在此表示感谢。本教材在编写过程中参考、引用、借鉴了一些国内外学者的研究成果，编者已尽力注明来源，但仍有遗漏之处，在此向相关作者表示诚挚的谢意。

由于编者的时间和水平有限，书中有遗漏及不足之处在所难免，恳请各位专家、学者及读者批评指正。

编 者

2025年1月

目 录

项目一　学前儿童卫生与保育概述

学习目标

1. 知识目标

（1）了解开展学前儿童卫生与保育的缘由。

（2）熟悉学前儿童卫生与保育的研究内容。

2. 技能目标

（1）掌握学前儿童卫生与保育的研究方法。

（2）掌握落实学前儿童卫生与保育的措施。

3. 情感目标

激发对学前儿童卫生与保育课程的兴趣，熟知开展保育工作对促进学前儿童健康发展的意义。

微课

课程概述

思维导图

- 项目一 学前儿童卫生与保育概述
  - 任务一 学前儿童卫生与保育的应有之意
    - 一、学前儿童卫生与健康
    - 二、学前儿童卫生与保育、教育
    - 三、学前儿童卫生与保育的研究内容
  - 任务二 学前儿童卫生与保育的开展之由
    - 一、开展学前儿童卫生与保育工作是学前儿童健康成长的重要保障
    - 二、开展学前儿童卫生与保育工作是深入了解学前儿童的重要途径
    - 三、开展学前儿童卫生与保育工作是幼儿园保教质量提升的关键
    - 四、开展学前儿童卫生与保育工作是构筑国家未来财富的重要举措
  - 任务三 学前儿童卫生与保育的落实之道
    - 一、了解学前儿童生理和心理发展特点
    - 二、掌握学前儿童生长发育评价标准
    - 三、熟悉学前儿童膳食卫生与保育要求
    - 四、掌握学前儿童常见疾病与传染病预防
    - 五、能够进行幼儿园安全教育与学前儿童意外伤害处理
    - 六、遵守常规和保持幼儿园卫生
    - 七、营造有益于学前儿童身心发展的学习环境
  - 任务四 学前儿童卫生与保育的研究之法
    - 一、观察法
    - 二、实验法
    - 三、调查法
    - 四、行动研究法
    - 五、案例分析法

任务一 学前儿童卫生与保育的应有之意

问题情境

花蕾幼儿园的刘园长要求新入园的幼儿教师首先从事一个月的保育工作，这让大家议论纷纷。有的新教师虽有怨言但不敢吱声，但新教师李丽直接与刘园长理论并说道："我们是幼儿教师，不应该做保育工作，这样是欺负我们新教师。"刘园长听后很是感慨，这种想法是偏见。你认为幼儿教师是否应该熟悉保育工作？幼儿教师如何在工作中做到保教结合？

一、学前儿童卫生与健康

什么是卫生？"卫"即维护，"生"乃生命，卫生不仅是指干净、清洁，还指为了维护和增进生命健康所采取的所有措施，具体包括为增进人体健康、预防疾病，改善和创造呵护生理、心理需求的生产环境、生活条件所采取的卫生措施。对于学前教育来讲，卫生则是指为预防学前儿童疾病、促进学前儿童养成良好习惯、确保学前儿童身心健康发展所采取的一系列措施。

什么是健康？世界卫生组织将健康定义为：健康不是仅指一个人身体有没有出现疾病，而是指一个人生理上、心理上和社会上的完好状态。它包括：生理完好状态，如个体躯体功能良好、生理指标正常、没有残疾、没有长期身体不适或虚弱、生理需要得到基本满足；心理完好状态，如个体内心没有严重矛盾冲突、情绪稳定、愉快，没有不良行为方式和生活习惯，能够自如应对各种应激环境；社会适应完好状态，如个体具有良好的人际交往和社会适应能力。

知识拓展

健康的具体标准

学前儿童健康是指学前儿童的身心和谐健康及社会适应良好。它主要包括学前儿童的生理健康和心理健康。生理发育水平和技能水平是衡量学前儿童生理健康水平的重要标准，它包括学前儿童的器官是否有缺陷、功能是否正常、疾病抵抗能力是否良好等。而智力、情绪、人际交往、行为、性格和气质都是衡量学前儿童心理发育水平的重要标准。一般来讲，衡量学前儿童健康状况的主要标志有三个，分别是生长发育水平、患病率和死亡率。具体来讲，能够反映学前儿童生长发育水平的常用形态指标有体重、身高、头围、胸围等，生理指标有脉搏、血压、肺活量等，运动素质指标有运动速度、协调性和灵活性水平等，心理指标有智商、情商等。患病率是指在一个时间点上，患某种疾病的人数占全体人数的比率。没有疾病或不虚弱不一定代表身体健康，但疾病状态肯定不是学前儿童的健康状态，所以患病率常被作为衡量学前儿童健康状况和评价学前儿童卫生与保育工作效果的一个标志。死亡率是指特定时间内死亡学前儿童人数与特定范围的学前儿童总数的比率。学前儿童的死亡率与其年龄、生活环境及条件是密不可分的。

二、学前儿童卫生与保育、教育

（一）学前儿童保育的概念

什么是学前儿童保育？从狭义上讲，学前儿童保育是指成人对学前儿童身体方面进行保护和照顾的活动。例如，成人为学前儿童提供安全、卫生的环境，保证供给学前儿童生长发育所需要的膳食和营养，照顾学前儿童的吃、喝、拉、撒、睡等生活环节，避免学前儿童受到意外伤害等。首先，这样的解释只强调了“保”的含义，即对学前儿童的保护与照顾，而没有体现“育”的含义，即对学前儿童的培养与促进；其次，它涉及的主要是学前儿童生理层面的保护和照顾，没有关注学前儿童心理层面的爱护和关注。从广义上讲，学前儿童保育是指成人为学前儿童的成长提供良好的生活环境，给予学前儿童精心的保护、照顾和养育，以保证学前儿童正常生长发育，促进学前儿童身心良好发展。保育不仅是保护、照顾，更是培养；不仅是指身体保育，也包括心理保育。幼儿教师既要对学前儿童的身体进行保护和照顾，采取积极有效的保健措施，例如，当室外气温降低时，幼儿教师应及时为学前儿童添加衣服；又要对学前儿童的心理加以呵护和关心，积极地引导学前儿童应对问题，采取适宜的方式增强学前儿童的心理调节能力，让学前儿童逐渐从不良情绪中解脱出来，学会调整，进而愉快地投入新的活动，例如，当学前儿童在活动中受到挫折而伤心或退缩时，幼儿教师应表现出对学前儿童的理解和关爱，使学前儿童感受到温暖，保护学前儿童的心理不受伤害。幼儿教师还应该引导学前儿童调整情绪。

（二）学前儿童卫生与保育的概念

学前儿童卫生与保育是研究学前儿童生理解剖特点和生长发育规律，维护和增进学前儿童身体健康，促进学前儿童正常发育的一门学科。它是高等职业教育学前教育专业的必修课程与核心课程。

学前儿童卫生与保育的基本理念是身心并重、保教结合、渗透教育与家园共育。它的主要任务是研究学前儿童生理解剖特点，探寻学前儿童生长发育规律，探寻学前儿童心理卫生及其与教育、生活环境之间的相互关系，探寻影响学前儿童健康的多种因素，提出增进学前儿童健康、促进学前儿童正常生长发育的卫生要求和保健措施，为学前儿童创造良好的学习和生活环境，为学前儿童身心健康发展打下良好的基础。

总而言之，学前儿童正处于生长发育时期，机体的机能尚不成熟，对外界的适应能力较差，对疾病的抵抗力较弱。因此，了解学前儿童的生长发育特点、做好学前儿童的卫生保健工作、提高学前儿童的健康水平，是一项重要的工作，关系下一代人的身体素质。

（三）幼儿教师的保育工作

幼儿教师应了解学前儿童保育的含义，理解全面保育观的内涵，掌握保育工作的基本内容。树立全面的保育观既是做好学前儿童保育工作的基础，也是维护和促进学前儿童健康的重要前提和条件。学前儿童保育工作的基本内容包括以下 7 项。

（1）为学前儿童提供良好的生活、学习环境。

（2）做好学前儿童日常生活的保育工作。

（3）做好学习活动中的保育工作。

（4）做好疾病预防和营养保健工作。

（5）做好安全防护和安全教育工作。

（6）促进学前儿童积极锻炼身体。

（7）做好特殊学前儿童的保育工作。

幼儿教师实施学前儿童保育工作时应注意：坚持保育和教育相结合；促进全体人员共同努力；得到家庭及社区的支持与配合。

（四）幼儿园保教结合的重要意义

学前教育是现代国民教育体系的重要组成部分，是学校教育和终身教育的奠基阶段。学前儿童保育与教育是学前教育的重要组成部分。幼儿园工作中对保教结合意义的认识十分重要。幼儿园必须坚持保教结合。

1. 保教结合是幼儿园教育活动的特色和一贯坚持的教育原则

《幼儿园工作规程》中指出：“幼儿园的任务是：贯彻国家的教育方针，按照保育与教育相结合的原则，遵循幼儿身心发展特点和规律，实施德、智、体、美等方面全面发展的教育，促进幼儿身心和谐发展。”幼儿园的性质决定了幼儿园的教育活动是保教合一的整体，缺一不可。而学前儿童本身的特点更是决定了幼儿园的教育活动应坚持保教结合与并重。“保”是指“保育”，侧重于学前儿童的身体与生活的养护与照顾；“教”是指“教育”，侧重于学前儿童的心理机能与习惯的养成。保育与教育工作都要重视，不能顾此失彼。做好保育工作，坚持保教结合，是幼儿园教育和管理的工作原则，是幼儿园的中心工作，有利于促进幼儿园保教工作的顺利开展。

2. 保教结合符合学前儿童的身心发展特点和规律

学前儿童的身心发展特点决定了学前教育的根本任务是使学前儿童在德、智、体、美、劳 5 个方面和谐发展，具备基本素质。由于学前儿童的保护生命安全能力、身体活动能力、自我照料和独立生活能力以及识别危险物品和防御能力等都较差，缺乏生活经验，有时不仅难以躲避所面临的危险，而且会不知不觉地制造危险，因此他们需要幼儿教师的精心照料和保护。幼儿教师既要保护他们的生命安全，又要逐步地对他们进行必要的基本知识教育和能力培养。

此外，现代幼儿园的保育工作已不仅是对学前儿童日常生活的安排和护理、身体的保健和养育；而且更重视提高学前儿童的生活质量，包括为学前儿童提供健康的物质生活条件和创设宽松、和谐的人际心理环境；还关注学前儿童的情绪和需求，促使学前儿童养成健康的行为习惯，帮助他们形成积极、合理的生活态度和生活方式，从而促进学前儿童身心和谐发展。这既是学前儿童生理保育和心理保育的需要，也是身心发展的需要。

3. 保教结合有利于提高幼儿园保教工作的质量

保教结合是幼儿园管理工作的灵魂和核心，关系幼儿园保教工作的质量。保教结合原则应该贯穿学前教育的全过程。幼儿教师必须认真遵守保教结合的原则，并将这一原则贯彻到实际工作中。这既是做好保教工作的关键，也是提高幼儿园保教工作质量的保障。

知识拓展

幼儿园保教结合的原则与要求

三、学前儿童卫生与保育的研究内容

学习学前儿童卫生与保育是为了掌握卫生保健工作技能，以适应学前儿童保教工作。学前儿童卫生与保育的研究内容具体包括以下三个方面。

（一）研究学前儿童的机体与环境的相互关系

学前儿童的发展是与环境主动地、积极地相互作用的结果。在幼教改革的进程中，学前教育工作者逐步认识到环境是影响学前儿童发展的不可缺少的外部因素。学前教育工作者对“环境在学前儿童活动中的重要地位”的观点是非常认同的，但是具体如何做、如何创设良好的环境支持学前儿童的发展，还缺乏一定的理论依据与措施方法。因此研究学前儿童的机体与环境的相互关系就成为学前儿童卫生与保育的研究内容。

人类和环境是一对矛盾的两个方面，是互相影响和互相制约的。人类活动影响环境，环境也会制约人类，作用越大则反作用也越大。自然环境是人类生存、繁衍的物质基础；保护和改善自然环境，是人类维护自身生存和发展的前提。这是人类与自然环境关系的两个方面，缺一不可。

学前儿童是一个特殊的群体，他们生理发育迅速，自身免疫力较差，容易感染传染病，加之他们与周围环境接触的机会随着年龄的增长逐渐增多，因此幼儿教师要清楚地了解学前儿童机体与环境的相互关系，以便更好地提高学前儿童的健康水平。

（二）探寻影响学前儿童健康的多种因素

由于影响学前儿童健康的因素很多，而这些因素之间又是相互交叉、相互渗透的，它们对学前儿童的健康起着综合的影响作用，因此要将这些影响因素截然地分开是比较困难的。但为了便于分析，我们还是可以将这些因素大致地加以归类。本书将影响学前儿童健康的因素分为环境因素、机体因素、生活方式因素、卫生保健设施因素四类。

1. 环境因素

环境是指人类周围的客观世界，它是影响学前儿童健康的重要因素之一。学前儿童的健康有赖于良好的自然环境和社会环境。

（1）自然环境。自然环境有时也称为物质环境，是人类赖以生存和发展的物质条件。对于学前儿童来说，新鲜的空气、合理的膳食、安全的设施、卫生的环境等，都是保证和促进他们身心健康发展的重要物质条件。而生活环境中低于卫生标准有害物质、严寒酷暑、过强的光辐射、噪声、致病细菌、病毒和寄生虫等，都有可能通过各种途径损害学前儿童的机体，影响学前儿童的健康。例如，病毒会严重危害人体健康，学前儿童如果感染上了流感病毒，则会引起流感等疾病。

（2）社会环境。人类的生存与生活离不开社会环境，同时，社会环境中的各种因素，如政治制度、经济状况、文化、教育、风俗习惯、社会福利、人际关系等，对学前儿童的发展与健康也会产生重要的影响。从学前儿童的生活环境来看，较小的社会环境有家庭、幼儿园，较大的社会环境有社区、地区、国家乃至国际社会。良好的社会环境有利于学前儿童的健康成长；反之，则会对学前儿童的身心健康产生不利的影响。家庭是学前儿童早期生活的基本的社会环境。每个学前儿童都生活在不同的家庭环境之中，受到来自家庭的各种因素的影响，如家长的思想观念、文化程度、职业特点、个性特征、行为习惯、对子女的期望、教养态度与教育方式、家庭结构、家庭经济状况、家庭气氛、家庭成员之间的关系等。例如，学前儿童生活在安宁、温暖、融洽、民主、愉悦的家庭氛围中，家庭成员之间相互尊重、爱护和关心，处事通情达理，学前儿童会感到安全、心情愉快，这有助于学前儿童心理健康发展；相反，如果在一个家庭中，父母经常争吵、关系紧张，这会使学前儿童失去对父母的信任感和安全感，产生焦虑不安、敏感、多疑、胆怯、孤僻等不健康的心理，甚至会导致某些生理疾病或心理疾病的产生，严重影响学前儿童的健康。因此，为学前儿童提供良好的家庭环境，是促使学前儿童健康发展的重要因素。幼儿园是学前儿童最早加入的集体教育机构，也是学前儿童生活的社会环境。幼儿园中的安全管理、疾病预防、膳食提供以及幼儿教师的教育行为、人际关系、心理氛围等，都会对学前儿童身心的健康成长产生重要的影响。学前儿童不仅生活在家庭、幼儿园中，而且生活在更为复杂、更为广泛的社会环境中，一个社区、地区，乃至国家、国际社会的发展状况，也都会直接或间接地影响学前儿童的发展与健康。

2. 机体因素

机体因素是指机体的生物学因素和心理学因素。人作为一个整体，生理和心理之间是相互关联、相互影响、密不可分的。一方面，学前儿童正处于生长发育迅速的时期，学前儿童生理状态的变化，将会直接影响生理和心理的发展与健康。如果遗传、先天发育、新陈代谢、药物损害、微生物感染等生物学方面的因素，导致学前儿童躯体受损或躯体发育障碍，尤其是脑受损或脑发育障碍，就不仅会影响学前儿童身体的正常发育和健康，而且会导致学前儿童某些心理活动和行为的改变，或是造成学前儿童产生自卑、退缩、孤独等不良的心理，从而引起各种心理问题。另一方面，一个人的情绪反应、认知水平、个性特征等心理方面的因素，也会影响身心健康。例如，情绪反应是机体适应环境变化的一种必然反应。然而，如果情绪反应过分强烈或持续过久，就会使人失去心理上的平衡或造成生理机能的失调，甚至引起神经系统、内分泌系统、免疫功能的紊乱以及内脏器官病变，从而导致各种疾病的发生。因此，良好的心理状态是维护和增进学前儿童健康的必要条件。

知识拓展

了解我国古代胎教思想

3. 生活方式因素

生活方式是指人们长期受一定社会的经济、文化、传统风俗、规范等影响，特别是受家庭影响，而形成的一系列生活习惯、生活模式和生活意识。它包括人们的衣、食、住、行、休息、娱乐、社会交往等各个方面。

良好的生活方式有益于人的健康，不良的生活方式则有害于人的健康。例如，学前儿童摄入合理、平衡的膳食，是保证机体正常发育的重要条件，但如果学前儿童长期挑食、偏食，就会造成某些营养素过多或缺乏，从而导致生长发育迟缓或患病，影响健康。

学前儿童正处于逐渐形成自己的生活方式的阶段。成人帮助学前儿童接受和逐步养成良好的生活方式，不仅有益于他们现阶段的健康成长，而且将对他们一生的健康产生重要影响。有益于学前儿童健康的生活方式主要有：生活有规律，具有良好的生活习惯和卫生习惯，积极参加体育活动，懂得爱惜自己等。

4. 卫生保健设施因素

卫生保健设施主要是指社会为保护人们的健康、防治疾病所提供有关预防服务、保健服务、医疗服务和康复服务的设施、设备、场所。

社会专门为学前儿童提供卫生保健设施，其服务的种类和质量将直接影响学前儿童的健康状况。完善学前儿童卫生保健设施、提高学前儿童卫生保健服务的水平和质量，是保证学前儿童健康的重要方面。随着医学的发展以及社会的进步，我国学前儿童卫生保健的社会服务已基本形成较为系统的网络体系。不仅如此，学前儿童卫生保健服务还从医疗服务逐渐扩展到预防服务和康复服务，从对学前儿童生理的保健扩大到对学前儿童心理的保健。所有这些，均为我国学前儿童的健康发展提供了良好的社会保障。

（三）提出相应的卫生要求和措施

一个人的卫生习惯都是从小慢慢养成的。学前期是个体养成良好卫生习惯的关键时期，所以从小培养学前儿童良好的卫生习惯显得尤为重要。如果从小就注意培养学前儿童良好的卫生习惯，如个人卫生习惯、饮食卫生习惯、环境卫生习惯等，他们将一生获益。良好的卫生习惯有勤洗手、勤洗脸、勤刷牙、勤理发、勤洗头、勤洗脚、勤洗澡、勤剪指甲等。

知识拓展

洗手的顺序

任务二　学前儿童卫生与保育的开展之由

问题情境

在当今社会，学前儿童的健康发展已成为广泛关注的议题。这一阶段的健康成长不仅直接影响学前儿童个体的发展，而且对国家未来、社会进步以及家庭幸福具有深远的影响。学前儿童的身心健康被看作社会文明进步的标志。那么，当前的保育和教育实践是否足以应对社会对高素质人才的需求呢？

一、开展学前儿童卫生与保育工作是学前儿童健康成长的重要保障

从教育层面来看，学前儿童卫生与保育工作是促进学前儿童健康成长的重要保障。《幼儿园教育指导纲要（试行）》指出：“幼儿园的教育是为所有在园学前儿童的

健康成长服务的”“幼儿园必须把保护学前儿童的生命和促进学前儿童的健康放在工作的首位”。保证学前儿童良好的生长发育，促使学前儿童身心和谐、健康发展是幼儿园保教工作的重要任务。不仅如此，学前期身心的健康还将为学前儿童一生的健康奠定良好的基础。对于一个家庭而言，学前儿童是家庭的希望，是家庭幸福的重要来源，每个家庭都期望自己的孩子能健康成长。

二、开展学前儿童卫生与保育工作是深入了解学前儿童的重要途径

从教师层面来看，学前儿童卫生与保育工作是促进幼儿教师深入了解学前儿童的重要途径。幼儿园保育工作非常重要，这不仅因为我国学前儿童在园时间普遍较长，还因为对于学前儿童而言，他们的身体是否健康发展、他们的心理能否得到精心呵护、他们在幼儿园的生活是否有质量，与卫生保育工作息息相关。从这个意义上来说，卫生与保育工作不仅与教学活动同等重要，而且从某些方面来说，更为重要。

然而，在幼儿园实际工作中，大量存在“重教轻保”的现象。许多人认为卫生与保育工作只不过就是搞卫生，“伺候”学前儿童吃、喝、拉、撒、睡，没有专业性可言。这种认识致使许多刚刚走上幼儿园工作岗位的新教师对保育工作存在抵触情绪，甚至不愿意从事保育工作。实际上，要想做一名称职的幼儿教师，首先要做好一名保育员。只有通过日复一日对学前儿童耐心细致的观察和照顾，幼儿教师才能逐渐加深对学前儿童的了解，积累保教经验，树立责任意识。这也是新教师必须先从保育工作做起的原因。幼儿教师在保育工作中所展现出来的关注、敏感、友好、支持等专业素质，在教育工作中也是必需的。

三、开展学前儿童卫生与保育工作是幼儿园保教质量提升的关键

从园所层面来看，学前儿童卫生与保育工作是促成幼儿园保教质量提升的关键。随着现代医学模式的发展以及教育观念的转变，卫生与保育工作的理念与实践也在发生很大的变化。保育工作的范围越来越广泛，涉及幼儿园保健管理、膳食营养、健康检查、消毒隔离、疾病预防、教育工作、安全工作、家长工作等多方面的内容。保育工作越来越集实践经验和专业知识于一体，越来越具有专业性。因此，即使是经验丰富的保育员或幼儿教师，也需要不断学习和提高保育工作的专业技能和水平。

四、开展学前儿童卫生与保育工作是构筑国家未来财富的重要举措

从社会层面来看，学前儿童卫生与保育工作是构筑国家未来财富的重要举措。近年来，随着我国学前儿童教育事业的蓬勃发展，适龄学前儿童的入园率不断提高，为学前儿童提供高质量的幼儿园保育服务越来越受到广大幼儿教师和家长的重

视。为此，幼儿教师应更加深入地了解幼儿园保育工作的基本内容、各个环节的具体要求和操作规范，解决保育工作中遇到的实际问题，更加明确哪些保育行为是适宜的、怎样做才能有利于学前儿童生理和心理的健康发展。从社会发展的角度来看，现代社会需要身心健康的公民来从事社会的各项工作，这是促使社会进步与发展的重要条件。重视学前儿童的身心健康，不断提高学前儿童的健康水平，必将提高下一代人口的基本素质，使他们在未来能更好地适应社会发展的需要。

任务三　学前儿童卫生与保育的落实之道

问题情境

入园、晨检、游戏、教学、盥洗、进餐、午睡、户外活动、离园等工作都要符合保育及教育的要求。那么，幼儿教师要学习和掌握哪些卫生与保育知识？要采取哪些措施来为学前儿童营造健康安全的成长环境？

《托儿所幼儿园卫生保健工作规范》指出："托幼机构卫生保健工作的主要任务是贯彻预防为主、保教结合的工作方针，为集体儿童创造良好的生活环境，预防控制传染病，降低常见病的发病率，培养健康的生活习惯，保障儿童的身心健康。"托幼机构要为学前儿童提供舒适的学习、生活环境；为学前儿童提供营养均衡的膳食，确保饮食卫生安全；按照卫生保健操作规范，做好日常的清洁、消毒、健康检查等工作。只有做好以上这些工作，才能保证学前儿童身心健康发展。当前，学前儿童卫生与保育的工作重点应围绕以下 7 个方面来展开。

一、了解学前儿童生理和心理发展特点

学前儿童虽然已具备人体的基本结构，但各器官、系统和全身功能尚未达到成熟状态。幼儿教师在充分了解学前儿童生理和心理发展规律与特点的基础上，应采取有针对性的保健和教育活动，促使学前儿童健康成长。

二、掌握学前儿童生长发育评价标准

第一，身体机能尚未发育完善，对外界环境的敏感性较高，容易受到不良环境因素的伤害等，导致学前儿童的身体机能处于多变、快速生长发育的状态。因此，幼儿教师非常有必要对学前儿童生长发育和健康状况进行定期的评估，以便及时发现问题并纠正。例如，学前儿童必须摄取足够的食物和多种营养素以满足他们快速生长发育的需要，不然会引起生长发育迟滞，导致多器官系统功能受影响。因此，学前期的一项重要预防保健措施，是对学前儿童生长发育水平进行定期的监测、评估，合理喂养，坚持平衡膳食。

微课

学前儿童的生长发育

第二，近几年，有关学前儿童心理情绪、行为问题及其发生、发展等的研究取得了重大进展。为此，托幼机构应充分发挥在学前儿童心理卫生问题防治网络中的初级保健作用，开展心理健康教育，促使学前儿童心理和社会适应能力的健康发展；同时，幼儿教师应尽早识别学前儿童的情绪问题、顽固性不良习惯、注意困难等发育性心理行为问题，提高自身和家长的应对能力与养育技巧。

三、熟悉学前儿童膳食卫生与保育要求

做好学前儿童的膳食管理，保证学前儿童获得生长发育和活动所必需的营养，是托幼机构保育工作的一项重要任务。合理膳食是保证学前儿童正常生长发育和身心健康的物质基础。托幼机构要根据不同年龄学前儿童的营养需要配置营养均衡的膳食，科学安排一日餐饮；组织好学前儿童的进餐环节，使学前儿童愉快进餐；确保饮食安全卫生，严防发生食物中毒事件。

四、掌握学前儿童常见疾病与传染病预防

学前儿童是抗病能力薄弱的群体，抵抗力弱，容易感染疾病。托幼机构应严格本着“预防为主”的方针，重点做好经常性防御工作和传染病发生后的防护工作，根据气候特点及学前儿童身心发育特点，及时采取相应的保健措施，积极开展疾病预防工作，以确保学前儿童健康成长。

常见生理性疾病的防控，如近视和弱视、龋齿、缺铁性贫血等是我国学前儿童群体的常见病和多发病。此外，许多慢性病危险因素的检出率也居高不下，威胁学前儿童的健康。近几年的科学研究已经证明，培养学前儿童健康膳食行为和体育锻炼习惯，加强对学前儿童本人、家长以及幼儿教师的康复指导，是预防学前儿童常见病和慢性病低成本、高效益的手段。

五、能够进行幼儿园安全教育与学前儿童意外伤害处理

首先，注重幼儿园安全教育。《幼儿园教育指导纲要（试行）》要求学前儿童“知道必要的安全保健常识，学习保护自己”，并要求幼儿园“密切结合幼儿的生活进行安全、营养和保健教育，提高幼儿的自我保护意识和能力”。幼儿园安全教育的内容主要包括安全意识的培养、安全知识与技能的训练等。

其次，做好安全防护与意外伤害处理。《幼儿园管理条例》第十九条规定：“幼儿园应当建立安全防护制度，严禁在幼儿园内设置威胁幼儿安全的危险建筑物和设施，严禁使用有毒、有害物质制作教具、玩具。”幼儿园不仅要建立安全防护制度，而且要严格执行，采取安全防护措施，掌握常见意外伤害的处理原则与方法，确保学前儿童生活和学习环境的安全，确保用具、玩具的安全以及学前儿童生命的安全。

六、遵守常规和保持幼儿园卫生

一日常规是学前儿童应该遵守的基本行为规范，具体是指学前儿童什么时候应该进行什么活动，活动中应遵守什么要求，哪些事情应该做、哪些事情不应该做等方面的安排和要求。幼儿园一日常规教育包括生活常规、进餐常规、饮水常规、就寝常规、盥洗常规、如厕常规、劳动常规、教育教学活动中的常规教育等。学前儿童一日生活卫生与保育工作包括日常生活卫生与保育工作和学习生活卫生与保育工作。学前儿童日常生活的卫生与保育工作主要包括科学、合理地安排、组织学前儿童一日生活；培养学前儿童良好的生活卫生习惯和基本的生活自理能力；为学前儿童提供营养均衡的膳食；做好日常清洁、消毒、健康检查、疾病预防等工作；户外锻炼、游戏活动时的安全防护和对患病学前儿童的特殊照顾等。学前儿童学习生活的卫生与保育工作主要包括提供明亮的光照，提供图案清晰、色彩鲜明柔和安全的教具和学具，教会学前儿童正确的坐姿、握笔姿势，安排动静结合、活动量适宜、活动时间科学的教学活动等。有规律的生活和学习安排，可以保证学前儿童机体各器官活动和休息良好交替，有张有弛，身心不容易疲劳。有规律的进餐和身体活动，可以保证学前儿童获得足量的必需营养，加快机体新陈代谢，促进学前儿童身心健康发育。

七、营造有益于学前儿童身心发展的学习环境

环境是影响学前儿童身心发展的重要因素之一。优良的环境，能让学前儿童心情舒畅，使其思维活跃、性格开朗、身心健康发展。

（一）创设良好的生活环境

生活环境主要包括幼儿园卫生清洁、开放丰富的物质环境和学前儿童健康安全、和谐愉快的心理环境。幼儿园的物质环境主要体现在建筑、场地、绿化、美化等各种

物质条件和具体活动上。幼儿园的心理环境主要体现在人际关系方面，包括影响学前儿童在幼儿园生活的每一个人的态度和行为。学前儿童对幼儿园心理环境的感受，影响他们对幼儿园的态度，影响他们在幼儿园生活的质量，影响他们身心的全面发展。

（二）创设良好的学习环境

学习环境是指影响学前儿童学习的多种外部因素，包括活动室设计、探索空间、师幼关系等。良好的学习环境包括采光充足的活动区、丰富多彩的活动区、环境布置以及安全的玩具、学具、游戏设备等。幼儿园应主要从游戏环境、艺术环境和阅读环境等几个方面入手，为学前儿童创设良好的学习环境。

任务四　学前儿童卫生与保育的研究之法

问题情境

“为了研究学前儿童游戏活动的心理特点，幼儿教师可以每周观察一两次，每次一两个小时，观察若干次，到一定时期，对记录的材料加以整理分析。”请问，这一句话描述的是哪一种卫生与保育的研究方法？除此之外，学前儿童卫生与保育还有哪些研究方法？

学前儿童卫生与保育的研究方法与心理学、教育学的研究方法有相通和相似之处，常见的研究方法包括以下 5 种。

一、观察法

知识拓展

陈鹤琴的观察日记

观察法是在自然条件下有目的、有计划地对自然发生的现象或行为进行考察、记录和分析的一种研究方法。在学前儿童卫生与保育的研究中，观察法是一种常用的方法。它可分为正式观察和非正式观察两种形式。正式观察的结构较严谨，计划和控制得较严格。它包括实况详录法、时间取样法、事件取样法、特征等级评定法等。例如，在研究学前儿童的行为问题时，观察者可在观察前制定学前儿童行为观察表，列出各个观察项目，针对每个项目制定标准、注解和评定等级，在观察中据此记录，并根据记录结果进行评价。非正式观察的结构较松散，包括日记法、逸事记录法、清单法等。

二、实验法

实验法，即有目的、有计划地控制各种条件，研究者在不同条件环境中观察学前儿童身心的变化。实验法可分为实验室观察和实验室检查两种形式。实验室观察是指研究者在有计划地控制外界环境条件下，观察实验对象的身心变化状态。此方法既可以用于研究生活制度或饮食营养对学前儿童的体质和健康的作用，也可以用于研究教学内容或教学方法对学前儿童的健康和智力发展的影响，以及体育锻炼、环境因素对学前儿童身体的作用等。实验室检查是指通过采用物理、化学等方法对搜集来的实物标本和材料进行检验和分析。例如，研究者对学前儿童的食物、饮水等进行检验分析，对活动室的空气、照明进行检查测定，对环境污染及噪声进行检查测定。

知识拓展

格赛尔和他的双生子爬梯实验

三、调查法

调查法是一种经典的卫生学研究方法，主要针对学前儿童群体。调查法是指调查人员通过体检、访问、谈话、问卷、考察等方式，对学前儿童的身心发育的各项指标进行测量，对患病情况进行检查和登记，对个体、集体和环境等方面的卫生状况进行调查和测定，对幼儿园生活作息制度和各项活动情况进行观察和记录，对专家或家长进行谈话或发放问卷，搜集原始资料，并做统计学处理，然后进行分析和评价，得出科学结论。在具体实施过程中，调查人员要克服干扰因素，尽量消除不科学的影响因素和干扰因素，使调查获得的数据尽可能准确。

四、行动研究法

行动研究法的研究目的在于系统地、科学地解决问题。在学前儿童卫生与保育中，研究者有时需要直接针对教育实践活动提出意见或方案，而教育实践活动的动态性使得在这个过程中不断出现新的需要解决的问题，这要求研究者动态充实或修正方案。在这一类研究中，行动是研究的导向，研究者要在行动和研究相互结合的过程中去解决与学前儿童有关的问题，根据学前儿童的行动分析个体心理，并归纳出最终的数据。这种方法需要花费比较长的时间。

五、案例分析法

案例分析法是指研究者通过对学前儿童卫生与保育的典型案例进行分析研究，揭示学前儿童存在的问题，并做出归纳和总结。案例分析法的优点在于不需特殊器材，方便使用，适用范围较广；缺点则是较难排除主观印象和偏见，准确性和客观性低。

各种研究方法都有优点和缺点，研究者应根据具体情况采用合适的方法进行多渠道研究。

实践训练

在幼儿园工作中，幼儿教师对保教结合意义的认识十分重要。如果幼儿教师不能正确地认识保育，工作中容易产生偏差。实际工作中，个别幼儿教师存在重教轻保的问题，这种现象严重影响学前儿童的健康发展。

请利用去幼儿园见习或实习的机会，观察所在幼儿园是否存在重教轻保的现象，例如，幼儿教师为避免打断正常教学活动导致学前儿童尿裤子；户外活动中，因带班教师与保育员配合不佳，导致学前儿童受伤；午睡时，幼儿教师强迫学前儿童入睡及憋尿。通过观察，完成下列任务。

1. 观察并记录幼儿园中的重教轻保的现象，并谈一谈自己的看法。
2. 结合实际，说一说如何在幼儿园工作中做好保教结合工作。

教考结合

一、考点聚焦

本项目知识在历年教师资格考试中一般与其他内容相结合，多数以论述题的形式予以呈现。本项目知识的学习难度比较大。

学前儿童卫生与保育的内容、学前儿童卫生与保育的意义、学前儿童卫生与保育的研究任务与研究方法等均是本项目的学习重点；如何把各个知识点综合应用到幼儿园实际工作中是学习本项目的重中之重。

二、真题再现

（一）单选题

1. 学前儿童保育的首要任务是什么？（　　）

A. 提供营养丰富的饮食　　　　B. 培养良好的卫生习惯

C. 保障学前儿童的生命安全　　D. 教授文化知识

2. 学前儿童卫生与保育工作的基本原则不包括（　　）。

A. 预防为主　　B. 全面发展

C. 个体差异　　D. 严格限制活动

3. 关于学前儿童睡眠，以下哪项说法是正确的？（　　）

A. 学前儿童应尽可能减少睡眠时间

B. 睡眠过多会导致学前儿童肥胖

C. 充足的睡眠有助于学前儿童生长发育

D. 学前儿童不需要固定的睡眠时间

4. 在学前儿童保育中，为什么要强调环境卫生的重要性？（　　）

A. 环境卫生与学前儿童心理健康无关

B. 环境卫生对学前儿童生长发育影响不大

C. 良好的环境卫生可以减少疾病的发生

D. 环境卫生只影响学前儿童的学习能力

5. 以下哪项不是学前儿童卫生与保育工作的内容？（　　）

A. 定期体检　　B. 疫苗接种　　C. 智力开发　　D. 健康教育

（二）简答题

1. 简述学前儿童卫生与保育的研究内容。

2. 简述培养学前儿童日常卫生习惯的重要性。

3. 学前儿童卫生与保育的研究方法有哪些？

（三）论述题

论述学前儿童卫生与保育在现代教育中的重要性，并提出几点具体的实践建议。

答案解析

项目一　学前儿童
卫生与保育概述

项目二　学前儿童生理解剖特点与保育

学习目标

1. 知识目标

（1）了解人体各系统的生理特点和主要功能。

（2）熟悉学前儿童各系统的生理特点。

（3）掌握学前儿童各系统的保育要点。

2. 技能目标

（1）能够依据学前儿童各系统的生理解剖特点进行保育。

（2）能够开展幼儿园保教活动。

3. 情感目标

提高对学前儿童脆弱性的认识，增强对学前儿童的保护意识，确保在保育实践中采取更加科学合理的保育方法。

思维导图

- 项目二 学前儿童生理解剖特点与保育
  - 任务一 运动系统
    - 一、运动系统概述
    - 二、学前儿童运动系统的特点
    - 三、学前儿童运动系统的保育
  - 任务二 消化系统
    - 一、消化系统概述
    - 二、学前儿童消化系统的特点
    - 三、学前儿童消化系统的保育
  - 任务三 呼吸系统
    - 一、呼吸系统概述
    - 二、学前儿童呼吸系统的特点
    - 三、学前儿童呼吸系统的保育
  - 任务四 循环系统
    - 一、循环系统概述
    - 二、学前儿童循环系统的特点
    - 三、学前儿童循环系统的保育
  - 任务五 内分泌系统
    - 一、内分泌系统概述
    - 二、学前儿童内分泌系统的特点
    - 三、学前儿童内分泌系统的保育
  - 任务六 感觉器官
    - 一、眼——视觉器官
    - 二、耳——听觉器官
    - 三、皮肤——触觉器官
  - 任务七 神经系统
    - 一、神经系统概述
    - 二、学前儿童神经系统的特点
    - 三、学前儿童神经系统的保育
  - 任务八 免疫系统
    - 一、免疫系统概述
    - 二、学前儿童免疫系统的特点
    - 三、学前儿童免疫系统的保育
  - 任务九 泌尿系统
    - 一、泌尿系统概述
    - 二、学前儿童泌尿系统的特点
    - 三、学前儿童泌尿系统的保育
  - 任务十 生殖系统
    - 一、生殖系统概述
    - 二、学前儿童生殖系统的特点
    - 三、学前儿童生殖系统的保育

任务一　运动系统

问题情境

小二班的杨老师最近注意到，一些孩子在跳跃、攀爬等户外活动中表现出明显的运动系统不协调的问题。例如，桢桢在尝试跳过一个低矮障碍物时不慎摔倒，小宇在单杠上无法持久悬挂。这些问题不仅影响孩子们参与体育活动的积极性，也让杨老师对孩子们运动系统的发育产生了担忧。学前儿童的运动技能差异、协调性不足和肌肉力量的缺乏，可能与他们在早期成长阶段缺乏适当的运动训练有关。此外，过度保护或限制学前儿童的活动范围，可能也会限制他们运动技能的发展。如何识别和评估学前儿童运动系统的发展水平？如何设计和实施适合不同年龄段学前儿童的运动课程？如何平衡安全与挑战，鼓励学前儿童在尝试和探索中成长，同时避免运动伤害的发生？这要求幼儿教师运用科学的方法和适宜的保育措施，支持学前儿童运动系统的健康发展，确保他们能够拥有一个活泼、健康的童年。

一、运动系统概述

运动系统由骨、骨连接和骨骼肌组成。骨和骨连接组成骨骼以支撑体重、保护内脏。骨骼肌附着于骨，在神经系统的支配下，骨骼肌收缩，以骨连接为支点牵引骨改变位置产生运动。在运动中，骨发挥杠杆作用，骨连接是运动的枢纽，骨骼肌是动力器官。骨和骨连接是运动系统的被动部分，骨骼肌是运动系统的主动部分。

（一）骨

骨主要由骨组织（骨细胞、胶原纤维和基质）构成，坚硬而有弹性，具有一定的形态和构造。骨外被骨膜，内容骨髓，有丰富的血管、淋巴管及神经。虽然骨的基本形态是由基因决定的，但在整个生长发育过程中，骨会受内外环境的影响，不断发生变化。影响骨生长发育的因素有神经、内分泌、营养、疾病及其他物理、化学因素等。骨具有新陈代谢、生长发育、修复、再生和改建的能力。经常锻炼可促进骨的良好发育，长期废用则会出现骨质疏松。

1. 骨的分类

成人有 206 块骨，分为颅骨、躯干骨和四肢骨三个部分，前两者统称中轴骨（见图 2－1）。根据形态，骨又分为长骨、短骨、扁骨和不规则骨四类（见图 2－2）。

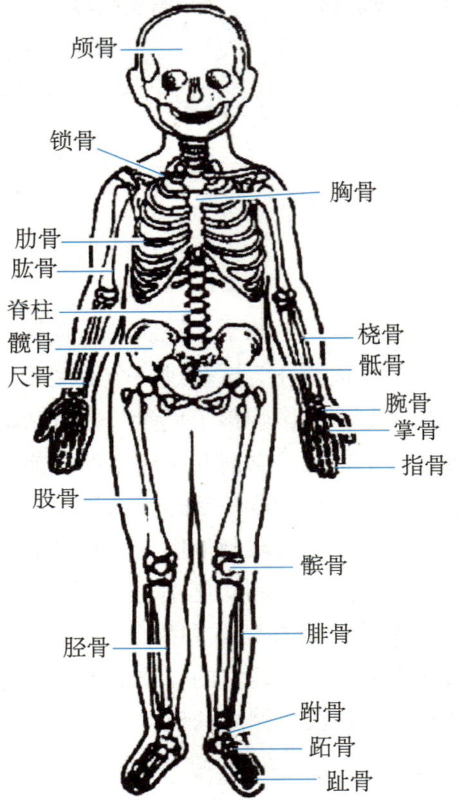

图 2－1　骨

2. 骨的构造

骨主要由骨质、骨膜和骨髓构成，此外，还有血管、淋巴管和神经（见图 2－3）。

骨质的主要组成部分包括骨密质和骨松质。骨密质质地致密，耐压性较强，分布于骨的表面；骨松质呈海绵状，分布于骨的内部。

骨膜是覆盖在骨表面的一层结缔组织。骨膜内有成骨细胞和破骨细胞，具有产生新骨质和破坏骨质的功能。骨膜在学前期状态非常活跃，直接参与骨的生成，成年后转为静止状态。骨膜富有血管和神经，对骨的再生等有重要作用。

骨髓位于骨髓腔和骨松质间隙内。学前儿童时期的骨髓内含有不同发育阶段的红

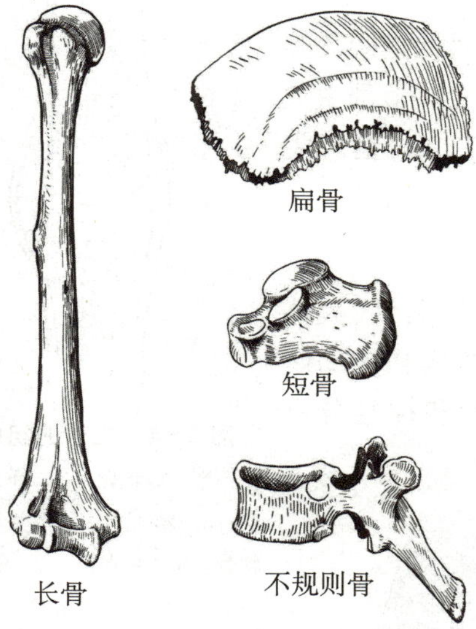

图 2-2　长骨、短骨、扁骨和不规则骨

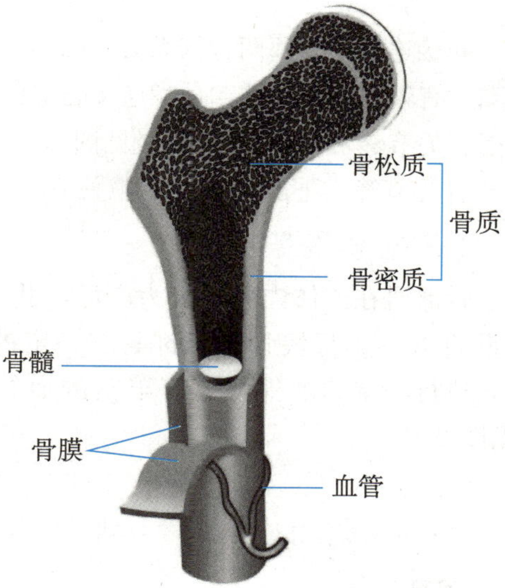

图 2-3　骨的构成

细胞和某些白细胞，呈红色，称红骨髓，具有造血功能。5 岁以后，长骨骨干内的红骨髓逐渐被脂肪组织代替，呈黄色，称黄骨髓，失去造血功能。但在慢性失血过多或重度贫血时，黄骨髓可转化为红骨髓，恢复造血功能。在椎骨、髂骨、肋骨、胸骨、肱骨和股骨的近侧端骨松质内，终生保留红骨髓。

3. 骨的化学成分和物理性质

骨主要由有机质（有机物）和无机质（无机盐）构成。有机质构成骨的支架，赋予骨弹性和韧性。无机质使骨坚硬挺实。这两种成分的比例随年龄的增长而发生变化。学前期骨的有机质和无机质各占一半，故骨弹性较大、柔软，易发生变形，在外力作用下不易骨折。若发生骨折，就会出现与植物青枝一样折而不断的情况，骨科医生就把这种特殊的骨折称为青枝骨折。成年后骨的有机质占比减小而无机质占比增大，因而骨具有很大硬度并有一定的弹性，较坚韧。老年人骨的无机质所占比例更大，较脆，易发生骨折。

（二）骨连接

骨与骨之间依靠结缔组织、软骨或骨组织相连，形成骨连接。根据方式不同，骨连接可分为直接连接和间接连接。

1. 直接连接

直接连接是指相邻两骨依靠致密结缔组织或软骨直接连接，这种连接的活动范围很小或不能活动。

2. 间接连接

间接连接即相邻两骨依靠关节相连，在相对的骨面之间具有腔隙，有较大的活动性，是骨连接的主要形式。每个关节都由关节面、关节囊和关节腔组成（见图 2－4）。上肢关节包括肩关节、肘关节等。下肢关节包括髋关节、膝关节等。

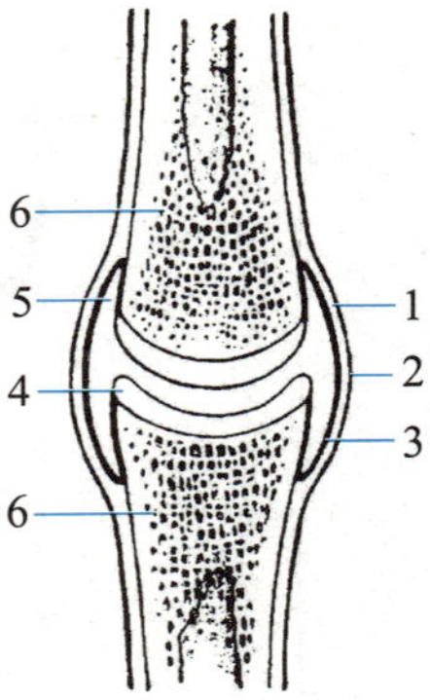

图 2－4 关节的组成

注：1. 关节囊；2. 纤维层；3. 滑膜层；4. 关节软骨；5. 关节腔；6. 骨

（三）骨骼肌

骨骼肌在人体内分布极为广泛，共有 600 多块，约占人体体重的 40%。每块骨骼肌都具有一定的形态、结构和辅助装置，执行一定的功能，还有丰富的血管、淋巴管和神经分布（见图 2－5）。

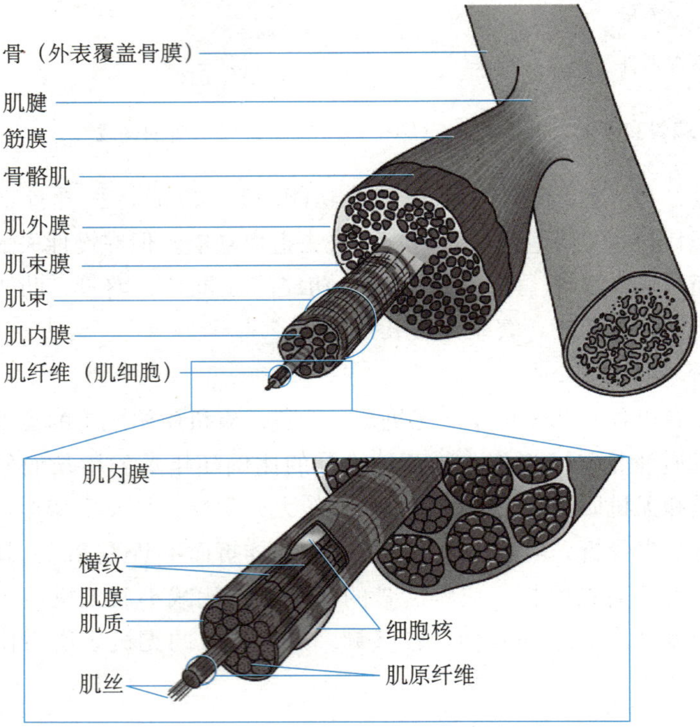

图 2－5 骨骼肌的结构

二、学前儿童运动系统的特点

（一）骨的特点

1. 骨的结构和成分

（1）有机质多，无机质少。相较于成人，学前儿童骨中含有机质多，无机质少，弹性大而硬度小，不易骨折或折而不断（青枝骨折），但易发生变形。

（2）骨髓中全是红骨髓。学前儿童5岁前的骨髓全是红骨髓，造血功能强，有利于其生长发育。5岁后至成年期，逐渐有脂肪增生。

（3）骨膜较厚。学前儿童骨膜比较厚，血管丰富，这对骨的生长及再生起着重要作用。当学前儿童骨受到损伤时，因血液供应丰富，新陈代谢旺盛，所以可以较快愈合。

微课

学前儿童动作的执行者——运动系统

2. 几种骨的特点

（1）颅骨。颅骨随脑的发育而增长，比面部骨骼发育早。我们可根据头围大小，颅骨缝及前、后囟门闭合迟早来评价颅骨的发育。颅骨缝出生时没有分离，于3～4个月时闭合。前囟门是顶骨和额骨边缘形成的菱形间隙，随颅骨的发育增大，6个月后逐渐骨化变小，1～1.5岁时闭合。检查前囟门闭合情况非常重要。前囟门早闭或过小多见于小头畸形；前囟门过大多见于佝偻病；前囟门饱满表示颅内压增高，多见于脑积水、脑炎等疾病；前囟门凹陷多见于极度消瘦或脱水者。后囟门为顶骨与枕骨边缘形成的三角形间隙，出生时已很小或已闭合，最迟于出生后6～8周闭合。

知识拓展

青枝骨折

（2）四肢骨。学前儿童四肢骨的骨干和骨骺之间有一层软骨，叫骺软骨。骺软骨的活动能使骨的长度不断增长，从而使身高不断增加，直至骨骺、骺软骨、骨干全部骨化后，骨的长度才不再增加，所以学前期骨化是一个渐进的过程。如果学前儿童机体不能正常吸收和利用钙、磷、维生素D，就会形成佝偻病。

（3）腕骨。新生儿时期的腕骨都是软骨，随着年龄的增长，腕骨逐渐骨化，大约到10岁时，8块腕骨的骨化中心（钙化中心）才全部出现（见表2-1）。

表2-1　重要的骨化中心出现时期

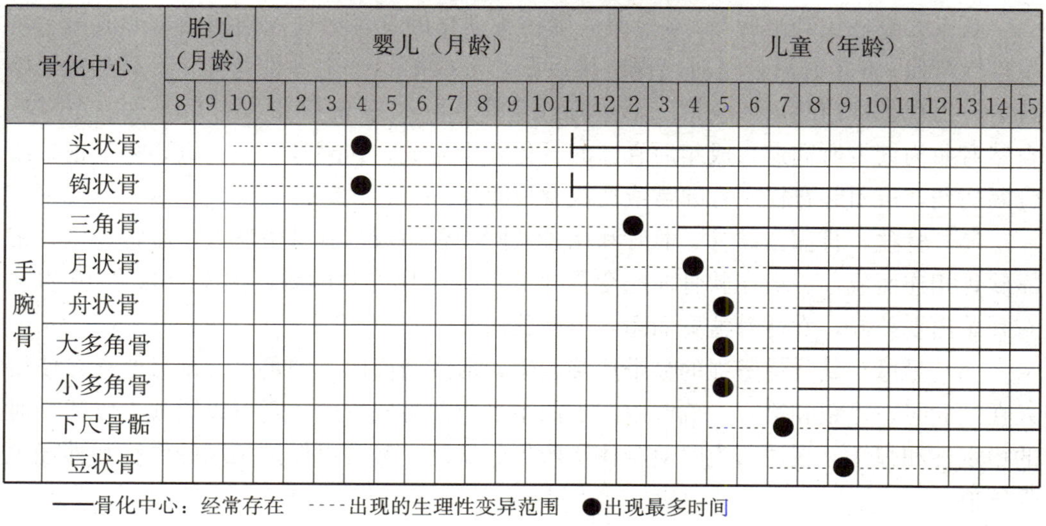

——骨化中心：经常存在　----出现的生理性变异范围　●出现最多时间

由于学前儿童的腕骨处于逐渐骨化的过程中，手腕力量不足，因此成人不能让学前儿童提较重的物品。学前儿童的玩具、劳动工具的大小、重量应符合学前儿童腕部的特点；学前儿童运用手的精细动作，如写字、绘画，时间不宜过长。

（4）脊柱。脊柱的增长反映脊柱的发育情况。出生后第一年脊柱增长速度快于四肢，1 岁后则落后于四肢。成人脊柱有四个生理性弯曲，即颈曲、胸曲、腰曲、骶曲（见图 2－6）。生理性弯曲的形成与直立姿势有关，是人类的特征，具有加强脊柱弹性、有利于身体的平衡作用。

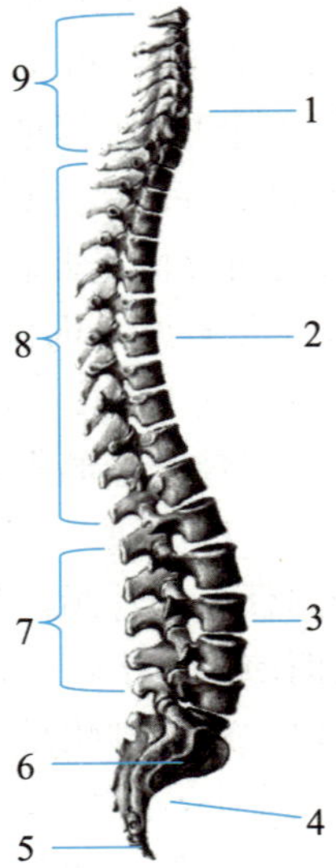

图 2－6　人体脊柱示意图

注：1. 颈曲；2. 胸曲；3. 腰曲；4. 骶曲；5. 尾骨；6. 骶骨；7. 腰椎；8. 胸椎；9. 颈椎

新生儿脊柱仅轻微后凸，3 个月后随抬头动作的发育出现颈椎前凸，形成第一个生理性弯曲；6 个月后会坐时出现胸椎后凸，形成第二个生理性弯曲；1 岁左右开始行走时出现腰椎前凸，形成第三个生理性弯曲。6～7 岁时韧带发育后，这三个脊柱自然弯曲为韧带所固定。成年后脊柱的骨化才会完成。如果坐、立、行姿势不正确或骨骺病变，可引起脊柱发育异常或造成脊柱畸形。

（5）骨盆。骨盆由髋骨、骶骨和尾骨共同围合而成。髋骨由髂骨、耻骨和坐骨依靠软骨相连而成，一般在软骨才完全骨化而形成一块完整的骨。男女骨盆在 10 岁左右开始出现差异，女性骨盆宽而短，男性狭而长。

（6）足弓。足骨借坚强的韧带连接起来，形成凸面向上的足弓。足弓的存在使得人在站立时，足跟和第一、五趾以三点而不是全部足底着地，既可以增强人体活动时的稳定性和弹性，缓冲行走时对身体所产生的振荡，又可以保护足底的血管和神经免受压迫。

如果学前儿童过于肥胖，走路、站立的时间过长或负重过度，都会引起足弓塌陷，形成扁平足。扁平足弹性差，长时间站立或行走时，会因压迫血管和神经，造成足部疲劳和疼痛。

高弓足是颇为常见的足畸形，多为神经肌肉性疾病引起的前足固定性跖屈，从而使足纵弓增高，有时合并后足内翻畸形（见图 2－7）。偶见原因不明者，可称为特发性高弓足。

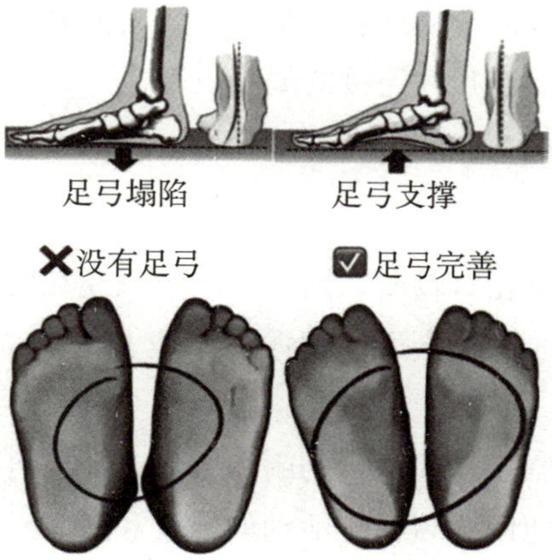

图 2－7　塌陷足弓与正常足弓对比图

（二）骨连接的特点

1. 生长迅速

学前儿童正处于生长发育的关键时期，他们的骨骼和骨连接都在快速成长。这一时期的骨连接具有很好的生长潜力和可塑性，因此在适当的运动和营养支持下，可以促进骨连接的健康发育。

2. 软骨厚

学前儿童的软骨比较厚，这有助于保护骨连接免受冲击和磨损。随着年龄的增长，软骨会逐渐变薄，因此学前儿童的骨连接在承受压力和冲击时，软骨可以发挥更好的保护作用。

3. 关节液丰富

学前儿童的关节液较为丰富，这有助于骨连接的润滑和缓冲，减少骨连接间的摩擦，保护骨连接免受损伤。充足的关节液也能增强骨连接的灵活性，扩大活动范围。

4. 柔韧性强

由于学前儿童的肌肉和韧带尚未完全发育，因此他们的骨连接通常具有较好的柔韧性和较大的活动范围。这使得他们能够更容易地进行各种运动和活动，有助于发展良好的运动技能和协调性。

5. 稳定性差

虽然学前儿童的骨连接柔韧性好，但他们稳定性相对较差。这是因为他们的肌肉和韧带还不够强壮，无法很好地支撑和稳定骨连接。因此，在这个年龄段，成人需要特别注意保护学前儿童的骨连接，避免过度或不当的运动导致伤害。

6. 发育的个体差异性大

每个学前儿童的生长发育速度和模式都有所不同，这也导致他们的骨连接特点存在个体差异。因此，在进行体育活动和锻炼时，成人需要根据每个学前儿童的具体情况来制订合适的计划，以促进其骨连接的健康发育。

（三）骨骼肌的特点

1. 骨骼肌力量弱

学前儿童的骨骼肌力量相对较弱，因为肌肉组织还在发育过程中。随着年龄的增长和进行适当锻炼，骨骼肌力量会逐步增强。

2. 骨骼肌耐力弱

由于骨骼肌力量的限制，学前儿童的耐力较弱，他们可能不适合长时间进行高强度活动，因此成人需要为他们合理安排活动的强度和时间。

3. 骨骼肌协调性差

学前儿童的骨骼肌协调性和精细运动技能正在发展，可能在执行复杂动作时不够熟练，但通过适当的游戏和体育活动可以促进其发展。

4. 骨骼肌柔韧性好

学前儿童的骨骼肌柔韧性较好，骨骼肌活动范围广，适当的伸展和柔韧性训练有助于保持和发展柔韧度。

5. 骨骼肌的可塑性强

学前儿童的骨骼肌具有很强的可塑性，可以通过适当的锻炼和训练适应不同的运动需求，因此早期体育活动对长期健康和运动能力发展十分重要。

三、学前儿童运动系统的保育

（一）保持正确的坐、立、行姿势，预防脊柱和胸廓畸形

为了形成良好的体态和保持身心健康发育，幼儿教师应该教育学前儿童保持正确的坐、立、行姿势，减少肌肉疲劳，提高肌肉工作效率。

正确坐姿：头略向前，身体坐直，背靠椅背；大腿与臀部大部分落在座位上；小腿与大腿成直角，双脚自然地放在地上。若有桌子，胸部离桌子一拳的距离，眼睛距离书本 33～35 厘米，两臂自然地放在桌子上，不耸肩或塌肩，两肩应一样高

（见图 2－8）。

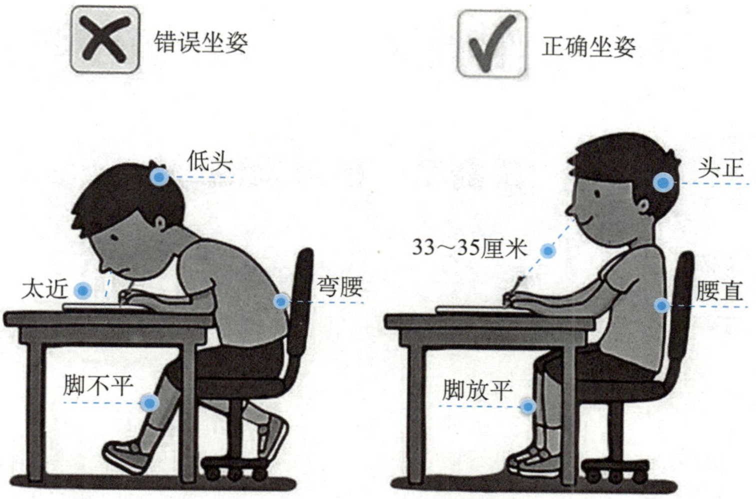

图 2－8　学前儿童坐姿对比图

正确站姿：头端正，两肩平，挺胸收腹，肌肉放松，双手自然下垂，两腿站直，双脚并行，略分开。

正确行姿：行走时双眼平视前方，口微闭，颈项直，头略昂起，表情自然，挺胸，直腰，收小腹，臀部稍后凸。

（二）合理组织适当的体育锻炼和户外活动

体育锻炼和户外活动对学前儿童的健康成长至关重要，能够促进肌肉发育、骨骼生长和抵抗力增强。幼儿教师在组织活动时，要保证学前儿童的安全，避免意外，合理控制运动量，并注意运动前后的准备与整理；避免过度牵拉手臂，防止脱臼和肌肉损伤，同时避免从高处跳下，以免影响骨盆发育。活动应多样化，以促进学前儿童全身动作协调发展，避免单一肌肉使用，避免剧烈和长时间的站立运动。幼儿教师可通过游戏和体操等形式，激发学前儿童运动兴趣，促进其全面发展。

（三）供给足够的营养

骨骼和肌肉的生长需要大量的蛋白质、钙、磷、维生素 D 等。学前儿童应多摄取富含这些营养的食物，如蛋黄、牛奶、鱼肝油、动物肝脏、豆类制品等。

（四）衣服和鞋帽应宽松适度

学前儿童不适宜穿戴过小或过紧的衣服和鞋帽，以免影响骨骼和肌肉的正常发育；反之，过大、过肥、过长的衣服、鞋帽，会造成活动不便，影响学前儿童动作的发展，也易造成意外伤害。

任务二　消化系统

问题情境

高士其先生说过，我们是一所细菌大饭店，一开前门便是切菜间，壁上有自来水，长流不息，菜刀上下，石磨两列，排成半圆形，还有一个粉红色活动的地板。后面有一条长长的甬道，直达厨房。厨房是一只大油锅，可以收缩，里面自然产生一种强烈的酸汁，一种神秘的酵汁。厨房的后面，先有小食堂，后有大食堂，曲曲弯弯，千回百转。小食堂备有咖喱似的黄汁，以及其他油呀醋呀，一应俱全。大食堂的设备较为粗简，然而客座极多，可容数万细菌，一出后门直通马桶。人体在进行生命活动的过程中，不仅需要氧气，还需要不断地从外界摄取营养物质，以满足新陈代谢的需要。学前儿童的消化系统与成人的消化系统有哪些区别？如何根据学前儿童消化系统的特点为其提供食物？如何保护学前儿童的消化系统？这要求幼儿教师掌握消化系统的基础知识、学前儿童消化系统的特点和保育要点，支持学前儿童消化系统健康发育。

一、消化系统概述

消化系统由消化道和消化腺组成。

消化道包括口腔、食管、胃、小肠、大肠等。

消化腺分泌消化液。消化液含有水、无机盐和多种消化酶，能分别消化分解不同的营养物质。消化腺分两类：一类是位于消化道外的大消化腺，如唾液腺、肝脏、胰腺，有导管和消化道相通；另一类是在消化道内的小腺体，如胃腺、肠腺等，直接在消化道内开口（见图 2－9）。

（一）口腔

口腔是消化道的起始部分，包括牙齿、舌和唾液腺。

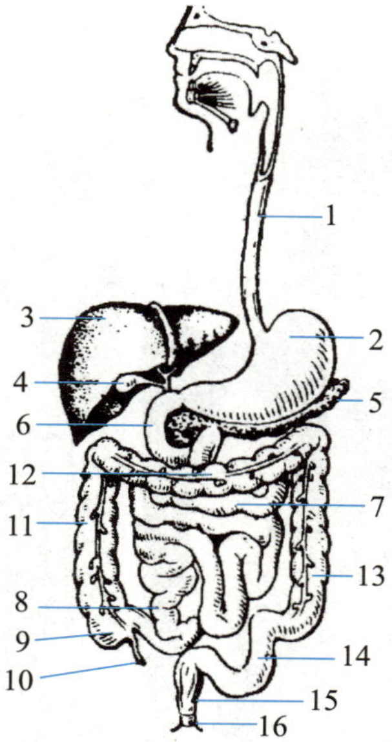

图 2－9 人体消化系统示意图

注：1. 食管；2. 胃；3. 肝；4. 胆囊；5. 胰；6. 十二指肠；7. 空肠；8. 回肠；9. 盲肠；10. 阑尾；11. 升结肠；12. 横结肠；13. 降结肠；14. 乙状结肠；15. 直肠；16. 肛门

1. 牙齿

牙齿是人体内最坚硬的器官，长在上、下颌骨的牙槽里。人一生中先后出现两副牙齿，即乳牙和恒牙。牙齿的外形包括三个部分：长在牙槽骨里的是牙根；露在口腔中的是牙冠；牙根与牙冠之间是牙颈。牙齿由牙釉质、牙本质、牙骨质、牙髓构成(见图 2－10)。牙本质为牙的主体。牙釉质是牙冠最外面的一层乳白色组织，极坚硬，但被损坏后不能再生。牙本质暴露后，人在饮食时就会觉得牙齿酸痛。牙骨质是牙根最外的一层组织。牙齿中央有空腔，为牙髓腔，内有丰富的血管和神经。牙齿龋蚀后波及牙髓时会产生剧烈的疼痛。牙齿的主要功能是咀嚼、磨碎食物，使食物与消化液混合，同时还能辅助发音。

2. 舌

舌由横纹肌组成，舌面上有味蕾，能辨别味道，是味觉感受器。舌具有搅拌食物、吞咽和辅助发音的功能。

3. 唾液腺

人有三对唾液腺，即腮腺、下颌下腺和舌下腺。唾液腺具有湿润与溶解食物、清洗口腔和保护牙齿等功能。唾液中包含水分、淀粉酶、溶菌酶、黏蛋白和无机盐等。唾液中的水分占到 99%；淀粉酶能将食物中的淀粉分解为麦芽糖；溶菌酶具有杀菌作用，可以清洁和保护口腔；黏蛋白对胃壁具有保护作用。

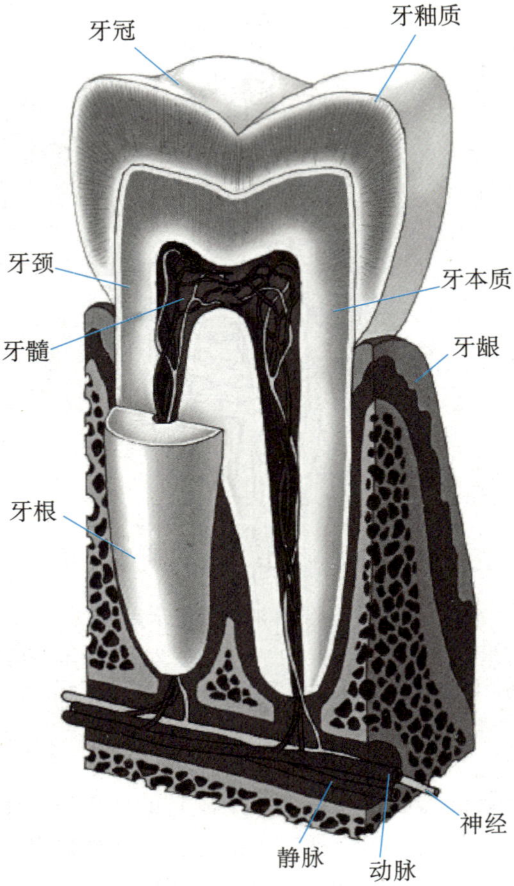

图 2－10　牙齿结构示意图

（二）食管

食管是连接咽喉与胃的肌性管道，负责传输食物并防止食物逆流。食管壁由多层组织构成，包括黏膜层、黏膜下层、固有肌层和外膜。肌肉层的内环行肌和外纵行肌通过蠕动推动食物下行。食管的上端有上食管括约肌，下端有下食管括约肌，它们在食物通过时开放，防止逆流。食管蠕动是自动神经反射。食管疾病可能引起吞咽困难等症状。保持健康饮食和生活方式有助于预防食管疾病。

（三）胃

胃是腹部左上方的膨大部分，主要功能是储存食物和初步消化。胃由胃体、胃底、幽门部和贲门部组成。胃黏膜上的胃腺分泌胃液，含有胃蛋白酶原、盐酸和黏液，帮助消化和保护胃壁。食物在胃中被磨碎并与胃液混合，形成食糜后进入十二指肠。胃排空速度取决于食物类型，流质食物的排空速度快于固体食物。胃排空后产生蠕动，刺激神经产生饥饿感。

（四）小肠

小肠是消化道中最长的部分，分为十二指肠、空肠和回肠。小肠壁有皱襞和绒毛，大大增加了吸收面积。小肠内消化腺分泌胆汁、胰液和肠液，帮助消化脂肪、蛋白质和碳水化合物。食糜在小肠中停留 3～8 小时，被分解为可吸收的小分子。小肠吸收大部分营养物质后，残渣进入大肠。

（五）大肠

大肠负责吸收水分、电解质和形成粪便，分为盲肠、结肠、直肠。盲肠末端有阑尾，结肠进一步吸收水分并转化食物残渣为粪便。大肠内壁的杯状细胞分泌黏液，益生菌有助于肠道健康。大肠的运动功能推进食物残渣形成粪便，最终通过肛门排出。均衡饮食和良好生活习惯有助于预防肠道疾病。

（六）肝脏

肝脏是人体最大的消化腺，位于腹腔右上部，具有分泌胆汁、代谢、解毒等功能。肝脏分泌胆汁储存于胆囊，帮助消化脂肪。肝脏储存糖原，调节血糖，清除血液中的有毒物质，参与药物和酒精的代谢。肝脏对维持人体健康至关重要。

（七）胰腺

胰腺是人体三大消化腺之一，位于第 1、2 腰椎水平处，横贴于腹后壁，呈长条形，质地柔软。胰腺是一个具有外分泌和内分泌功能的器官。胰腺的外分泌部分负责分泌胰液，这是一种含有多种消化酶的液体，帮助分解食物中的蛋白质、脂肪和糖类。胰腺的内分泌部分由胰岛组成，这些胰岛散布在胰腺实质内，主要分泌胰岛素和胰高血糖素等激素，直接进入血液循环，参与调节血糖水平，维持血糖的相对稳定。

二、学前儿童消化系统的特点

（一）口腔的特点

学前儿童口腔黏膜柔嫩，血管丰富，唾液腺不够发达，口腔黏膜干燥，易受损伤和发生局部感染。

1. 牙齿的特点

（1）乳牙的萌出。牙齿的发育与骨骼发育有一定关系，始于胚胎第六周左右，到学前儿童出生时已有 20 颗乳牙牙胚，一般于 6～9 个月萌出。但乳牙萌出时间存在较大的个体差异，12 个月尚未出牙为乳牙萌出延迟。乳牙萌出顺序一般为下颌先于上颌、自前向后（见图 2－11）。

微课

学前儿童小肚子里的大秘密——消化系统

乳牙萌出为生理现象，一般无痛苦，但个别学前儿童有短暂的

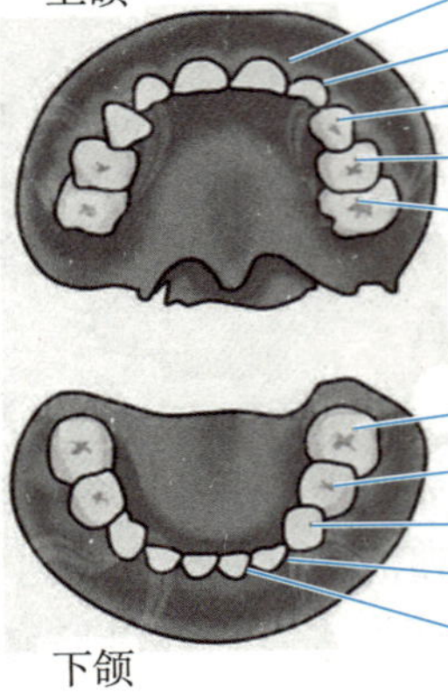

图 2-11 乳牙示意图

流涎、低热、睡眠不安、烦躁等反应。学前儿童牙齿的生长与蛋白质、钙、磷、氟、维生素 C、维生素 D 及甲状腺素有关，较严重的营养不良、佝偻病、甲状腺功能减低症等患儿有出牙延迟、牙质差等现象。食物的咀嚼有利于牙齿生长。

（2）乳牙的生理作用。乳牙是学前儿童的咀嚼器官，当食物由流质逐渐过渡到半流质、固体食物时，通过乳牙的咀嚼，可以帮助消化，为学前儿童提供丰富的营养。随着咀嚼的刺激，学前儿童下颌骨正常生长，脸形逐渐拉长，面容和谐、自然。乳牙的正常萌出有助于学前儿童正常的发音。乳牙的齐整对恒牙的正常萌出有重要作用。

（3）乳牙的特点。学前儿童乳牙牙釉质薄，牙本质软脆，容易被残留在牙齿缝里的食物经细菌作用腐蚀，所以更易患龋齿。

（4）换牙。学前儿童乳牙萌出过程中，恒牙已开始发育，恒牙的骨化从新生儿时开始。一般 6 岁开始萌出恒牙，逐渐与乳牙进行交换，14 岁左右全部交换完成。首先萌出的恒牙叫第一恒牙，又叫六龄齿。恒牙一般 20～30 岁时出齐。恒牙的萌出有固定的时间（见表 2-2）。

表 2-2 出牙时间及顺序

牙齿名称		萌出时间	萌出牙数	牙齿总数
乳牙	下中切牙	4～10 月	2	2
	上中切牙，上侧切牙	6～14 月	4	6
	下侧切牙	同上	2	8
	第一磨牙	10～17 月	4	12
	尖牙	16～24 月	4	16
	第二磨牙	20～30 月	4	20

续表

牙齿名称		萌出时间	萌出牙数	牙齿总数
恒牙	第一磨牙	6～7 岁	4	24
	中切牙	6～9 岁	4	24
	侧切牙	同上	4	24
	第一双尖牙	9～13 岁	4	24
	第二双尖牙	同上	4	24
	尖牙	9～14 岁	4	24
	第二磨牙	12～15 岁	4	28
	第三磨牙	17 岁～	4	32

2. 唾液腺的特点

新生儿及小婴儿由于唾液腺不够发达，分泌唾液较少，因此口腔黏膜干燥，5～6 个月时唾液分泌明显增多。但是婴儿口腔底浅，不能及时吞咽所分泌的全部唾液，唾液常流出口外，称为生理性流涎，但会随着婴儿生长发育逐渐消失。3 个月以下婴儿唾液中淀粉酶含量低，不宜喂淀粉类食物。

（二）胃的特点

新生儿胃呈水平位，至开始行走时，才逐渐变为垂直。因为幽门括约肌发育良好而贲门括约肌发育不成熟，加上婴儿吸奶时常吞咽过多空气，所以容易发生溢奶和呕吐。婴儿的胃黏膜上有丰富血管，但是盐酸和各种酶的分泌均比成人少且酶活力低，所以婴儿胃的消化功能差。新生儿胃容量为 30～60mL，1～3 个月为 90～150mL，1 岁时达 250～300mL，5 岁时达 700～850mL，而成人约为 2 000mL。由于哺乳不久后婴儿的幽门开放，胃容物逐渐流入十二指肠，因此婴儿实际哺乳量超过上述胃容量。婴儿胃排空时间因食物种类不同而异：稠厚含乳凝块的乳汁排空慢；水的排空时间为 1.5～2h；母乳为 2～3h；牛乳为 3～4h。早产儿胃排空更慢，容易发生胃潴留。

（三）肠的特点

相较于成人，学前儿童肠管长，一般为身长的 5～7 倍，黏膜血管丰富，有利于消化吸收，这有利于学前儿童的生长发育。但是，学前儿童肠系膜相对较长而且柔软，黏膜下组织松弛，升结肠与后壁固定差，肠活动度大，若腹部受凉、饮食突然改变、腹泻等，易诱发肠套叠和肠扭转。学前儿童，尤其是早产儿肠壁薄，通透性高，肠黏膜屏障作用差，肠内毒素、过敏原、消化不全产物会由肠黏膜吸收进入身体，引起全身性感染和变态反应疾病。

（四）肝脏的特点

学前儿童年龄越小，肝脏相对越大。学前儿童肝血管丰富，肝细胞再生能力强，不易发生肝病变。但是，肝细胞发育不完善，肝功能不成熟，容易受各种不良因素的影响，在感染、缺氧、中毒等情况下易使肝细胞发生肿胀、变性坏死、脂肪浸润、纤维增大，影响其正常生理功能。同时，学前儿童时期肝脏分泌胆汁较少，对脂肪的消化、吸收功能较差，肝脏解毒能力差，因此损害肝功能的药物要慎用。

（五）胰腺的特点

婴儿的胰腺所分泌的胰液量少，3～4 个月时增多。6 个月以内学前儿童的胰淀粉酶活性较低，1 岁后接近成人。学前期胰液及其内含消化酶易受到天气和疾病的影响而受到抑制，导致学前儿童消化不良。尤其是年龄较小的学前儿童，胰脂肪酶和胰蛋白酶的活性都较低，对脂肪和蛋白质的消化和吸收功能较差。随着年龄的增长，胰腺的结构与功能都在不断完善。

三、学前儿童消化系统的保育

（一）关爱牙齿，注意用牙卫生

1. 定期检查牙齿

学前儿童的牙齿健康至关重要，定期的牙齿检查是保障学前儿童口腔健康的重要措施。建议家长每半年带学前儿童进行一次牙齿检查，这不仅有助于及时发现蛀牙、牙齿排列不齐等口腔问题，还能预防牙周疾病，确保学前儿童牙齿的正常发育。在检查过程中，牙医会评估学前儿童牙齿的健康状况，检查是否有龋齿的迹象，评估牙齿清洁度，并提供相应的治疗建议。

2. 培养早晚刷牙的良好习惯

培养学前儿童早晚刷牙的习惯，对其长期保持口腔健康至关重要。家长应示范正确的刷牙方法，选择适合学前儿童年龄的软毛牙刷和儿童牙膏；鼓励学前儿童在早餐后和睡前刷牙，每次至少两分钟，确保清洁每颗牙齿；利用故事、歌曲或游戏，使刷牙变得有趣，增强学前儿童刷牙的参与感和主动性。坚持这一习惯，有助于预防龋齿、维护口腔卫生，让学前儿童拥有健康的笑容。

3. 提供合理的营养

学前儿童应摄入富含钙、磷和维生素 D 的食物，这些营养素对牙齿的矿化和强化至关重要。钙和磷是构成牙齿的主要矿物质，而维生素 D 有助于钙的吸收。成人要鼓励学前儿童多吃新鲜蔬果，不仅提供必要的维生素，还能通过咀嚼帮助清洁牙齿。学前儿童要避免摄入过量糖分，以维护牙齿健康。

4. 给牙齿适宜的刺激

俗话说：“牙不嚼不长。”5～6 个月，将要出牙时，家长可给孩子“手拿食”，如硬度适当的食物，这样可帮助其磨牙床，促使牙齿萌出；断奶以后，逐渐增加耐嚼的食物，如粗粮。食物太精细，无须细嚼，不利于牙齿和颌骨的正常发育。

5. 避免牙齿外伤

乳牙牙根浅，牙釉质也不如恒牙坚硬，怕的是硬物。一旦牙齿被硬物硌伤，就不能再重新长好。受了损伤的牙齿容易发生龋齿。成人要教育学前儿童，不要用牙咬硬果壳等硬东西。

6. 预防牙齿排列不整齐

人工喂养时，注意不要过分上翘或下压奶瓶。在换牙的时候，要把滞留的乳牙拔掉。换牙期间家长要告诉孩子不要舔新牙。家长要教育学前儿童改正不良习惯，如吸吮手指、咬铅笔等。学前儿童的鼻子不通气，要及时治疗鼻塞，否则会造成牙齿前凸后凹。

（二）培养良好的饮食习惯

学前儿童要养成细嚼慢咽的习惯。细嚼慢咽有助于食物的消化和吸收，减轻肠胃负担。

学前儿童的饮食要定时定量，少吃零食，不挑食。消化器官的活动是有规律的，学前儿童不能暴饮暴食，定时定量不仅能保证学前儿童摄取适量的营养物质，还能减少肠胃疾病的发生。学前儿童平时应少吃零食，饭前半小时不吃零食。偏食会导致学前儿童体内缺少一些营养成分，影响其生长发育。

学前儿童进食时避免说说笑笑，以免食物呛入气管。

（三）注意饮食卫生

学前儿童消化能力差，应注意饭菜要新鲜，营养要丰富且易消化。

学前儿童的餐具应注意消毒，水果应洗净削皮，买回的熟食应加热后食用，不吃腐败变质的食物。

学前儿童应养成餐前便后洗手的习惯。

成人饭前饭后不处理学前儿童行为上的问题，以免影响学前儿童的食欲。

（四）饭前饭后不要组织剧烈运动

剧烈运动时，大部分血液流向运动器官，从而使消化器官血液量减少，导致消化功能减弱。

尤其是饭后肠胃充满食物，剧烈运动将牵拉胃、肠系膜，导致胃下垂等疾病的发生。饭后 1～2h 方可进行体育活动。

知识拓展

正确的刷牙方法

（五）培养定时排便的习惯，预防便秘

6 个月后，家长就可以培养学前儿童定时排便的习惯，最好养成早饭前排便的习惯。成人要告诉学前儿童不能憋大便，因为如果经常抑制便意，直肠对粪便的压力刺激就越来越不敏感，粪便在大肠内停留的时间过长，粪便干硬，就会发生便秘。学前儿童要按时排便，多吃蔬菜、水果，多喝水，适量食用粗粮，有利于大便通畅，预防便秘。

任务三　呼吸系统

问题情境

中一班刘老师发现在集体活动中，有些孩子在进行稍激烈的游戏后会出现呼吸困难、咳嗽或频繁感冒的症状。特别是四岁半的悠悠，她在户外活动后常常干咳。这一现象引起了刘老师对孩子呼吸系统健康状况的关注。她意识到，学前儿童的呼吸系统可能更为敏感和脆弱，容易受到外界环境和病原体的影响。此外，幼儿园内的集体生活环境可能增加学前儿童相互传染的风险。如何识别学前儿童潜在的呼吸系统问题？如何调整活动安排，以适应不同学前儿童的生理特点？幼儿园的卫生保健工作应如何做才能更好地预防和减少呼吸道疾病的发生？这要求幼儿教师掌握呼吸系统的基础知识、学前儿童呼吸系统的特点和保育要点，预防和减少学前儿童呼吸道疾病的发生。

一、呼吸系统概述

呼吸系统由呼吸道和肺组成。呼吸系统的主要功能是从外界吸入氧，呼出二氧化碳，进行气体交换。呼和吸是有节律性而不间断的，是生命现象的重要特征。

呼吸系统由鼻、咽、喉、气管、支气管和肺等组成。鼻、咽、喉称为上呼吸道，气管、支气管称为下呼吸道（见图 2－12）。

（一）呼吸道

1. 鼻

鼻是嗅觉器官，是呼吸道的起始部位，是肺的第一道防线。鼻分为外鼻、鼻腔及鼻窦三个部分。鼻腔内有鼻毛和丰富的血管，其余部分覆盖黏膜，黏膜分泌的黏液称为鼻涕。鼻腔能吸附灰尘、阻挡细菌的侵入，并对吸入的空气有湿润和加温的作用。寒冷的空气进入鼻腔后，逐渐变得温暖、清洁和湿润，从而减少了对呼吸道和肺的刺激。鼻窦是位于鼻腔周围的颅骨内含气的空腔，与鼻腔相通，其黏膜与鼻黏膜相连。

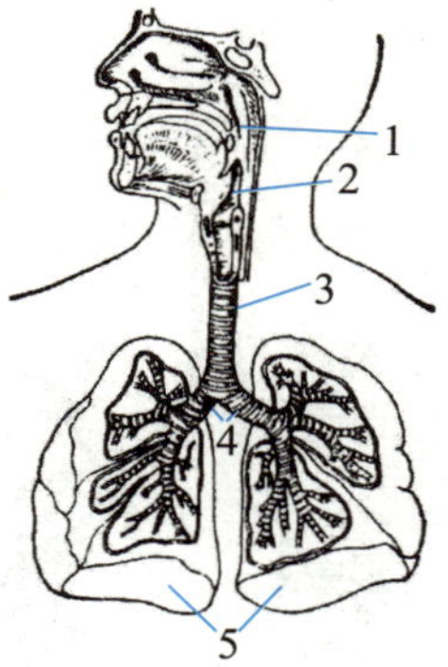

图 2-12 人的呼吸系统示意图

注：1. 咽；2. 喉；3. 气管；4. 左、右主支气管；5. 左、右肺

当鼻黏膜发生感染时，炎症可蔓延到鼻窦，引起鼻窦炎。

2. 咽

咽是呼吸道与消化道的共同通道。咽是一条前后略扁的漏斗形肌性管道，分为鼻咽部、口咽部和喉咽部。沟通中耳和咽的细狭管道即咽鼓管，用于调节鼓室内的气压。

3. 喉

喉是连接喉咽和气管的呼吸道和发音器官。喉的位置随性别、年龄变化。喉由软骨、韧带、肌肉等构成，主要软骨包括甲状软骨、环状软骨和会厌软骨等。甲状软骨是喉的前上方突出部分；环状软骨对保持呼吸道通畅至关重要；会厌软骨在吞咽时盖住喉口，防止食物误入气管。喉腔内的声带在发音时振动产生声音。

4. 气管和支气管

气管和支气管是连接喉与肺的管道，它们以C形的气管软骨为支架，从而保持管腔的张开状态（见图 2-13）。各气管软骨间以环状韧带相连接。气管和支气管的黏膜上皮细胞表面有纤毛，上皮细胞间夹杂着能分泌黏液的杯状细胞。纤毛不断地向喉部摆动，把黏有灰尘和细菌的黏液推向喉头，最后咳出的物质便称为痰。有研究证明，黏膜所分泌的黏液具有抑菌和抗病毒的作用，是机体防御系统的组成部分。

（二）肺

肺是进行气体交换的器官，位于胸腔内、纵隔的两侧。右肺因受肝的影响位置相对较高，宽而短；左肺因心偏左，窄而长。学前儿童的肺呈淡红色，随着年龄的增长，吸入空气中的尘埃沉积，肺逐渐变为暗红色或深灰色，并出现若干蓝黑色斑。

支气管入肺后逐渐分级，越分越细，最后形成肺泡管，上附很多肺泡。肺泡是半球形的囊泡，是进行气体交换的主要场所。肺泡壁很薄，外面缠绕毛细血管和弹性纤维。弹性纤维使肺泡富有弹性。毛细血管与肺泡上皮紧贴在一起，结构很薄，有利于气体交换（见图 2-14）。

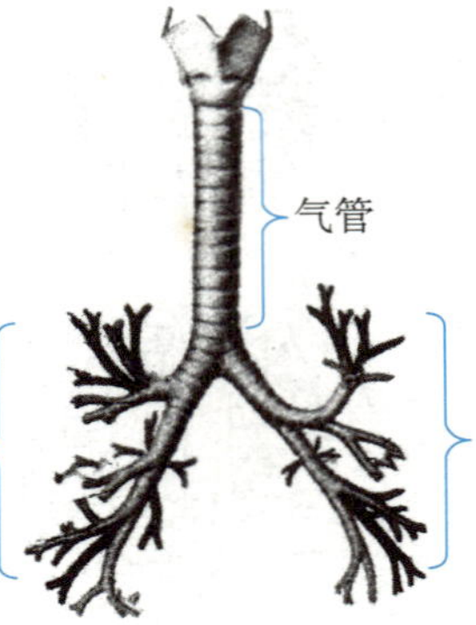

图 2 - 13　气管和支气管示意图

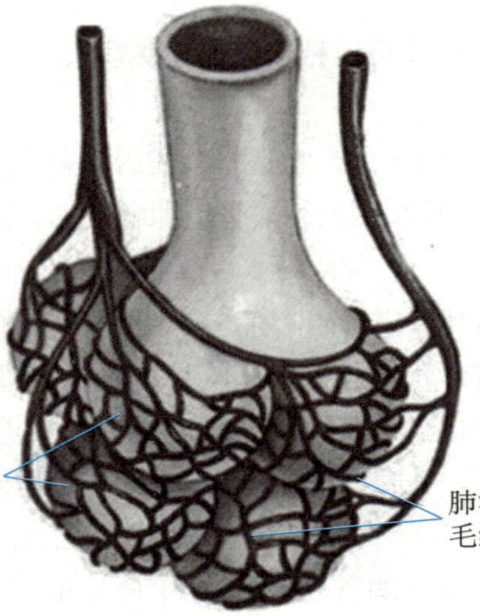

图 2 - 14　肺泡示意图

（三）呼吸运动

呼吸运动是胸廓有节奏地扩大和缩小，实现外界与肺泡内气体的交换。吸气时，肋间外肌和膈肌收缩，肋骨上提，膈顶下降，胸腔增大，肺内压力降低，空气进入肺部；呼气时，肌肉舒张，胸腔缩小，肺回缩，气体排出。呼吸分为胸式呼吸和腹式呼吸。成人安静时的呼吸频率为每分钟 16～20 次，女性稍高于男性。

（四）肺活量、潮气量、通气量

1. 肺活量

尽力吸气后再尽力呼气，所能呼出的气体量为肺活量。测量肺活量可以判断健康人呼吸功能的强弱，在一定意义上反映了呼吸机能的潜在能力。肺活量因年龄、性别和健康状况的不同而不同。

2. 潮气量

正常人平静呼吸时，每次吸入或呼出的气体总量为潮气量，正常人的潮气量约为 500mL。

3. 通气量

每分钟吸入或呼出的气体总量为肺的通气量。通气量＝潮气量×呼吸频率。肺的最大通气量反映了单位时间里肺与外界最大的通气功能，肺的最大通气量越大，表明肺的功能越好。

微课

学前儿童呼吸为何这么快——呼吸系统

二、学前儿童呼吸系统的特点

（一）呼吸道的特点

1. 鼻

婴儿无鼻毛，因此易受感染。婴儿感染后，鼻黏膜很容易充血、肿胀，造成流涕、鼻腔堵塞，发生呼吸困难，影响呼吸。由于鼻窦黏膜与鼻腔黏膜相连，鼻窦口相对较大，因此婴儿患上急性鼻炎时或可累及鼻窦。因在出生后前几个月内，鼻黏膜下缺乏海绵组织，所以婴儿较少发生鼻出血。学前儿童鼻根扁而宽，鼻腔相对较短，后鼻道狭窄，黏膜柔嫩，血管丰富。

知识拓展

学前儿童鼻炎

2. 咽

婴儿的鼻咽部和咽部相对窄小而垂直。咽扁桃体在 6 个月左右发育，腭扁桃体在 1 岁末才逐渐增大，4～10 岁时迅速发育，14～15 岁时又逐渐退化，因此扁桃体炎在 1 岁内很少见。咽部富有淋巴组织，咽后壁淋巴组织感染时，易发生咽后壁脓肿。学前儿童患鼻咽炎时易导致中耳炎。

3. 喉

学前儿童喉部呈漏斗形，相对较窄，软骨柔软，黏膜柔嫩，富有血管及淋巴组织，有炎症时易发生充血、水肿，从而引起喉头狭窄，出现声音嘶哑和吸气性呼吸困难。同时，由于神经系统发育未完善，喉部保护性反射功能差，因此容易导致异物进入气管。学前儿童声门短而窄，声带短而薄，声调较成人高而尖；弹性纤维及喉部肌肉发育尚未完善，声门肌肉容易疲劳，发炎或经常高声哭喊、唱歌时，声带易充血水肿、变厚，造成声音嘶哑。

4. 气管和支气管

学前儿童的气管和支气管的管腔相对狭窄；软骨柔软，缺乏弹力组织，支撑作用小；黏膜血管丰富，黏液分泌不足，气道较干燥，纤毛运动差，清除能力弱，易发生感染，导致呼吸道阻塞。

（二）肺的特点

学前儿童肺的弹性纤维发育差，血管丰富，毛细血管和淋巴组织间隙较成人宽，间质发育旺盛，肺泡数量较少，肺含血量丰富而含气量相对较少，故易发生肺部感染，感染时又易引起肺气肿等。肺门处有大量的淋巴结与肺脏各部分相联系，肺部炎症可引起肺部淋巴结反应。

（三）呼吸运动的特点

1. 呼吸频率和节律

学前儿童胸廓呈圆桶状，肋骨呈水平位，膈肌位置较高，呼吸肌发育差，再加上生长速度快，代谢旺盛，需氧量高，因此若呼吸量受到一定限制，只能依靠增加呼吸频率来满足机体代谢需要。学前儿童年龄越小，呼吸频率越快。婴儿，尤其是早产儿、新生儿的呼吸中枢发育尚未完全成熟，呼吸调节功能不完善，易出现呼吸节律不整齐的现象。学前儿童呼吸频率会受到许多因素的影响，如哭闹、发热、贫血、呼吸系统和循环系统的疾病等均可使呼吸频率增快。因此，测量学前儿童呼吸频率时须在其安静或睡眠时测量（见表 2－3）。

表 2－3　各年龄段学前儿童呼吸频率

年龄	新生儿	0～1 岁	2～3 岁	4～7 岁	8～14 岁
呼吸频率（次/min）	40～45	30～40	25～30	20～25	18～20

2. 呼吸类型

学前儿童呼吸肌发育不全，胸廓活动范围小，腹式呼吸。随着年龄的增长，学前儿童呼吸肌逐渐发育，膈肌下降，肋骨逐渐变为斜位，开始出现胸腹式呼吸。

三、学前儿童呼吸系统的保育

（一）培养良好的卫生习惯

成人要教育学前儿童不要用嘴巴呼吸，预防上呼吸道感染；不要用手挖鼻孔，以防鼻腔感染或鼻出血；不要用力擤鼻涕，以防中耳炎；不要喷嚏乱喷；不随地吐痰；不要蒙头睡觉。

（二）保持室内空气新鲜

据测试，在禁闭居室内，每立方米的细菌数可达数万个；开窗通风后，细菌数显著减少。因此，学前儿童生活的房间应该经常开窗通风，保持室内空气流通，减少病菌，提供充足的氧气，促进学前儿童的新陈代谢。此外，成人不能在室内吸烟，否则会污染空气，从而削弱学前儿童的呼吸功能。

（三）加强适宜的体育锻炼和户外活动

经常参加体育锻炼能加强学前儿童呼吸肌的力量，扩大其胸廓活动范围，使参加呼吸的肺泡增多，从而增加肺活量。此外，参加体育锻炼，特别是进行空气浴，能增强学前儿童呼吸器官的适应能力，降低呼吸道疾病的发病率。同时，户外的空气新鲜，含氧量高而含病菌少，可以弥补学前儿童因呼吸机能不健全引起的缺氧。

（四）保护声带

说话、唱歌主要是声带及肺的活动。因此，成人应为学前儿童选择适合其音域特点的歌曲和朗读材料，过高或过低的音调都会使学前儿童声带疲劳，成人歌曲更不适合学前儿童唱。学前儿童唱歌或朗读的场所应空气新鲜，保持一定湿度，避免尘土飞扬；在唱歌或朗读的过程中要适当休息，以免声带过度疲劳。学前儿童切勿大声喊叫或唱歌，更不能在冷空气中喊叫或唱歌。当咽部有炎症时，学前儿童应减少发音，直至完全修复。

（五）注意胸廓的健康发育

学前儿童胸廓是否健康发育，直接影响肺的发育和呼吸运动，因此成人应告诉学前儿童正确的坐、立、行姿势。

（六）严防异物进入呼吸道

学前儿童玩纽扣、玻璃球、药片、豆粒、硬币等物品时，成人应多加注意，应告知学前儿童不能将其放入口、鼻内。此外，学前儿童吃饭、喝水时不应打闹说笑。

任务四　循环系统

问题情境

小二班杨老师注意到，在进行户外活动尤其是跑步练习时，班上的桢桢总是很快就感到疲惫，小脸涨红，呼吸急促。经过观察，杨老师发现桢桢的循环系统可能比较脆弱，对体力活动的适应性较差。这一情况引发了杨老师对学前儿童循环系统健康发展的关注。学前儿童的心脏和血管尚在发育中，对体力活动的适应和反应与成人不同。此外，遗传因素、营养不良或缺乏适当运动都可能影响学前儿童循环系统的正常功能。如何正确评估学前儿童的循环系统健康状况？在幼儿园日常活动中，应如何设计运动强度，以适应不同学前儿童的生理特点？如何促进学前儿童循环系统的健康发育？这要求幼儿教师通过科学评估，合理规划体育活动和户外活动，支持学前儿童循环系统的健康发育，并确保每个学前儿童都能在安全和适宜的环境中成长。

一、循环系统概述

在人体的生理活动中，全身各器官、组织和细胞需要不断地得到氧气和营养物质，同时，又要把体内产生的二氧化碳和代谢废物不断地排出体外，这个过程主要是由循环系统完成的。循环系统包括血液循环系统（心血管系统）和淋巴系统。血液由心室经动脉及其各分支进入全身各处的毛细血管，经物质和气体交换后，再经各级静脉回流到心房。淋巴系统由淋巴管道、淋巴组织和淋巴器官组成。淋巴液来源于组织液，沿淋巴管道回流，最后汇入静脉。

（一）血液循环系统

1. 血液

血液包含血浆和血细胞，是存在于心脏和血管里的液体。血细胞包含红细胞、白细胞和血小板等。血液具有以下功能：提供机体所需的氧气和供应养料；排除在新陈代谢中所产生的二氧化碳和各种代谢废物；对机体进行保护和防御。

（1）血浆。血浆中含有 91%～92%的水分，8%～9%的溶质。血浆的主要功能是运输血细胞、营养物质和代谢产生的废物。在固体物质中，血浆蛋白占绝大多数，其中还有多种无机盐、葡萄糖等，对维持血浆渗透压、保持神经、肌肉正常的兴奋性有重要作用。

（2）血细胞。

1）红细胞的主要成分是血红蛋白，因此呈红色（见图 2－15）。其主要功能是通过血红蛋白为机体运输氧气和二氧化碳。红细胞中的血红蛋白不仅能与氧气结合，还能与一氧化碳结合。血红蛋白与一氧化碳的亲和力比与氧的亲和力大得多，因此，空气中只要有少量的一氧化碳，体内就可能有较多的血红蛋白与之结合，从而使人体出现窒息。红细胞在骨髓里生成，发育成熟后进入血液循环。每天死亡的红细胞与骨髓中生成的红细胞数量基本相等。在某种病理下，血液中红细胞数量或血红蛋白含量显著减少，即贫血。贫血一般表现为皮肤苍白、无力、心慌、气急、头晕等，这是由于血液运输氧气能力降低，机体缺氧。

2）白细胞，又称白血球，无色有核，比红细胞大，平均寿命为几天到十几天（见图 2－16）。白细胞分为五类，即中性粒细胞、淋巴细胞、单核细胞、嗜酸性粒细胞和嗜碱性粒细胞。中性粒细胞和单核细胞具有吞噬作用，能吞噬侵入人体的微生物和机体本身各种坏死、衰老和受损的细胞；淋巴细胞具有免疫功能；嗜酸性粒细胞主要参与抗寄生虫免疫和调节过敏反应；嗜碱性粒细胞在过敏反应和炎症中释放生物活性介质，发挥重要作用。

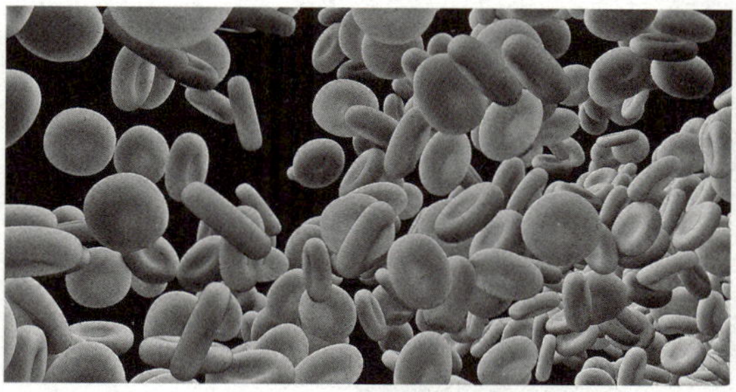

图 2-15 红细胞示意图

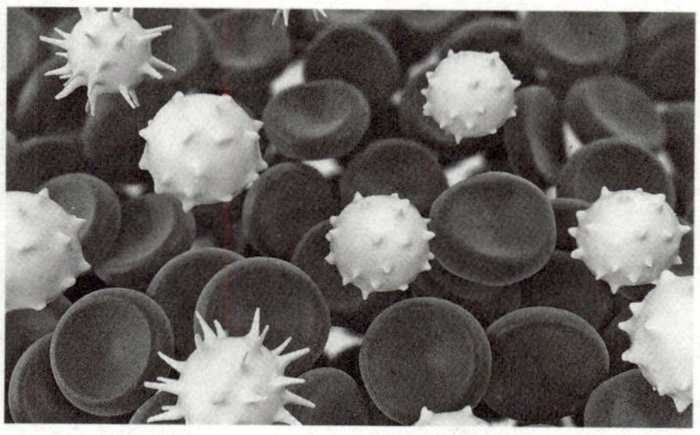

图 2-16 白细胞示意图

3）血小板无色无核，形状不规则。血小板的主要功能是促进止血和加速血液凝固。

2. 心脏

心脏是一个肌性器官，它是血液循环的动力。在生命过程中，它始终不停地、有节律地搏动，推动血液不断地循环。心脏的形状、大小和位置受年龄、性别、体型和体位等多种因素的影响，随着生理功能状态的不同而变化。

（1）心脏的位置和外形。心脏位于胸腔的中纵隔内，左右肺之间，外面裹着心包，约 2/3 位于身体正中线的左侧，1/3 位于正中线的右侧。心的外形似前后略扁的圆锥体，与本人拳头大小相当。心脏被房、室中隔分为左、右两半心，左、右半心又分成心房和心室，共四个腔，即左心房、左心室、右心房、右心室。同侧的心房和心室借房室口相通。房室口有瓣膜，瓣膜只向一个方向开放，可以确保血液只向一个方向流动，防止血液倒流。右半心容静脉血，左半心容动脉血（见图 2-17）。

（2）心输出量。心的运动是由心肌有节律地收缩引起的，心收缩向动脉输出血量的多少可以作为衡量心工作能力高低的标志。正常人每搏心输出量为 60～80mL。在不同情况下，心输出量有变化，如进餐后心输出量会增加，中慢速步行后会增加，情绪激动时也会增加。这说明心可根据机体需要而增加心输出量。

3. 血管

血管有三种，即动脉、静脉和毛细血管。

（1）动脉。动脉是从心室运送血液到全身的血管。由左心室发出的主动脉及其各级分支运送动脉血（富含氧气的血液）至全身毛细血管进行物质交换；由右心室发出的肺动脉及其分支则输送静脉血（含二氧化碳较多的血液）至肺进行气体交换。主动脉管壁较厚，富有弹性，管径较粗，主动脉内血流速度很快。主动脉分为颈动脉、腹动脉和冠状动脉等，再逐级分支，越分越细，管壁也越来越薄，血流速

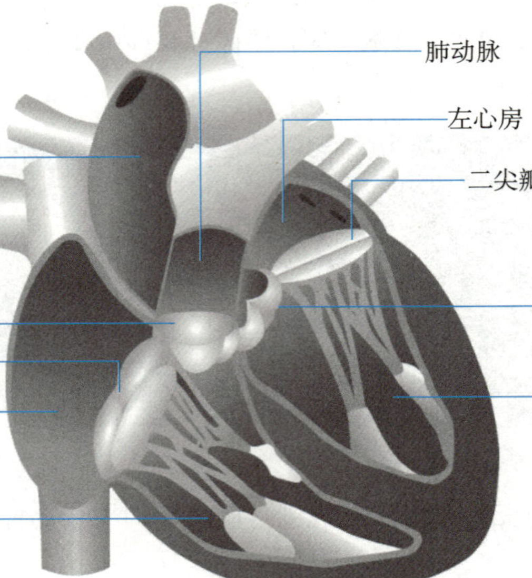

图 2－17　心脏解剖示意图

度逐渐减慢。

（2）静脉。静脉是血液流回心的管道，起于毛细血管，止于心房。与动脉相反，静脉越来越粗，最粗的是连接右心房的上、下腔静脉。经过物质交换后的血液由静脉进入右心房，再入肺进行气体交换。静脉管壁薄，管腔大，弹性小，收缩力弱，血流缓慢。

（3）毛细血管。毛细血管是由动脉逐级分支后形成的，管径极小，管壁极薄。血液流经毛细血管时，速度极慢，使血液中的氧及养料能透出血管壁输送给细胞；同时代谢的废物又透过血管壁进入毛细血管，再进入静脉。

血压与脉搏。血液在血管内流动时对血管壁产生的压力称为血压。心收缩时，血液对血管壁产生最高压力称为收缩压。心舒张时，血液对血管壁产生的最低压力称为舒张压。血压的数值随年龄、性别和生理状态的变化而变化。心有节律地收缩舒展时，会引起主动脉的搏动，并沿着动脉管壁传播，使身体其他部位的动脉管壁也跟着搏动，这称为脉搏。脉搏与心率有关，可以反映心和动脉的机能状况。学前儿童脉搏比成人快；运动和情绪激动时可暂时增快；休息和睡眠时较慢。

4. 血液循环

体循环和肺循环共同组成人体完整的循环管道。

（1）体循环。当左心室收缩时，含有较多的氧气和营养物质的鲜红色的血液（动脉血）从左心室输出，经主动脉及其各级分支，到达全身各部的毛细血管，进行组织内物质交换和气体交换，血液变成了含有组织代谢产物及较多二氧化碳的略紫色的血液（静脉血），再经各级静脉，最后汇入上、下腔静脉流回右心房。如上路径的血液循环称为体循环，又称大循环。体循环的主要特点是路程长，流经范围广，以动脉血滋养全身各部，而将代谢产物和二氧化碳运回心脏。

（2）肺循环。当右心室收缩时，含有组织代谢产物和较多二氧化碳的略紫色血液（静脉血）从右心室输出，经过肺动脉及其各级分支，流向肺部的毛细血管。在肺部毛细血管中，血液与肺泡进行气体交换，二氧化碳从血液中释放出来进入肺泡，随后通过呼吸运动排出体外，同时从肺泡中吸收新鲜的氧气进入血液。经过气体交换后，血液转变为富含氧气的鲜红色血液（动脉血）。随后，这些富含氧气的血液通过肺静脉离开肺部，最终回流至左心房。这一过程称为肺循环，又称小循环。肺循环的主要特点是路程较短，主要功能是使血液在肺部进行氧气的更新和二氧化碳的排出，为体循环提供氧气并清除代谢产生的二氧化碳。

（二）淋巴系统

淋巴系统由淋巴管道、淋巴组织和淋巴器官组成，是循环系统的一个组成部分。

1. 淋巴管道

淋巴管道内流动着无色透明的淋巴液，淋巴液来源于组织液，组织液是血液流经毛细血管时滤出的液体。组织液与细胞进行物质交换后，小部分进入毛细淋巴管成为淋巴液，最后汇入静脉。淋巴组织和淋巴器官还具有产生淋巴细胞、过滤淋巴液、参与免疫过程等功能。

2. 淋巴组织

淋巴组织是指含有大量淋巴细胞的网状结缔组织，主要分布在淋巴器官、消化道、呼吸道、黏膜上皮之下。

3. 淋巴器官

淋巴器官主要包括淋巴结、扁桃体、脾和胸腺。

（1）淋巴结。淋巴结是淋巴系统中的器官，形态多样，大小不一，常见于颈部、腋窝和腹股沟。它们能清除病菌、寄生虫、毒素和癌细胞等有害物质，保护身体免受病变。当局部感染或疾病发生时，相应的淋巴结可能肿大，这是机体防御反应的一部分。正常的淋巴结小而软，无痛且可轻微活动。异常淋巴结可能大、硬、粘连，此时机体可能存在潜在疾病。全身淋巴结肿大通常表示患有严重疾病。

（2）扁桃体。扁桃体位于咽部后壁两侧，能产生淋巴细胞，具有免疫功能。扁桃体本身受到病菌感染时会发炎，称为扁桃体炎（见图 2－18）。

（3）脾。脾位于左边肋区，呈深红色，质软而脆。左边肋区遭暴力打击时常导致脾破裂。脾是人体重要的淋巴器官，具有储血（可储存大量血液）、破血（破坏衰老的红细胞）、造血（胚胎时期，脾能产生各种细胞，出生后只产生淋巴细胞和单核细

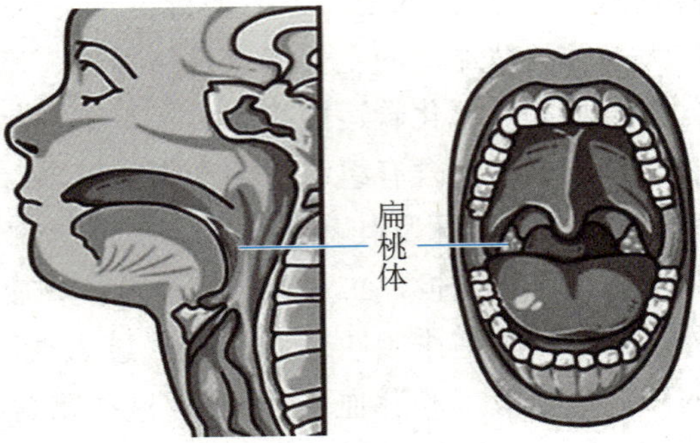

图 2－18 扁桃体示意图

胞）、滤血（吞噬和清除血液中病菌和异物）和产生抗体参与免疫反应等功能。

（4）胸腺。胸腺既是淋巴器官，又是内分泌腺。具体介绍见任务五内分泌系统。

二、学前儿童循环系统的特点

（一）血液的特点

1. 血量

相较于成人，学前儿童血量多，新生儿血量约占体重的 10%，学前儿童血量占体重的 8%～10%。

2. 血浆

学前儿童血液中血小板数量与成人相近，但血浆中含水分较多，含凝血物质较少。因此，学前儿童一旦出血，凝血速度较慢。新生儿出血，需要 8～10 分钟凝固；学前儿童需要 4～6 分钟凝固；成人需要 3～4 分钟凝固。

3. 红细胞数和血红蛋白量

学前儿童的红细胞数和血红蛋白量随年龄不同而不同。新生儿出生时，由于胎儿期缺氧，其体内红细胞数和血红蛋白量较高，红细胞数为 $5.0\sim7.0\times10^{12}/L$，血红蛋白为 150～220g/L；出生后，随着血氧含量上升，红细胞生成素减少，红细胞数和血红蛋白量逐渐下降，婴儿在 2～3 个月时可能出现生理性贫血。3 个月后，婴儿体内红细胞数和血红蛋白量逐渐恢复，至 12 岁左右接近成人水平。生理性贫血在早产儿中更常见且严重。评估贫血时须以年龄作为参考依据。

4. 白细胞数与分类

新生儿出生时白细胞数较高，为 $15\sim20\times10^{9}/L$，随后逐渐降至 $10\times10^{9}/L$，并在 8 岁左右达到成人水平。新生儿出生时白细胞中的中性粒细胞约占 65%，淋巴细胞约占 30%，但二者所占比例随时间变化而变化；4～6 天时比例相等，之后淋巴细胞比例上升至约 60%，中性粒细胞降至约 35%。4～6 岁时二者比例再次相等，随后中性粒细胞比例上升至成人水平。这表明学前儿童白细胞中的中性粒细胞比例较低，抵抗力相对较弱。

（二）心脏和血压的特点

微课

学前儿童小心脏跳不停——循环系统

1. 心脏重量和体重之比

相较于成人，学前儿童心脏重量和体重之比大，随着年龄的增长，心脏重量和体重的比值下降。新生儿出生时，心脏重 20～25g；1 岁时，心脏重 60～75g，为出生时的 2～3 倍；5 岁时，心脏重量为出生时的 4 倍；青春期时达到成人水平。

2. 心率

学前儿童由于新陈代谢旺盛和交感神经兴奋性较高，因此心率较快。随着年龄的增长，心率逐渐降低。新生儿的心率为 120～140 次/分钟，1 岁以内为 110～130 次/分钟，2～3 岁为 100～120 次/分钟，4～7 岁为 80～100 次/分钟，8～14 岁为 70～90 次/分钟。学前儿童进食、活动、哭闹和发热时会影响心率，因此，成人应在学前儿童安静或睡眠时测量其心率和脉搏。体温升高，心率增加。如果脉搏显著增加，而且在睡眠时脉搏也不能减慢，就应及时就医。

3. 心输出量

学前儿童心肌纤维细，弹性纤维少，导致其心室壁较薄，心脏的收缩力差，每搏心输出量少，负荷力差。因此，学前儿童不宜做时间较长或剧烈的活动。

4. 血压

学前儿童心输出量少，动脉壁的弹性较好，血管口径相对较大，血压偏低。血压随着年龄的增长而逐渐升高。

（三）淋巴系统的特点

学前儿童淋巴系统发育较快，淋巴结的防御和保护功能比较显著，常有淋巴结肿大的现象，尤其是扁桃体肿大、发炎更为常见。因此，幼儿园应该经常检查学前儿童的淋巴结和扁桃体，在进行晨、午间检查时，应把扁桃体作为检查的重要项目之一。

三、学前儿童循环系统的保育

（一）注重营养，防止贫血

学前儿童正处于生长发育时期，成人要为他们供给足够的营养，使他们食用含铁、蛋白质、维生素 C、维生素 B_{12} 和叶酸丰富的食物，如瘦肉、蛋黄、猪肝、鸡肝、海带、芝麻酱、豆制品等，预防营养性贫血；同时，还要纠正学前儿童挑食、偏食的问题。

（二）合理安排一日活动

学前儿童的一日活动要劳逸结合、动静交替，避免长时间精神紧张，有充足的睡眠时间，减轻心脏负担。

（三）科学组织体育锻炼和户外活动

成人经常组织学前儿童进行体育锻炼和户外活动能提高他们心脏的功能和促进血液循环。幼儿教师在组织活动时应注意以下几点：

（1）活动量要适当，针对不同体质的学前儿童安排不同的活动项目。

（2）活动程序要符合生理要求。学前儿童活动前应做好准备活动，结束时应做整理活动，剧烈运动后不能立即停止，以免造成暂时性脑贫血。因为运动时，心脏向骨骼肌输送大量血液，若立即停止运动，血液仍留存在肌肉中，静脉回流减少，使心输出量减少，血压降低，易造成暂时性脑贫血，引起恶心、呕吐、面色苍白、心慌甚至晕倒等不良反应。

（3）剧烈运动后不宜立即大量喝水，以免过多的水进入血液而增加心脏负担。但是，如果运动时大量出汗，失水和盐较多，会出现头晕、眼花和口渴等症状，此时最好喝少量淡盐水，以维持体内无机盐的平衡。

（四）预防动脉硬化

预防动脉硬化应从学前儿童开始。学前期应控制胆固醇和饱和脂肪酸的摄入量，同时，膳食以少盐、味淡为宜。

知识拓展

先天性心脏病

（五）服装宽松适度，利于血液循环

学前儿童穿的服装、鞋、帽等都不能过紧，否则会压迫肺部，影响他们从外界呼吸氧气和排出二氧化碳，不利于血液循环。

任务五　内分泌系统

问题情境

大三班的王老师观察到最近小霖的行为出现了一些变化，他比往常更加活跃，有

时候甚至显得过度兴奋，难以安静下来；同时，他的食欲似乎有所增加，但体重并未明显增长。王老师通过与其他老师交流发现，小霖的这些行为变化并非个例，其他几个孩子也表现出了类似的特点。这一现象引起了王老师对学前儿童内分泌系统健康的关注。内分泌系统负责调节身体的多种功能，包括新陈代谢、生长发育和能量平衡。学前儿童的内分泌系统仍在发育中，对外界环境变化和内在生理需求的响应可能更为敏感。如何识别和评估学前儿童内分泌系统的健康状态？如何调整日常活动和饮食计划，以适应学前儿童的生理变化？这就要求幼儿教师通过科学监测、合理规划以及提供健康教育，来支持学前儿童内分泌系统的健康发育，并确保他们能够在一个受到理解和支持的环境中茁壮成长。

一、内分泌系统概述

内分泌系统是神经系统以外的另一个重要的调节系统。内分泌系统的主要功能是促进和协调人体生长、发育、性成熟和生殖等生命过程。内分泌系统由内分泌腺和内分泌组织构成。内分泌腺是以独立的器官形式存在于体内，如甲状腺、垂体和胸腺等；内分泌组织是以细胞团体的形式分散存在于其他器官内，如胰腺内的胰岛、睾丸内的间质细胞、卵巢内的卵泡和黄体细胞等。内分泌腺和内分泌组织都没有排泄管，其分泌的物质称激素，直接进入血液或淋巴，随血液循环运送到全身，作用于特定的器官或细胞，影响其活动。内分泌腺的亢进或低下都能影响机体的正常运行，甚至引发疾病（见图 2-19）。

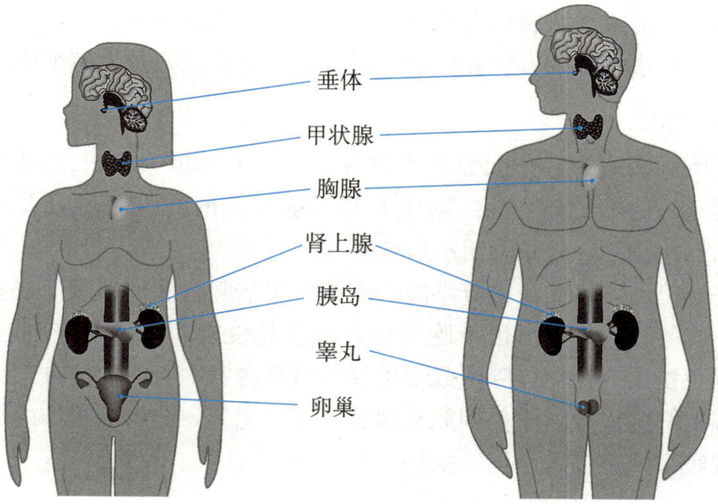

图 2-19　内分泌系统示意图

（一）甲状腺

甲状腺位于颈前区，可分为左、右两个侧叶和连接两侧叶的峡部。甲状腺分泌甲状腺素，碘是合成甲状腺素的原料。甲状腺素的主要作用是调节机体的新陈代谢，促进机体的生长发育。

甲状腺素分泌过多时，可引起突眼性甲状腺肿，表现为体重减轻及眼球突出等。甲状腺素分泌不足时，成人会出现黏液性水肿现象，表现为皮肤变厚，毛发脱落和性功能减退；学前儿童则出现身材矮小，智力低下等病症，称为呆小症（克汀病）。

呆小症通常是先天性疾病，常因母体缺碘，胎儿甲状腺发育不全，或因缺乏合成甲状腺素的酶造成。在缺碘地区，卫生部门专门为儿童、孕妇制订补充碘的计划，规定儿童、孕妇服用碘制剂的方法和时间，这对预防缺碘造成的甲状腺素分泌不足起到了重要作用。

（二）垂体

垂体位于脑的底部，也叫脑垂体或脑下垂体。它呈卵圆形，大小如豌豆，由一短柄与下丘脑相连，是人体最重要的内分泌腺，出生时已发育很好。垂体一般在 4 岁前和青春期迅速发育。垂体能分泌多种激素，如生长素、促甲状腺素、促性腺素等。

生长素能促进组织生长，特别是骨骼的生长。如果生长素分泌不足，学前儿童生长发育的速度就会减慢，成年后身体矮小，性器官发育不全，但智力正常，这是侏儒症的表现。如果生长素分泌过多，学前期生长过速，这是巨人症的表现。患有巨人症的学前儿童成年后则可能患有肢端肥大症。在一天中，生长素的分泌量不均衡，学前儿童入睡后分泌得最多。如果学前儿童睡眠时间不够，或睡眠不安，都会影响生长素的分泌，导致身高增长速度减慢。

促甲状腺素可促进甲状腺的发育及甲状腺素的合成与分泌。

促性腺素可促进性腺的发育和分泌、性器官的发育成熟及生殖细胞的成熟。

（三）胸腺

胸腺位于胸骨柄后方，一般分为不对称的左、右两叶，两叶之间靠结缔组织相连。胸腺随着年龄的增长而变化：新生儿和学前儿童的胸腺相对较大，性成熟后最大，此后逐渐退化萎缩，被结缔组织所代替。

胸腺既是淋巴器官，又是内分泌腺。胸腺分泌胸腺素和促胸腺生成素。胸腺素可将来自骨髓、脾等处的原始淋巴细胞转化为具有免疫能力的 T 淋巴细胞，建立和提高机体的细胞免疫反应。促胸腺生成素可促使包括胸腺本身在内的淋巴细胞分化为可参与免疫反应的细胞成分。学前期如果胸腺发育不完善，会影响机体的免疫功能，导致反复出现呼吸系统感染或腹泻等疾病。

二、学前儿童内分泌系统的特点

（一）内分泌系统发育快速

学前儿童正处于快速生长发育阶段，内分泌系统在这个过程中起着至关重要的作用。例如，生长素促进机体的生长，而甲状腺素对代谢和神经系统的发育有重要影响。

（二）激素水平逐渐变化

微课

学前儿童为何在睡眠中长高——内分泌系统

随着学前儿童的成长，各种激素的水平会发生变化。例如，性激素在学前儿童体内的水平相对较低，但随着青春期的临近，这些激素水平会逐渐升高。

（三）调节生长发育

内分泌系统通过激素调节学前儿童的生长发育，包括骨骼的生长、牙齿的发育、肌肉的增长等。这些激素的水平和作用需要精确调控，以确保学前儿童正常生长。

（四）激素影响代谢

内分泌系统通过调节甲状腺素、胰岛素等来对学前儿童的代谢速率和能量平衡施加影响。这些激素帮助身体有效地吸收食物中的营养物质，并维持正常的血糖水平。

（五）调节情绪和行为

内分泌系统还与情绪和行为调节有关。例如，肾上腺素等激素在应对压力和恐惧等情绪反应中发挥作用。

三、学前儿童内分泌系统的保育

（一）均衡饮食

成人要提供营养均衡的饮食，确保学前儿童摄入足够的蛋白质、脂肪、碳水化合物以及维生素和矿物质，特别是碘和锌等对甲状腺功能至关重要的微量元素。

（二）充足睡眠

成人要保证学前儿童有充足的睡眠时间，因为许多激素，如生长素，主要在睡眠中分泌。良好的睡眠习惯有助于维持激素水平的正常节律。

（三）适量运动

成人要鼓励学前儿童进行适量的体育活动，这不仅有助于身体健康，还能促进内分泌系统的平衡，如通过运动可以提高胰岛素敏感性，帮助调节血糖水平。

（四）避免压力

成人要尽量减少学前儿童的压力和降低焦虑，因为长期的压力会影响肾上腺皮质激素的分泌，这可能导致免疫系统功能下降和其他健康问题。

（五）环境安全

学前儿童尽可能不要接触可能干扰内分泌系统的化学物质，如某些塑化剂和重金属，这些物质可能干扰激素的正常功能。

任务六　感觉器官

问题情境

大三班的王老师在进行日常观察时发现，6 岁的乐乐在阅读活动中总是不自觉地将书本拿得很近，看电视时也有靠近屏幕的趋势。王老师意识到乐乐的视觉清晰度出现了问题。学前期是儿童视觉系统成熟的关键时期，若未及时发现和纠正视觉问题，会影响学前儿童视觉的发育。如何在日常活动中识别学前儿童潜在的视觉问题？幼儿园应采取哪些措施来促进学前儿童感觉健康的发展？如何为感觉发育有障碍的学前儿童提供必要的支持和干预？这就要求幼儿教师、健康专家和家长共同协作，通过定期的健康检查、适宜的教育环境以及提供专业的医疗指导，来支持学前儿童感觉系统的健康发展，并确保他们能够在最佳的条件下发展感觉能力。

人体与外界环境的联系、感知周围事物的变化，主要是通过感觉器官实现的。感觉器官包括眼、耳、皮肤等。

一、眼——视觉器官

眼，又称视器，大部分位于眼眶内，由眼球和辅助装置组成。眼球的主要功能是接受光刺激，并将光刺激转变为神经冲动，经视觉传导通路至大脑视觉中枢产生视觉。眼的辅助装置位于眼球周围，包括眼睑、结膜、泪器和眼球外肌等，另外，睫毛和眉毛对眼球有支持、保护和运动等作用。

（一）眼的生理结构及功能

眼球是眼的主要部分，大致呈球形，由眼球壁和内容物组成（见图 2－20）。

1. 眼球壁

眼球壁分为三层：外膜、中膜和内膜。

（1）外膜。外膜由结缔组织构成，致密坚韧，具有保护内容物的作用。它分为角

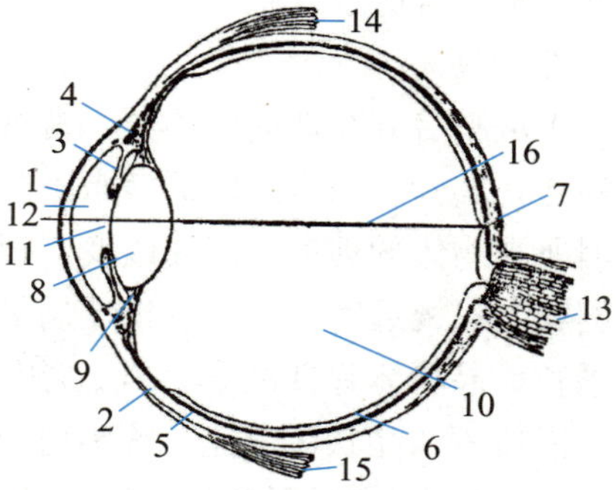

图 2-20 人的眼球水平切面示意图

注：1. 角膜；2. 巩膜；3. 虹膜；4. 睫状体；5. 脉络膜；6. 视网膜；7. 黄斑（中央凹）；8. 晶状体；9. 睫状小带；10. 玻璃体；11. 瞳孔；12. 眼前房；13. 视神经；14、15. 眼外肌；16. 视轴

膜和巩膜，外膜前部是角膜，后面大部分为巩膜。

角膜无色透明，有弹性，曲度较大，具有屈光作用，内有丰富的神经末梢，无血管，对外来异物感觉灵敏。巩膜厚而坚韧，不透明，乳白色，有保护内容物的作用。巩膜黄染为黄疸的重要特征。

（2）中膜。中膜含有丰富的血管和色素细胞，呈棕黑色，又称色素膜或血管膜。中膜分为虹膜、睫状体、脉络膜三部分。

虹膜中央有一圆孔称为瞳孔。虹膜的颜色因人种不同有黑、棕、蓝、灰色等数种，色泽的深浅也有个体差异。中国人的虹膜大部分为棕色。睫状体前与虹膜相接，后与脉络膜相接，是中膜中部环形增厚的部分，具有产生房水的作用。脉络膜占中膜的 2/3，含有丰富的血管和色素，有一定弹性，棕色，后部有视神经穿过。它具有输送营养物质至眼球内部和吸收眼球内的分散光线以免扰乱视觉的作用。

（3）内膜。内膜，即视网膜，是眼球壁的最内层，是眼的最重要的部分之一，能将光刺激转化为神经冲动，传到大脑的视觉中枢，形成视觉形象。视网膜上有感光细胞，分为视锥细胞和视杆细胞。视锥细胞主要分布于视网膜的中央，能感受强光和颜色。辨色能力发生障碍时称为色盲。视杆细胞主要分布于视网膜的周边，只感受弱光。视杆细胞中含有一种感光的色素叫视紫红质，视紫红质的合成与维生素 A 有关。如果人体缺乏维生素 A，视紫红质的合成就会不足，在弱光下就会看不清东西，这是夜盲症的表现。

2. 内容物

内容物包括房水、晶状体和玻璃体，均为无色透明、无血管的结构，具有折射光线的作用。它们与角膜共同构成眼的屈光系统。当光线经过折光装置时发生折射，使外界物体在视网膜上映出清晰的物像。

（1）房水。房水为无色透明的液体，充满眼房。房水具有屈光，维持正常眼内压，为角膜、晶状体和玻璃体提供营养的作用。房水由睫状体上皮分泌产生，房水的产生和在眼内的循环呈动态平衡。若房水充胀眼房，则会引起眼内压增高，使视力减退，甚至失明，医学上称为青光眼。

（2）晶状体。晶状体位于巩膜后方和玻璃体前方，富有弹性，呈无色透明的双凸透镜状。晶状体无血管和神经，其营养来自周围的房水。晶状体是眼球调节折光的主要部分。晶状体的曲度会因所视物体的远近不同而改变。视近物时，晶状体变凸，折光率升高，物像聚焦于视网膜上；视远物时，晶状体变扁平，折光率降低，物像聚焦于视网膜上。随着年龄的增长，晶状体弹性减弱，视近物时模糊不清，称为老花眼。此外，外伤、代谢障碍等原因造成的晶状体混浊，称为白内障。

（3）玻璃体。玻璃体为无色透明的凝胶状物质，填充于晶状体与视网膜之间。玻璃体具有屈光、支撑视网膜、维持眼球形状的功能。若玻璃体出现混浊，则会影响视力。

（二）视觉的形成

光线照射在物体上经过反射进入眼球，再经过角膜、房水、晶状体、玻璃体折射系统的调节，在视网膜上形成一个物像，物像刺激视网膜上的感光细胞产生兴奋，沿着视神经传入大脑皮层中的视觉中枢，产生视觉。如果眼球前后径过长，或晶状体曲度过大，远处物体的物像就会落在视网膜前方，人看不清远处的物体，称为近视眼。近视眼可戴凹透镜予以矫正。如果眼球的前后径过短，或晶状体曲度过小，近处物体的物像就会落在视网膜后方，人看不清近处的物体，称为远视眼。远视眼可佩戴凸透镜予以矫正（见图 2－21）。

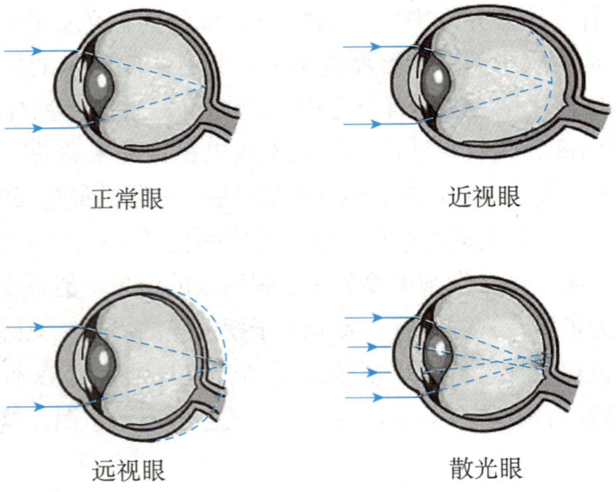

图 2－21　视觉的形成

（三）学前儿童眼的特点

1. 眼球前后轴相对较短

相较于成人，学前儿童眼球前后轴短，这就导致光线聚焦后，物体的成像位置落在视网膜后方，形成了生理性远视。不过，这是正常的生长阶段现象，随着年龄的增长，身体的生长发育机制启动，眼球前后轴会稳步增长并逐渐趋近正常范围，成像得以精准落在视网膜上，学前儿童的远视问题便自然而然地得到矫正，视力越发清晰敏锐。

2. 晶状体弹性高、调节能力好

尽管存在眼球前后轴较短带来的远视，但学前儿童的晶状体具有独特优势——弹性十足。这种高弹性赋予晶状体强大的调节能力，当学前儿童需要看清近处物体时，晶状体能够迅速做出反应，通过改变自身形状，增强对光线的折射，使得近处物体的成像尽可能清晰地落在视网膜上。无论是观察细微的玩具零件、绘本上的精美插画，还是近距离探索花草树叶的纹理，学前儿童的眼睛都能轻松聚焦，这样可以满足好奇求知、探索周遭的欲望，为学习新知识、认识新世界打开一扇明亮清晰的窗户。

3. 睫状肌易疲劳

虽然学前儿童的晶状体具有很强的调节能力，但长时间进行近距离视觉活动，如阅读或玩小玩具，可能会导致睫状肌过度紧张。睫状肌的过度紧张可能导致眼睛疲劳，这种疲劳如果持续时间较长，可能会影响晶状体的正常调节机制。长期的睫状肌紧张和疲劳可能会增加近视的风险，特别是在没有适当休息和放松眼睛的情况下。

（四）学前儿童眼的保育

1. 培养良好的用眼习惯

成人要教育学前儿童不在光线过强或过暗的地方看书、写字、画画、做手工；不躺着看书，不在走路或乘车的时候看书；注意用眼时间不宜过长，尤其在看电视的时候要有节制；一段时间后应穿插一些活动加以调节。学前儿童看书、写字时的坐姿要端正，桌椅高度的比例要适当，眼睛与书本应保持约 30cm 的距离。

2. 创设良好的采光环境，提供适宜的读物和教具

学前儿童活动室的窗户大小应适中，保证有充足的自然光线。当学前儿童阅读、写字、画画时，柔和的光线应来自左上方。成人要定期为学前儿童调换位置，预防斜视。学前儿童的阅读物，字体稍大，字迹、图案清晰为宜。幼儿教师的教具大小适中，颜色鲜艳，画面清晰为宜。

3. 加强安全教育，注意用眼卫生

学前儿童玩有危险性的物品时要注意不能伤害眼睛，如小刀、弹弓、竹签、剪子等；不撒沙子，不燃放鞭炮。手绢、毛巾要专人专用，并定期消毒，不揉眼睛，预防沙眼和结膜炎。

4. 定期检查视力

学前期既是视觉发育的关键期，也是矫治视觉缺陷效果最明显的时期之一，家长应定期为学前儿童检查视力。对视力不足 5.0（国际标准视力表 1.0）的学前儿童，

应及时查明原因，予以矫治。幼儿教师和家长尤其应注意观察学前儿童的行为，如出现两眼黑眼珠不对称，经常眨眼、眯眼、眼睛发红、流眼泪，看东西喜欢偏头，混淆形状相似的物体或只喜欢形状大的物体，手眼协调差等现象时，应立即到医院检查治疗。

5. 照顾视力差的学前儿童，减轻他们的用眼负担

幼儿教师要合理安排视力差的学前儿童的座位，限制他们的用眼时间。如果佩戴了矫治眼镜，更应遵医嘱合理用眼。

此外，幼儿园应积极开展有利于学前儿童辨色能力发展的活动，为学前儿童提供富含维生素 A、胡萝卜素和钙等营养素的饮食。

知识拓展

学前儿童看手机对眼睛的危害有多大？

二、耳——听觉器官

（一）耳的生理结构及功能

耳又称位听器或前庭蜗器，包括感受头部位置变动的前庭器（位觉感受器）和感受声波刺激的蜗器（听觉感受器）。这两部分在功能上虽不相同，但是在结构和位置上关系密切。耳按部位分为外耳、中耳和内耳三部分。外耳和中耳是声波的传导装置，内耳才是位觉感受器和听觉感受器所在的部位（见图 2－22）。

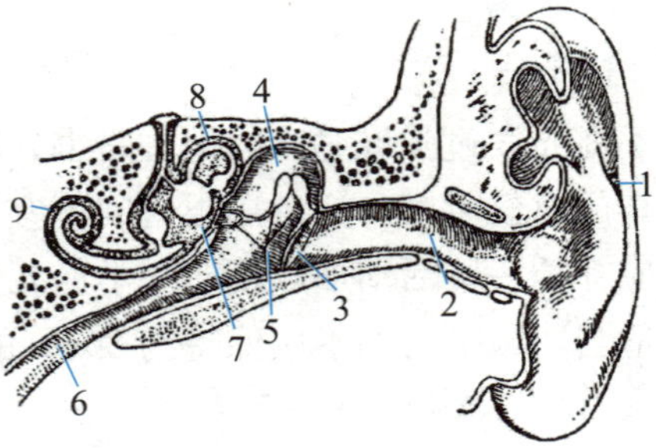

图 2－22　人耳解剖图

注：1. 耳郭；2. 外耳道；3. 鼓膜；4. 中耳（鼓室）；5. 听小骨；6. 咽鼓管；7. 前庭；8. 半规管；9. 耳蜗

1. 外耳

外耳包括耳郭、外耳道和鼓膜三个部分。

（1）耳郭。耳郭位于头部两侧，以弹性软骨作为支架，外层是皮肤，皮下组织少，含有丰富的血管和神经。耳郭下 1/3 部分称为耳垂，无软骨，仅含结缔组织和脂肪，是医学上常用的采血部位。

（2）外耳道。外耳道是 S 形管道，连接外耳门与鼓膜。它分为外侧 1/3 的软骨部和内侧 2/3 的骨部，交界处狭窄，易堵塞异物。外耳道皮肤薄，含有毛囊、皮脂腺、耵聍腺。

（3）鼓膜。鼓膜位于外耳道底与中耳鼓室之间，为凹向内侧的浅漏斗形半透明的薄膜。

2. 中耳

中耳位于外耳与内耳之间，由鼓室、咽鼓管、乳突窦和乳突小房组成。

（1）鼓室。鼓室是一个不规则的含气小腔，位于鼓膜与内耳之间。鼓室内有听小骨、韧带、肌肉、血管和神经等。鼓室中有三块听小骨，即锤骨、砧骨和镫骨。这三块听小骨连在一起，组成听骨链。当声波使鼓膜振动时，可借助听骨链的运动，将声波的振动传入内耳。

（2）咽鼓管。咽鼓管是连通鼻咽部和鼓室的一条管道。咽鼓管的作用是保持鼓膜内外压力均衡，以利于振动。当鼻咽部有炎症时，会引起咽鼓管口阻塞，鼓膜内陷而影响听力，并伴有耳痛等症状。

（3）乳突窦位于鼓室上部的后方，向前开口于鼓室，向后下与乳突小房连通。乳突窦的主要功能是作为鼓室的辅助含气腔，对声音的传导起到一定的调节作用。

（4）乳突小房是位于颞骨乳突内的许多含气小腔，它们相互连通，并与乳突窦相通。乳突小房的主要功能是作为鼓室的辅助含气腔，对声音的传导起到一定的调节作用，同时在中耳发生炎症时，炎症经乳突窦感染乳突小房，引起乳突炎。

3. 内耳

内耳包括前庭、半规管和耳蜗三部分。

（1）前庭。前庭是内耳中负责感知头部位置和运动的平衡器官，它包含 3 个半圆形的管道，能够检测头部的加速和减速运动，帮助机体维持平衡。

（2）半规管。半规管由 3 个相互垂直的管道组成，它们专门感知头部的旋转运动，当头部旋转时，半规管内的液体移动刺激感受器，将旋转信息转化为神经信号，传递给大脑。

（3）耳蜗。耳蜗是内耳中负责听觉的器官，它包含一个螺旋形的管道，内部有听觉感受器，能够将声音振动转化为神经信号，这些信号随后被传递到大脑进行解析，从而使我们能够听到声音。

（二）声波的传导

声波传入内耳的途径有两条，即空气传导和骨传导。正常情况下声波的传导以空气传导为主。

1. 空气传导

耳郭收集声波经外耳道传至鼓膜，引起鼓膜振动，再经听骨链将振动传至内耳，引起耳蜗内的淋巴振动，刺激内耳的听觉感受器产生冲动，冲动沿听神经传到大脑皮层的听觉中枢，产生听觉。在鼓膜穿孔或听骨链运动障碍时，人的听力会明显下降。

2. 骨传导

骨传导是指声波经颅骨传入内耳。其效果通常远低于空气传导。当外耳或中耳出现问题导致传导性耳聋时，骨传导能提供部分听觉补偿，这种耳聋属于不完全性耳聋；相反，如果内耳、听神经或听觉通路受损，引起神经性耳聋，即使空气和骨传导无碍，个体也无法感知声音，这种耳聋属于完全性耳聋。

（三）学前儿童耳的特点

1. 外耳结构较小

相较于成人，学前儿童的外耳结构小，耳郭和耳道的大小与整体头部比例更为协调。耳郭的软骨尚未完全硬化，因此外耳的形状可能随着时间的推移有所变化。

2. 中耳功能齐全

中耳是声音传导的关键区域。学前儿童的中耳结构相较于成人更为紧凑，但能够正常传导声音。由于咽鼓管较短且位置较水平，因此学前儿童更容易发生中耳感染。

3. 内耳尚未发育成熟

内耳负责听觉和平衡。学前儿童的内耳结构与成人相似，但随着成长，他们的耳蜗和前庭系统会逐渐成熟，听力和平衡能力会有所提高。

4. 听力敏感度高

学前儿童的听力敏感度较高，他们能够感知到更广泛频率范围内的声音，尤其是高频声音。这有助于他们学习语言和理解周围环境。需要特别注意的是，成人应避免让学前儿童暴露在高分贝的噪声环境中，以防止听力受损。同时，定期进行听力检查有助于及时发现和处理可能存在的听力问题。

5. 声音定位能力差

学前儿童的声音定位能力正在发展中，他们通过比较两只耳朵接收到的声音差异性来判断声源的位置。随着年龄的增长，这种定位会变得更加精确。

（四）学前儿童耳的保育

1. 禁止用锐利的工具掏耳

学前儿童耳朵娇嫩，因此成人不宜使用锐利工具为他们掏耳，以免损伤外耳道或鼓膜，导致听力受损。

2. 预防中耳炎

学前儿童要保持鼻咽部清洁，正确擤鼻涕，避免躺卧进食，防止水流入耳道。若水流入耳道，要尽快排出，降低患中耳炎的风险。

3. 避免噪声污染

成人与学前儿童交流应声音适中，家电音量不宜过大；教育学前儿童遇声音大时捂耳或张嘴，保护听力；鼓励轻声说话，培养良好习惯。

4. 避免药物致聋

某些抗生素可能损害听力，家长应咨询医生，了解药物风险，避免不必要用药，必须使用时应谨慎。

5. 促进学前儿童的听力发展

成人可引导学前儿童倾听并辨别日常生活中的各种细微复杂的声音，如风声、鸟叫声、雨声等；组织学前儿童参与欣赏音乐、唱歌等活动，培养他们的节奏感，丰富想象力。

6. 注意观察异常表现，及早发现听觉异常

成人要观察学前儿童对声音的反应、交流时的异常行为，如侧头听、发音不清等，这可能是听力有问题的信号。一旦发现端倪，及时就医检查。

三、皮肤——触觉器官

（一）皮肤的生理结构及功能

1. 皮肤的生理结构

皮肤覆盖于身体表面，柔软而有弹性。全身各处皮肤的厚薄不等，背、头顶、手掌和足底等处皮肤较厚，眼睑处皮肤较薄。毛发、指（趾）甲、汗腺和皮脂腺等都是皮肤的附属物。皮肤由表皮和真皮构成。表皮内无血管，有色素细胞，可以保护人体免受过多紫外线的损伤。真皮位于表皮下，为致密结缔组织，主要由胶原纤维和弹力纤维交织而成。真皮内含有从表皮陷入的毛囊和腺体，以及从深层来的血管、淋巴管、神经及其末梢（见图 2－23）。

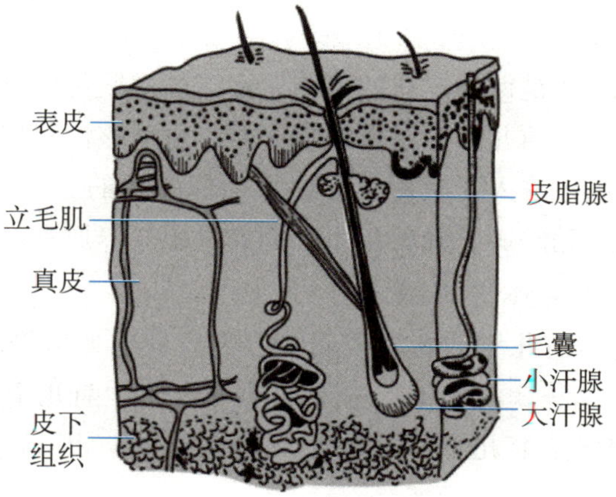

图 2－23　皮肤结构示意图

2. 皮肤的功能

（1）保护功能。皮肤作为人体的第一道防线，可以防止体内水分的流失和体外有害物质的侵入，保护身体免受外界伤害。

（2）排泄功能。皮肤通过汗腺分泌汗液，帮助排出体内废物，并在调节体温中发

挥重要作用。

（3）感觉功能。皮肤含有多种感受器，能够感知外界的痛觉、温度、触觉和压力等刺激，为人体提供重要的感官信息。

（4）吸收功能。皮肤具有一定的吸收能力，一些物质可以通过皮肤被身体吸收，因此在对学前儿童使用药物和化妆品时需要谨慎，以免对皮肤或身体造成不良影响。

（5）代谢功能。皮肤中含有 7 -脱氢胆固醇，这种物质在紫外线的作用下可以转化为维生素 D，对皮肤乃至整个身体的代谢至关重要。

（二）学前儿童皮肤的特点

1. 保护功能差，容易受感染和损伤

学前儿童表皮比较薄、嫩，皮肤抵抗病菌感染能力较差，容易发生皮肤感染。同时，学前儿童皮下脂肪较少，抗击外力作用较差，磕碰时容易受伤。

2. 调节体温的功能差，容易患感冒

学前儿童皮肤中毛细血管丰富，流经皮肤的血流量比成人多，皮肤表面积也比成人大。同时，学前儿童神经系统对体温的调节不稳定，他们在外界温度变化时，往往难以适应，这也是他们容易患感冒的原因之一。

3. 皮肤的渗透性强

学前儿童皮肤薄嫩，渗透性强，酒精等都可以经皮肤被吸收到体内，引起中毒。

（三）学前儿童皮肤的保育

1. 保持皮肤的清洁

有效的保护皮肤方法是保持皮肤的清洁。清洁的皮肤可以分泌一种溶菌酶，对细菌的繁殖有抑制作用。学前儿童皮肤保护功能差，更应该注意保持皮肤的清洁，提高皮肤的保护功能。所以，成人要教育学前儿童用弱碱性的肥皂洗裸露的部分，如脸、手、颈、耳等，同时，勤洗澡、勤剪指甲、勤换内衣，养成良好的卫生习惯。

2. 组织户外活动和体育锻炼

体育锻炼能促进学前儿童的新陈代谢，改善皮肤的血液循环，增强皮脂腺和汗腺的分泌活动，减少皮肤病的发生。户外活动可以使学前儿童接受阳光的照射和气温、气流的刺激，增强学前儿童对冷、热环境的适应，提高学前儿童耐寒和抗病能力。

3. 注意衣着卫生

学前儿童年龄越小，体温调节能力越差。因此，学前儿童在天气寒冷时应多穿衣服，注意防寒保暖；天气炎热时应注意防暑降温，穿透气性好、吸湿性强的浅色全棉服饰，尽量不穿化纤织品，以免发生皮肤过敏或皮肤病。学前儿童的衣服总体上应宽松舒适，样式简单大方，鞋子大小合适。

4. 不用刺激性的化妆品

学前儿童不能使用有刺激性的化妆品，以保护皮肤。

5. 预防和处理皮肤外伤

学前儿童活泼好动、缺乏经验，容易导致皮肤外伤。幼儿教师及家长应对学前儿童加强安全教育，预防磕碰，一旦发生皮肤外伤，应及时给予处理。

任务七 神经系统

问题情境

中一班的刘老师在组织孩子进行绘画活动时，注意到悠悠的画作总是充满了生动的细节和大胆的色彩，相比之下，她在运动中的表现并不突出。悠悠在精细动作和创造力方面的表现得更为出色，而在大动作与身体协调活动中的能力则略显不足。刘老师意识到，每个学前儿童的神经系统发展都有其独特性，悠悠的情况可能是的“优势原则”的体现。兴趣能促使大脑皮层优势兴奋状态的形成，对感兴趣的事物，学前儿童往往学得更快更好。在学前阶段，学前儿童的神经系统发展迅速且具有可塑性，如何识别每个学前儿童神经系统的发育特点？如何设计游戏活动，以促进学前儿童优势的发挥和潜能的最大化？如何确保教育实践既能够满足学前儿童个体差异的需要，又能提供全面的发展机会？这要求幼儿教师通过细致的观察、科学的评估和个性化的教育计划，来支持学前儿童神经系统的健康和全面发展，同时尊重和培养每个学前儿童的独特性。

一、神经系统概述

神经系统是机体的主导系统，是人体结构和功能最复杂的系统之一，机体各器官、系统在神经系统的统一调节下，进行不同的生理活动，从而使人体成为一个统一的整体。

神经系统分为中枢神经系统和周围神经系统（见图 2－24）。中枢神经包括脑和脊髓，分别位于颅腔和椎管内；周围神经包括脑神经、脊神经和自主神经，它们与脑、脊髓相连并分布于全身各处。

微课

学前儿童心灵的窗口——感觉器官

（一）神经元

神经元，又称神经细胞，是神经系统结构和功能的基本单位。神经元的结构分为细胞体和突起两部分（见图 2－25）。细胞体是神经元营养和代谢的中心，并能整合信息。突起，又称神经纤维突起，

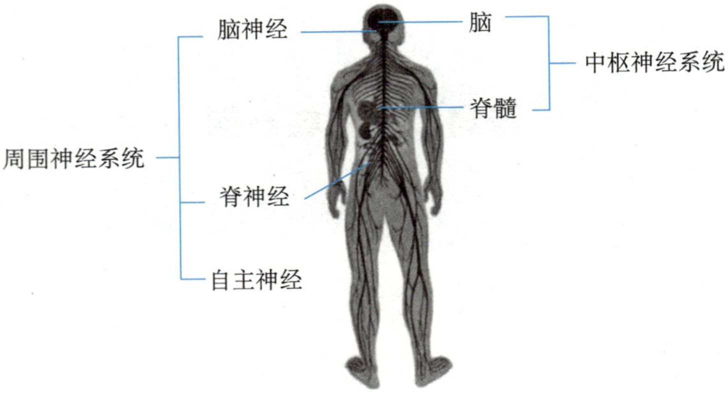

图 2－24　神经系统结构示意图

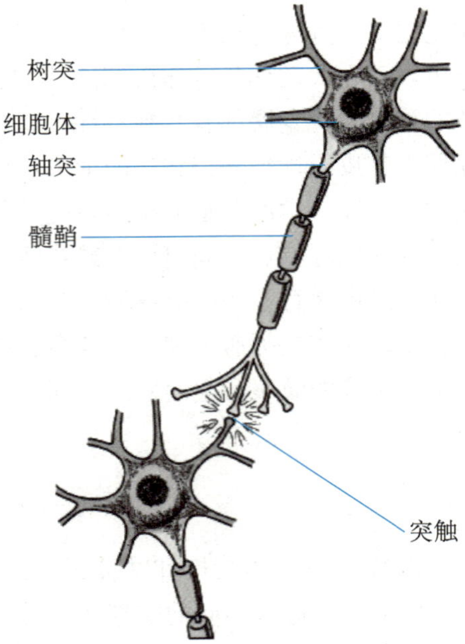

图 2－25　神经元示意图

是许多神经纤维集合成束而成为通常所说的神经。突起分为轴突和树突：轴突较细长，只有一个，分支少，可将神经冲动从细胞体传出；树突一般较短，分支多，能接受刺激，并将刺激传向细胞体。神经元具有接受刺激、传递信息和整合信息的功能。神经元通过细胞体和树突接受信息，由细胞体对信息进行整合，然后再通过轴突将信息传出去。

（二）中枢神经系统

1. 脑

脑是中枢神经系统的高级部位，它由大脑、小脑、间脑和脑干组成（见图 2－26）。

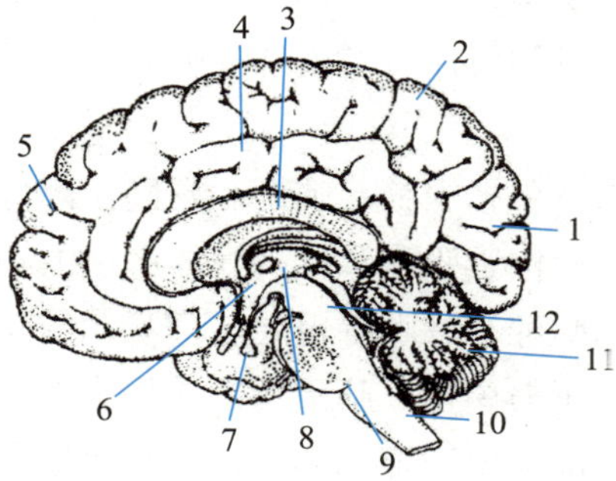

图 2－26　人脑正中矢状面图

注：1. 枕叶；2. 顶叶；3. 胼胝体；4. 扣带回；5. 额叶；6. 下丘脑；7 垂体；8. 丘脑；9. 脑桥；10. 延髓；11. 小脑；12. 中脑

（1）大脑。大脑由左、右两半球构成，借由神经纤维构成的胼胝体相连，进行交流，协调合作，维持大脑正常运转，既是中枢神经系统的最高级部分，也是人类进行思维和意识活动的器官。大脑表面凹凸不平，凹陷处称为沟（深的称为裂），隆起处称为回，沟与回增加了大脑的表面积。大脑表面为灰质，是神经元细胞体的集中处，称为大脑皮层。大脑皮层可划分为许多功能区，称为中枢。比较重要的中枢有以下几个：

1）躯体运动中枢：支配对侧肢体运动的高级中枢。

2）听觉中枢：听觉的高级中枢。

3）视觉中枢：视觉的高级中枢。

4）语言中枢：人体特有的功能中枢，分为运动性、视觉性、听觉性和书写性语言中枢。

大脑皮层以内是白质，由神经纤维组成。其中有些神经纤维连接大脑两半球，有些神经纤维把大脑皮层和间脑、脑干、小脑和脊髓联系起来，从而确保大脑成为调节全身各器官活动的最高中枢。大脑左、右半球的功能是不一样的，各具特点。左半球主要负责语言、逻辑和数学计算，控制身体的右侧；右半球则主要负责处理情感、空间形象和艺术欣赏，控制身体的左侧。这种功能上的分工并不是绝对的，许多复杂的认知功能需要两个半球的协同工作。

（2）小脑。小脑位于脑干的背侧，大脑的后下方。小脑通过一些神经纤维与脑干、脊髓相联系，其主要功能是维持肌肉的紧张度，控制人体的活动，保持人体随意运动的平衡与协调。因此，小脑出现问题时，身体不能维持平衡，走路时歪斜易倒，闭目直立时站不稳，动作不准确，运动不协调，甚至不能完成精确动作。

（3）间脑。间脑位于中脑上方，大部分被大脑覆盖，主要包括丘脑、后丘脑、上丘脑、下丘脑、底丘脑。丘脑是人体传入神经冲动的转换站，是大脑皮层下较高级的感觉中枢，如果丘脑受损，对侧肢体将发生感觉障碍。下丘脑可以调节内脏活动，控制脑垂体活动，调节体温。

（4）脑干。脑干自上而下包括中脑、脑桥和延髓三部分，背部与小脑相连。中脑具有维持觉醒、睡眠，保持肌肉紧张度和维持身体平衡的功能。延髓和脑桥的灰质中有调节心血管活动、呼吸、呕吐和吞咽等重要生理活动的反射中枢。如果延髓受损会危及生命，因此延髓被称为生命中枢。脑干的白质里有上行和下行的神经传导束，是大脑、小脑和脊髓相互联系的重要通道。如果这些神经传导受到损伤，就会出现感觉和运动障碍。

2. 脊髓

脊髓呈前后略扁的圆柱形，全长粗细不等，位于脊柱的椎管内。脊髓与脊神经相连，是人躯体和内脏活动的一个低级中枢。在脊髓的横切面可以看到，脊髓由灰质和白质构成。灰质位于脊髓的中央部分，是神经元细胞体集中部分；白质位于脊髓的外周，是神经纤维集中的部分。灰质向后突出的部分叫后角，向前突出的部分叫前角，前角内含有前角运动神经元。当病毒侵犯前角运动神经元时，使其所支配的骨骼肌发生瘫痪，称为脊髓灰质炎（小儿麻痹症）。脊髓的功能主要有以下几种：

（1）传导功能。脊髓具有重要的传导功能，脊髓白质就是完成这种机能的重要结构。除头面部外，全身的浅、深部感觉及大部分内脏感觉，都通过脊髓传至脑。脑对躯干和四肢的骨骼肌运动以及部分内脏的管理，也必须通过脊髓才能完成。

（2）反射功能。脊髓能完成许多反射活动，即躯体反射和内脏反射，如膝反射、竖毛反射、排尿反射、排便反射等。随着脑的发育，在正常情况下，脊髓的反射活动总是在脑的控制下进行的。

知识拓展

脊髓灰质炎

（3）低级中枢。脊髓存在调节血管舒张、排尿、排便等的低级反射中枢。因为排尿和排便的反射中枢在脊髓的腰、骶部，所以腰、骶部受损时，机体可能出现排尿和排便功能障碍。

（三）周围神经系统

1. 脑神经

脑神经共 12 对，从脑出发，主要分布在头、面部各器官。如果脑神经发生病变，躯体就会出现相应的症状。如果一侧面神经麻痹，就会出现口角向另一侧歪斜，患侧眼不能闭合等症状。

2. 脊神经

脊神经共 31 对，是从脊髓两侧发出的成对神经，分布于躯干和四肢，调节躯干和四肢活动。

3. 自主神经

自主神经也称内脏神经或植物性神经，主要是调节内脏活动的神经装置。自主神经由脑和脊髓发出，分布于内脏器官和腺体上，支配内脏器官的传出神经。其功能是在中枢神经系统的控制下，调节机体的呼吸、循环、分泌、排泄、生长和生殖等功能活动，影响全身组织的新陈代谢。

自主神经分为交感神经和副交感神经。人体大部分内脏器官都同时分布交感神经和副交感神经。它们对同一器官的作用是相反的，保证器官的协调作用（见表 2－4）。运动时，交感神经兴奋，副交感神经被抑制，心跳加快；反之，休息时，副交感神经兴奋，交感神经活动减弱，心跳减慢。

表 2－4　交感神经和副交感神经作用的区别

系统	交感神经	副交感神经
循环	心跳加快、加强，冠状血管舒张，血流量增多，皮肤及腹腔内脏外周血管收缩	心跳减慢、减弱，冠状血管收缩，血流量减少，部分器官（生殖器）外周血管舒张
呼吸	支气管平滑肌舒张	支气管平滑肌收缩
消化	抑制胃肠运动，降低紧张性，促进唾液腺分泌黏稠而少量的唾液，抑制胆囊收缩	促进胃肠运动，提高紧张性，促进唾液腺分泌稀薄而量多的唾液，促进胆囊收缩
泌尿	肾脏血管收缩，膀胱逼迫尿肌松弛	膀胱逼迫尿肌收缩

（四）神经系统活动的方式

1. 反射和反射弧

反射是神经系统调节人体活动的基本方式。在中枢神经系统的参与下，机体对来自内、外界的刺激做出的反应，称为反射。完成反射活动的全部神经结构叫反射弧。反射弧包括感受器、传入神经、神经中枢、传出神经和效应器五部分，神经中枢起主要作用，但任何一个环节受到损伤，反射活动都不能完成。

2. 非条件反射和条件反射

反射有两类，即非条件反射和条件反射。非条件反射是机体先天形成的本能行为，是一种较低级的神经活动。条件反射是后天获得的，在生活中通过一定条件形成的，是大脑皮层活动的方式，是高级神经活动。人和动物的条件反射具有本质区别。动物只具有第一信号系统，即对具体刺激物发生反应的皮层功能系统；而人除了具有第一信号系统，还具有第二信号系统，即对语言、文字发生反应的皮层功能系统，这是人类高级神经活动的基本特征。

（五）大脑皮层活动的规律

大脑皮层活动有它的规律，了解其规律对人们科学用脑，开发智力，提高工作效率有很大的帮助。

1. 对侧支配

大脑的左、右半球将人体相反一侧肢体置于自己的管辖范围之内，具有对侧支配的特点。

2. 倒立分布且皮层区面积与功能相关

躯体不同部位在皮层的代表区呈倒立分布。皮层区面积与功能相关，与运动及感觉的精细、准确程度成正比，不与肌肉大小相一致，这说明精细的运动感觉受皮层大量神经元控制。

3. 睡眠

睡眠是大脑皮层的抑制过程，有规律、充足的睡眠是生理上的需要。

4. 动力定型

条件反射的形成过程是大脑皮层形成暂时神经联系的过程。若一系列的刺激总是按照一定时间、顺序，先后出现，重复多次后，这种顺序和时间就在大脑皮层中固定下来（神经联系的牢固建立），每到一定时间，大脑自然地重现这一系列的活动，并提前做好准备，这种大脑皮层活动的特性就称为动力定型。一旦大脑皮层建立动力定型，脑细胞就能通过最经济的消耗收到最大的工作效果。

5. 优势原则

大脑皮层是否处于优势兴奋状态关系人们工作和学习的效率。当大脑皮层处于兴奋状态时，人们就会集中注意力，思维活跃，否则效果就不理想。而兴趣能促使大脑皮层优势兴奋状态的形成，即对感兴趣的事物，人们往往表现为特别专注。当然，人们的活动效果也与大脑左、右半球功能的发育优势有关。

6. 镶嵌式活动原则

当人们在从事某一项活动时，大脑皮层的相应区域在工作（兴奋状态），其他与此活动无关的区域在休息（抑制状态）。随着活动性质的转换，工作区与休息区不断轮换。这种镶嵌式活动方式使大脑皮层的神经细胞得以劳逸结合，维持高效率。

二、学前儿童神经系统的特点

微课

学前儿童大脑皮层功能知多少——神经系统

（一）脑发育非常迅速

新生儿出生时，脑细胞在数量上已接近成人，但是脑组织的发育尚未完善，脑重量与成人的脑重量有较大差异。新生儿出生半年后，脑神经细胞数目不再增加，然而细胞的突起由短变长，分支由少变多，神经细胞的体积不断增大，神经纤维不断增长，因此脑的重量也随之迅速增加（见表 2-5），脑的功能日趋成熟和完善，为学前儿童智力的发展提供了生理基础，所以整个学前期是智力发展的重要时期。

表 2-5　不同年龄脑重量的变化

年龄	新生儿	6 个月	1 岁	3 岁	6 岁	成人
脑重量（g）	350	600	900	1 000	1 200	1 450

（二）中枢神经系统的发育是先皮下，后皮层

新生儿出生时，脊髓和延髓基本上发育成熟，这就确保了新生儿的呼吸、消化、循环等系统的正常活动。1 岁后，小脑迅速发育，3～6 岁逐渐发育成熟。所以，学前儿童 1 岁左右步履蹒跚；3 岁已能稳走稳跑，但摆臂和迈步还不协调；5～6 岁能准确协调地进行各种动作，很好地维持身体平衡。出生时大脑皮层发育尚不成熟，对外来刺激不能精确地进行传导和分化。大脑皮层的发育随着年龄的增长而发育。3 岁左右大脑皮层细胞体积不断增大，8 岁时大脑皮层的发育基本接近成人。

（三）大脑皮层发育尚未完善

1. 兴奋占优势

学前儿童大脑皮层发育尚未完善，兴奋占优势，抑制过程形成较慢，兴奋持续时间较短，容易泛化，主要表现为好动不好静，容易激动，注意力不易集中，容易随外界刺激而转移。以后随着年龄的增长，大脑皮层的功能日趋完善，兴奋过程和抑制过程同步加强。兴奋过程的加强使学前儿童睡眠时间逐渐减少，抑制过程的加强使学前儿童逐渐学会控制自己的行为，较精确地进行各种活动。一般在 7～8 岁时，学前儿童才能较好地控制自己的活动。

2. 条件反射建立少

学前儿童大脑皮层条件反射建立较少，知识经验相对贫乏，因此对一切事物都感兴趣，表现为好问、好奇、好模仿，有强烈的求知欲。

3. 第一信号系统发育早于第二信号系统

在 6 岁前，大脑中的语言中枢还没有发育完善，对第二信号——语言文字的反应

尚未完善，左脑还没有定型，这个时期的学前儿童主要使用右脑观察和分析事物。学前儿童第一信号系统发育早于第二信号系统，对直观形象模仿能力强，而抽象概念思维能力差，容易对具体、鲜明、形象的事物感兴趣。因此，幼儿教师应在教学过程中采取直观教学方法。

4. 容易疲劳、易受毒物损害

学前儿童大脑皮层的神经细胞很脆弱，容易疲劳，需要较长时间的睡眠来进行休整（见表 2-6）；同时，他们的大脑皮层也容易受到一些毒物的损害。

表 2-6　不同年龄所需的睡眠时间

年龄	新生儿	1 岁	2 岁	4 岁	7～13 岁	成人
睡眠时间（小时/天）	18～20	14～15	12～13	11～12	9～10	8

5. 大脑的活动需要充分的氧气和碳水化合物

大脑的活动需要充分的氧气和碳水化合物（糖类）。相较于其他系统，神经系统的需氧量高，在神经系统中，脑的需氧量最高。脑对缺氧、低血糖、血压降低等都很敏感。脑血流短暂中断、血液中氧或葡萄糖含量降低到一定水平，都会导致脑功能障碍和结构的损害，以致成为不可逆的病变。相较于成人，学前儿童脑的需氧量占全身需氧量比例较大，因此，学前儿童脑血流量占心输出量的比例较大，同时对缺氧十分敏感，对缺氧的耐受力也较差。因为大脑活动需要的能量只有碳水化合物能提供，所以膳食中应含有足量的碳水化合物。

（四）自主神经发育不完善

学前儿童交感神经兴奋性较强而副交感神经兴奋性较弱，表现为心率及呼吸频率较快，但节律不稳定；胃肠消化能力极易受到情绪影响。

三、学前儿童神经系统的保育

（一）保证合理的营养

学前期正值脑发育迅速的时期，学前儿童需要合理、充足的营养给予补充，如优质蛋白质、脂类、无机盐、维生素等。此外，大脑活动需要消耗大量的能量，需要富含碳水化合物的物质供给。若学前儿童营养不良，将会给脑的发育带来不良的影响。

（二）保证充足的睡眠

睡眠可以使中枢神经系统、感觉器官和肌肉得到充分的休息。因为睡眠能使大脑皮层进入广泛的抑制状态，所以充足的睡眠是一种保护性抑制，能消除神经细胞的疲劳。同时，睡眠能减少脑组织对能量的消耗，脑垂体在夜间睡眠时分泌生长素，促进学前儿童生长。所以，学前儿童要养成按时睡眠的好习惯，并保障睡眠的时间和质量。

（三）保证空气新鲜

学前儿童脑的需氧量较大。学前儿童生活的环境要保持空气新鲜；若在室内，应开窗通风，避免空气污浊。

（四）制定和执行合理的生活制度

幼儿园应根据学前儿童的年龄特点，制定和执行合理的生活制度，为不同年龄的学前儿童安排好一日的活动时间和内容。活动的内容和方式应动静交替，让学前儿童大脑皮层的神经细胞能轮流工作和休息，避免疲劳。生活有规律、形成良好习惯，能更好地发挥神经系统的功能。

（五）积极开展体育锻炼

积极开展适合学前儿童特点的体育活动，能促进他们大脑的发育，提高神经系统反应的灵敏性和准确性。为使大脑的左右半球均衡发展，学前儿童的动作要多样化，如两手做手指操、攀爬、使用筷子用餐、使用剪刀等，“左右开弓”能更好地促进大脑左右半球的发育。

（六）创造轻松愉快的生活环境

心情舒畅、精神愉快是学前儿童健康发展的基本保证。情绪不愉快、精神上过于压抑，会抑制脑垂体分泌激素，从而影响各种腺体的活动，导致学前儿童消化不良，生长发育迟缓。因此，幼儿园应努力为学前儿童创造轻松愉快的环境，全面细致地照顾每一个学前儿童，不歧视有缺陷的学前儿童，坚持正面教育，严禁体罚或变相体罚。

知识拓展

激发学前儿童大脑潜能的小游戏

任务八　免疫系统

问题情境

小二班的杨老师注意到小雪频繁地请病假，一到流感季节，她总是第一批生病的孩子之一。在幼儿园，小雪也容易受到轻微气候变化的影响，如天气转凉时她就会咳嗽或流鼻涕。杨老师与小雪的父母沟通后了解到，小雪在家中也有类似情况，她的免疫系统似乎比同龄人更为敏感和脆弱。免疫系统是保护身体免受病原体侵害的重要防线，对于常在集体环境中生活的学前儿童尤为重要。相较于其他孩子，小雪的频繁生病表明她的免疫系统更加脆弱，需要特别的关注和保育。如何评估和监测学前儿童的免疫系统发育状况？哪些措施可以增强学前儿童的免疫力和减少疾病传播？如何为免疫系统较弱的学前儿童提供更加安全和支持性的成长环境？这就要求幼儿教师通过科学的健康管理、适宜的保育措施和适配的家庭教育，来支持学前儿童免疫系统的健康发展，确保学前儿童在一个能够促进其免疫力提升的环境中茁壮成长。

一、免疫系统概述

微课

学前儿童的防疫机构——免疫系统

（一）免疫的概念

免疫是人体的一种生理功能，人体依靠这种功能识别“自己”和“非己”成分，从而破坏和排斥进入人体的抗原性异物（如细菌、病毒），以维持人体的健康。

（二）免疫系统的组成

免疫系统包括免疫器官、免疫活性细胞和免疫分子三个部分。

1. 免疫器官

胸腺：胸腺位于胸骨后。胸腺可以分泌多种激素，刺激淋巴细胞生长。胸腺对学前儿童免疫功能的建立和生长发育起着重要作用。

脾脏：脾脏是人体内最大的免疫器官，它能产生淋巴细胞。

扁桃体：扁桃体是呼吸道及消化道的门户，分泌的黏液中含有白细胞及吞噬细胞，正常时分泌少量黏液。细菌、病毒从这里经过，会被吸附，然后被吞噬消化。

淋巴结：淋巴结呈圆形，由淋巴细胞集合而成。我们在颈部、腋窝、腹股沟处可以摸到淋巴结。正常状态下，淋巴结大小像黄豆，质地柔软，可略微活动。

2. 免疫活性细胞

免疫活性细胞是在特定环境下发挥免疫功能的细胞，在不同的免疫反应中，它的种类可能不同。免疫活性细胞主要包括 T 淋巴细胞和 B 淋巴细胞等。

3. 免疫分子

免疫活性细胞或其他细胞产生的发挥免疫作用的物质称为免疫分子。

（三）免疫系统的功能

1. 防御功能

免疫系统保护机体不受损害，帮助机体消灭外来的细菌、病毒以及避免发生疾病。

2. 自身稳定功能

免疫系统不断清除衰老死亡的细胞，保持体内的净化更新。

3. 监控功能

免疫系统及时识别和清除突变的细胞，以防恶化。

（四）免疫作用的种类

1. 非特异性免疫

非特异性免疫，即先天性免疫，是生来就有的且对多种病原体都有防御作用的免疫功能。例如，皮肤和黏膜可以阻挡病原微生物的入侵；吞噬细胞可以吞噬，清除侵入血液的病原体微生物；体液中含有抑菌、杀菌物质；中枢神经系统的毛细血管能限制血液中某些物质进入脑内（血脑屏障作用），只允许脑代谢所需的物质顺利进入脑内，阻止异物的进入，保证脑组织免受细菌、病毒等病原微生物的侵害。

2. 特异性免疫

特异性免疫，即获得性免疫，是病原体侵入人体后，激发人体的免疫细胞产生的一系列的反应。特异性免疫具有很强的针对性，能抵抗同一种微生物的重复感染。

特异性免疫可分为自动免疫和被动免疫。自动免疫：机体接受抗原刺激后产生的特异性免疫反应。它有一定的潜伏期，但建立后维持的时间比较长，可能是终生的。例如，个人感染麻疹，愈后可获得终生免疫。被动免疫：机体被动接受抗体所获得的特异性免疫能力。其特点是效应快，无须经过潜伏期，但维持时间短。例如，把患过某种传染病后得到免疫的人或动物的血清或制品，注射到没有患过此种病的人体内，可以增强人体免疫力，预防疾病。

二、学前儿童免疫系统的特点

（一）非特异性免疫和特异性免疫的不平衡

学前儿童的非特异性免疫相对成熟，而特异性免疫仍在发展中。这意味着他们对一些常见的病原体有一定的防御能力，但对于特定病原体的免疫反应还在逐步建立。

（二）特异性免疫逐步成熟

学前儿童的特异性免疫，随着年龄的增长而逐步完善。例如，新生儿的 B 淋巴细胞功能在胚胎早期已成熟，但抗体产生能力低下，随着体液免疫的发生才逐步完善。

（三）免疫系统具有可塑性

学前儿童的免疫系统具有较高的可塑性，适当的环境刺激和营养支持可以帮助他们的免疫系统更好地发展。

三、学前儿童免疫系统的保育

（一）新生儿母乳哺育

母乳比代乳品含有更多的免疫活性物质，它们可以增强免疫功能，阻止有害菌的生长。

（二）计划免疫，预防接种

早期有效的预防接种可防止传染病对学前儿童的侵害。

（三）注意保护淋巴器官

扁桃体、阑尾是人体重要的淋巴器官。成人要注意保护学前儿童的淋巴组织免受感染、出现炎症。

（四）注意适度锻炼和合理膳食，满足身体需求，提高免疫力

成人在日常活动饮食等方面要注意保护学前儿童的皮肤和黏膜，避免受损。

任务九　泌尿系统

问题情境

小二班的李老师观察到小强在集体活动中经常显得不安，尤其是在喝水后的一段时间内，他频繁地举手要去洗手间，有时甚至在排队等待时显得焦虑。经过与小强的沟通，李老师了解到，小强担心尿湿裤子后被小朋友们取笑，也怕妈妈批评自己。泌尿系统的健康对于学前儿童的发展至关重要，它不仅关系学前儿童身体的健康，还可能影响学前儿童的自信心和社交能力。学前儿童泌尿系统有什么特点？幼儿园应如何设计合理的一日活动和环境，以适应学前儿童的生理需求？这要求幼儿教师通过细致的观察、科学的评估和适宜的教育来进行干预，来支持学前儿童泌尿系统的健康发育，确保每个学前儿童都能够在一个充满理解和支持的环境中成长。

一、泌尿系统概述

泌尿系统包括肾、输尿管、膀胱和尿道四部分（见图 2－27）。人体新陈代谢产生的大部分代谢产物，如尿素、尿酸、部分无机盐、水等，通过血液循环达到肾脏，经肾的生理作用而形成尿液，由输尿管送入膀胱储存，排尿时通过尿道排出体外。如果肾的功能受损，代谢产物将积聚在机体内，破坏机体内的酸碱平衡，破坏机体内环境的相对稳定状态，所以泌尿系统对机体有重要的生理意义。

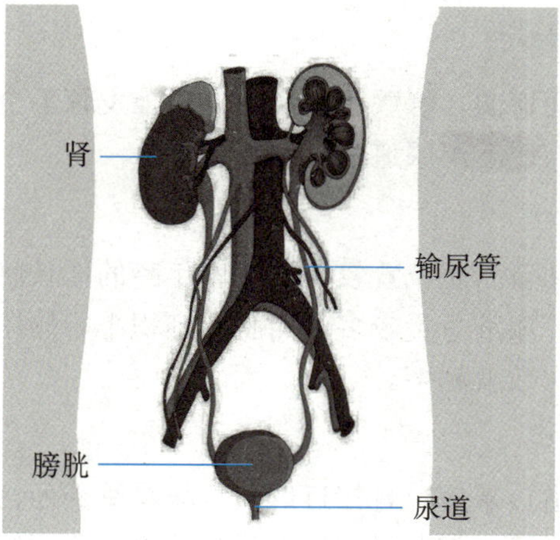

图 2－27　泌尿系统示意图

（一）肾

肾位于脊柱两侧。肾门是肾的中心凹陷区域，通过它，血管和神经等进入肾。肾的主要功能是过滤血液，重新吸收水分、葡萄糖和部分无机盐等有用物质，同时将尿素、尿酸、部分无机盐和水转化为尿液排出体外，对血液进行“清洗”，以排泄废物。肾的功能是泌尿和净化血液。

（二）输尿管

输尿管是一对细长的肌性管道，上接肾盂，下通膀胱。输尿管负责将尿液送入膀胱储存，因此其功能是输尿。

（三）膀胱

膀胱是位于盆腔的肌性器官，负责储存尿液。膀胱底部连接尿道，括约肌控制尿液排放。当膀胱充满时，神经末梢会向大脑发送信号，产生尿意，并触发排尿反应，使膀胱收缩、括约肌放松，从而排出尿液。大脑可控制排尿时机，以防止尿液泄漏。膀胱的功能是储存尿液。

（四）尿道

尿道是尿液从膀胱通向体外的管道，是排尿的管道。尿道的功能是排尿。

二、学前儿童泌尿系统的特点

（一）肾的特点

相较于成人，学前儿童肾的重量大。肾在个体 1 岁和 12～15 岁时发育得最快。整体而言，学前儿童的肾发育不完善，泌尿及排泄毒物的功能较差。

（二）输尿管的特点

学前儿童输尿管长而弯曲，管壁肌肉及弹力纤维发育不全，容易扩展、扭曲而导致梗阻，易造成尿潴留而诱发泌尿道感染。

（三）膀胱的特点

相较于成人，学前儿童膀胱位置较高，随着年龄的增长膀胱逐渐降入盆腔。由于学前儿童新陈代谢旺盛，尿液总量较多，而膀胱容积小，储尿功能差，因此年龄越小的学前儿童，每天排尿次数就越多。

（四）尿道的特点

女婴尿道较短，尿道口暴露，且接近肛门，故易受粪便污染而发生上行性泌尿道感染。上行性泌尿道感染是指细菌经尿道上行到膀胱、输尿管、肾，引起膀胱炎、肾盂、肾炎等。男婴尿道虽较长，但常有包茎，污垢积聚时可致上行性泌尿道感染。

三、学前儿童泌尿系统的保育

（一）培养定时排尿的习惯

从 3 个月起，家长应培养学前儿童定时排尿的习惯。通过合理训练，学前儿童在 1 岁左右就能表达大小便需求，并能自主如厕。一般情况下，随着年龄的增长，学前儿童在 2～3 岁时夜间不再需要排尿，4～5 岁时可不再尿床。然而，家长应避免频繁催促学前儿童排尿，以免影响其正常的储尿功能，导致尿频。同时，家长应避免让学前儿童长时间憋尿，因为膀胱过度充盈失去收缩能力，易引发排尿困难和泌尿道感染。

（二）每天喝适量的水

人体部分代谢产物必须溶解在水中才能被排出体外，人体每日摄入的水量和排泄的尿量需保持相对平衡，机体才能进行正常的生理活动。所以，学前儿童每天要喝适量的水，一方面可以使体内的废物及时随尿排出体外；另一方面，体内充足的尿液自上而下地流动，对尿道有清洗作用，可减少上行性泌尿道感染。

（三）保持会阴部清洁卫生

知识拓展

学前儿童肾结石的预防

保持学前儿童会阴部的清洁卫生是预防泌尿系统疾病的重要措施。每晚睡前，家长应使用专用的毛巾和便盆为学前儿童清洗会阴部，并定期对这些用品进行消毒处理；教育学前儿童在大便后正确擦拭，从前往后擦以避免细菌污染尿道。随着学前儿童年龄的增长，尤其是1岁后，应穿着封裆裤，避免直接坐在地上。幼儿园应确保每日对厕所和便盆进行冲洗和消毒，以维护设施清洁。此外，家长和幼儿教师要注意观察，防止学前儿童玩弄生殖器，以免造成不必要的健康问题。家长和幼儿教师要多措并举，有效地保护学前儿童的生殖健康，预防感染。

任务十　生殖系统

问题情境

中一班的刘老师发现小勇在午睡时有触摸自己生殖器的行为，他似乎对此感到好奇。后来刘老师发现小勇不仅在午睡时，甚至在其他孩子面前也不避讳这种行为。刘老师意识到，这些行为可能是学前儿童对自身生殖系统的好奇心所致，但同时也反映出他们对于隐私和社交行为规范缺乏认识。学前儿童正处于对身体各部分感到好奇的探索阶段，他们可能还没有建立身体隐私意识和社交界限。如何以适宜的方式向学前儿童介绍生殖系统？如何给学前儿童讲授关于身体隐私和个人空间的社会规范？这要求幼儿教师通过提供适宜的教育资源、建立明确的社交规则和开展家庭与学校的合作，来帮助学前儿童建立对身体的尊重和理解意识，促进他们在认知、情感和社会性方面健康发展。

一、生殖系统概述

人体生殖系统是负责繁衍后代和发挥性功能的关键系统，男性和女性的生殖系统各有其独特的结构和功能。

（一）男性生殖系统

男性生殖系统的主要功能是产生和输送精子以及分泌性激素。它主要由睾丸、附睾、输精管、前列腺和精囊腺、阴茎等部分组成（见图 2-28）。

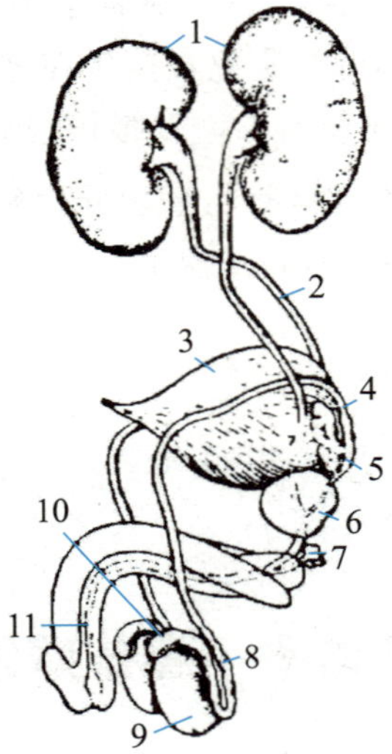

图 2-28　男性生殖器官示意图

注：1. 肾；2. 输尿管；3. 膀胱；4. 输精管壶腹；5. 精囊腺；6. 前列腺；7. 尿道球腺；8. 输精管；9. 睾丸；10. 附睾；11. 阴茎和尿道

（1）睾丸：作为主要的性器官，睾丸负责产生精子和分泌睾酮。睾酮是男性主要的性激素，对男性性特征的发育和维持至关重要。

（2）附睾：位于睾丸后部，具有储存和产生成熟精子的功能。

（3）输精管：从附睾延伸出来的管道，负责将成熟的精子输送到尿道。

（4）前列腺和精囊腺：分泌液体，与精子混合形成精液，有助于精子的活动和存活。

（5）阴茎：在性兴奋时充血勃起，用于性交时将精子输送到女性阴道内。

（二）女性生殖系统

女性生殖系统的主要功能是接收精子、形成受精卵、孕育胎儿以及分泌性激素。它主要由以下五部分组成（见图 2-29）。

（1）卵巢：产生卵子和分泌性激素（雌激素和孕激素）。每个月，卵巢会释放一个成熟的卵子，这个过程称为排卵。

（2）输卵管：连接卵巢和子宫的管道，卵子在此与精子相遇并可能发生受精。

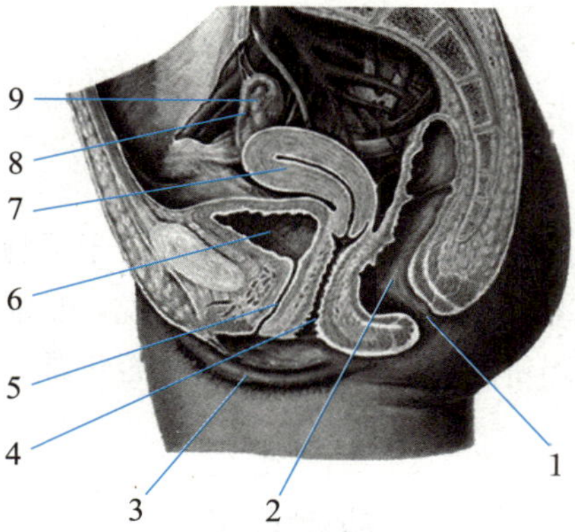

图 2－29　女性生殖器官示意图

注：1. 肛门；2. 直肠；3. 阴唇 4. 阴道口；5. 尿道；6. 膀胱；7. 子宫；8. 输卵管；9. 卵巢

（3）子宫：受精卵着床并发育成胎儿的场所。子宫的肌肉收缩有助于分娩。

（4）阴道：性交时接收精子，并且是分娩时胎儿通过的通道。

（5）外阴：包括阴唇、阴蒂等结构，保护内部生殖器官并参与性感受。女性内生殖器包括卵巢、输卵管、子宫、阴道和前庭大腺，外生殖器包括阴唇、阴蒂等。

二、学前儿童生殖系统的特点

学前期是性心理发育的关键时期，学前儿童经常会问“他为什么站着小便”“我是怎么来的”等问题。成人应帮助学前儿童形成正确的性别认知，增强自我保护意识。另外，个别学前儿童会出现玩弄生殖器的现象，成人应用正确的方式予以纠正。

三、学前儿童生殖系统的保育

（一）保持外生殖器卫生

成人应帮助学前儿童养成每天清洗外阴部的习惯，勤换洗内裤，洗外阴和内裤时使用个人专门的盆和毛巾。若学前儿童出现玩弄生殖器的现象或习惯性擦腿动作，成人不要责骂，要以有趣的事情吸引其注意力。

（二）衣服宽松适度

学前儿童的着装应宽松适度，内衣、内裤以纯棉为好，避免穿得过紧，因为过紧的衣裤容易造成局部温度过高，影响生殖系统的发育。

（三）进行适当的性教育

成人要根据学前儿童的年龄特点和发展阶段，进行适当的性教育，帮助其了解自己的身体，培养健康的性观念。

实践训练

脉搏是指动脉的搏动，通常通过触摸桡动脉（位于手腕部）来测量。正常静息心率（即在安静状态下的心率）因年龄而异。一般来说，学前儿童的心率比成人快。

请你尝试为学前儿童测量脉搏并分析其心率是否正常。

教考结合

一、考点聚焦

本项目知识在历年教师资格考试中常以单项选择题的形式出现，或与其他内容相结合，以论述题的形式予以呈现。无论是单项选择题，还是论述题，本项目的学习难度比较大。

运动系统、消化系统、呼吸系统、循环系统、内分泌系统、感觉器官、神经系统、免疫系统、泌尿系统、生殖系统的概述、学前儿童各系统的特点、学前儿童各系统的保育均是本项目的学习重点；如何综合应用学前儿童各个系统的特点，做好学前儿童的保育工作是本项目的重中之重。

二、真题再现

（一）单选题

1. 运动系统由哪几部分组成？（　　）

A. 骨　　B. 骨连接　　C. 骨骼肌　　D. 以上都是

2. 在安静状态下，4～7 岁学前儿童每分钟呼吸（　　）次。

A. 40～45　　B. 30～40　　C. 25～30　　D. 20～25

3. 甲状腺素分泌严重不足时，学前儿童易患（　　）。

A. 侏儒症　　B. 佝偻病　　C. 克汀病　　D. 异食癖

4. 学前儿童眼球的前后轴比较短，5 岁前呈（　　）状态。

A. 近视　　B. 弱视　　C. 生理性远视　　D. 斜视

5. 学前儿童大脑皮层发育尚未完善，主要表现为（　　）。

A. 好动不好静　　B. 容易激动

C. 注意力不易集中　　D. 以上都是

(二)简答题

1. 学前儿童呼吸系统的保育要点有哪些？
2. 学前儿童消化系统的保育要点有哪些？
3. 学前儿童的神经系统有哪些特点？针对于此的保育工作有哪些？

(三)论述题

学前儿童的骨骼为什么容易变形？学前儿童正确的坐、立、行姿势是什么？

答案解析

项目二 学前儿童生理解剖特点与保育

项目三　学前儿童心理发展特点与保育

学习目标

1. 知识目标

（1）理解学前儿童心理发展的特点与影响因素。

（2）掌握学前儿童心理问题的含义与表现。

2. 技能目标

（1）能够排除学前儿童心理发展的不良影响因素。

（2）能够识别学前儿童常见心理问题，并有针对性地进行引导。

3. 情感目标

认识学前儿童心理发展对其未来行为、学习和社会适应能力的重要性，理解并遵守与学前儿童心理发展和保育相关的伦理标准、法律、行政法规。

思维导图

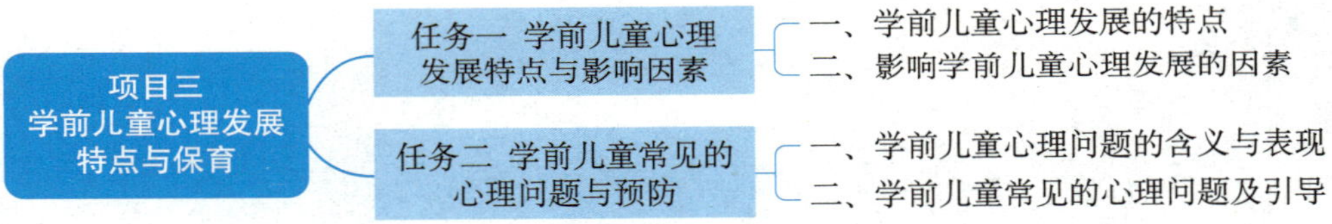

任务一　学前儿童心理发展特点与影响因素

问题情境

1920年，在印度的小城，人们在狼窝里发现了两只"怪物"——像狼的小孩（后称"狼孩"）。刚被发现时，"狼孩"用四肢行走，慢走时膝盖和手着地，快跑时则手掌、脚掌同时着地。她们总是喜欢单独活动，白天躲藏起来，夜间潜行；既怕火和光，也怕水，不让人们替她们洗澡；不吃素食而要吃肉，吃东西时不用手拿，而是放在地上用牙齿撕开吃。每天午夜到清晨三点钟，她们像狼一样引颈长嚎。她们只知道饥时觅食，饱时休息。很不幸，就在开始掌握人的生活习性时，"狼孩"去世了。据估计，"狼孩"去世时已15岁左右，但智力只相当于3～4岁的孩子。人类社会环境对学前儿童心理发展发挥了哪些重要作用？影响学前儿童心理发展的因素有哪些？本项目将重点讨论与学前儿童心理发展相关的问题。

一、学前儿童心理发展的特点

为什么学前儿童都是先学会抬头，再学会翻身、坐、爬、站，然后会走？为什么有的同胞兄妹，一个活泼开朗，一个沉默寡言？学前儿童心理具有不断变化发展的特点。学前儿童心理的发展偶尔也出现暂时的停顿，或类似倒退的现象。

（一）动作的发展

动作的发展不是孤立的，既有赖于视觉、脑和肌肉的发育和成熟，也影响认知、情绪、情感和个性的发展，所以在学前儿童早期，动作的发展在一定程度上标志着学前儿童心理发展的水平。学前儿童动作的发展主要有以下特点：

1. 头尾定律

学前儿童动作的发展遵循从上到下的发展规律。也就是说，学前儿童最早发展的动作是头部动作，其次是躯干部动作，最后是脚部动作。一般来说，学前儿童的动作发展总是按照抬头、翻身、坐、爬、站立、行走的顺序进行。

2. 近远定律

学前儿童动作的发展遵循从中心到边缘的规律。对于学前儿童来说，接近身体中心（躯干）部分的肌肉和动作先发展，远离身体中心的动作后发展。以学前儿童手臂为例，上臂动作首先发展，其次是肘、腕、手的动作，手指动作发展得最迟。

3. 整体—局部定律

新生儿的动作是混乱笼统、未分化的。例如，5 个月左右的婴儿往往不会用手，而是用手臂乃至整个身体去拿位于前方的奶瓶；学前儿童哭泣的时候也是全身一起动。随着神经系统和肌肉的成熟以及自身的反复练习，学前儿童的动作不断分化，他们渐渐学会控制身体局部的小肌肉群动作，能够仅让相关部位作出反应，而抑制其他部分的动作。

（二）语言的发展

学前期是掌握语言最迅速的时期，也是最关键的时期。学前儿童通过语言表达思想和情感，理解成人的语言，进而通过成人的语言调节自己的行为。一般来讲，学前儿童言语发展特征为 4～6 月开始牙牙学语，12～13 月可以说出第一个有意义的单词，4～5 岁时能够知道很多单词的意义并能够构造出一系列合乎语法规则的句子。

（三）认知的发展

认知包括各种认识形式，如感知、记忆、想象、推理和判断，它是个体摄取多样化的信息，将其作为知识并加以系统化的过程。新生儿在出生后的几天内，不能集中注意力；婴儿虽然能看能听，但不会认人，6 个月左右才开始区分熟悉的人和陌生人；1 岁半以前没有想象活动，也谈不上有人类特有的思维活动；2 岁左右开始逐渐出现真正的想象和思维。3 岁以前，触觉发挥重要作用；3 岁以后触觉的重要性降低而视觉、听觉重要性升高。学前儿童以无意记忆、形象记忆、机械记忆为主，直觉行动思维、再造想象占主导地位。

（四）情绪的发展

情绪是个体对客观事物是否符合自身需要而产生的内心感受。情绪的发展对早期的社会性发展有很大的促进作用，情绪的发展对学前儿童个性的发展有很大的影响。最初，学前儿童的情绪、情感只有愉快和不愉快，后来，他们逐渐出现喜爱、高兴、痛苦、嫉妒、畏惧等复杂而多样的情绪。具体来讲，学前儿童年龄小，缺乏控制能力，情绪容易外露。随着年龄的增长，他们的情绪逐渐从外露转变为内隐。

（五）个性的发展

个性是一个人全部心理活动的总和，比较稳定，具有一定倾向性，这不是与生俱来的。一般来讲，学前儿童个性的形成是在一定的社会文化环境中，通过主体的不断内化而形成的，学前期所形成的个性只是雏形，还未定型。

二、影响学前儿童心理发展的因素

学前儿童心理发展会受到多方面的影响，主要包括客观因素和主观因素。

（一）客观因素

1. 遗传因素

遗传因素是学前儿童心理发展的基本前提，如单卵双生的双胞胎不仅形态、生理机能极为相似，连脑电图、睡眠模式、唤醒水平都极为相似。遗传因素作为基本的生物前提对学前儿童心理的形成与发展有着非常重要的影响作用。

2. 生理成熟

生理成熟是指学前儿童身体生长发育的程度或水平，它在一定程度上制约心理发展。生理成熟的顺序性为学前儿童心理活动的出现与发展的顺序性提供了基本条件。例如，一个人没有学会坐、爬、站时，就不会走路；学前儿童不是生下来就会说话的，器官发育后才开始说话。研究者特别重视生理成熟对于学前儿童心理发展的准备作用，双生子爬梯实验、学前儿童关键期研究等都是针对这方面内容的研究。

3. 环境和教育因素

环境是影响学前儿童心理发展的现实条件，如环境对神经的刺激会影响学前儿童的行为。

教育在一定程度上对学前儿童的心理发展起主导作用。不同的个体在相同的社会环境下会形成基本相同的心理年龄特征；不同的环境和教育条件会促使学前儿童的不同方面产生变化，并使心理向不同方面发展，从而加大学前儿童心理的个体差异。创造良好的社会环境和教育条件，就可以充分挖掘学前儿童心理发展的潜力，以造就优秀人才。

> **知识拓展**
>
> 学前儿童心理健康发展的指标

（二）主观因素

学前儿童自身的主观因素也会影响他们的心理发展，具体包括学前儿童的需要、兴趣爱好、能力、性格、行为习惯、自我意识等。

任务二　学前儿童常见的心理问题与预防

问题情境

婷婷，6 岁，常常入睡 2 个小时后突然惊醒，瞪目坐起，躁动不安，面露恐怖表情，面色苍白，呼吸急促，叫喊不听，家长安慰也无济于事，持续一段时间之后停止。妈妈问她刚才怎么了，她却完全不能回忆。婷婷可能出现了什么心理问题？面对这种情况，幼儿教师及家长应该如何处理？

一、学前儿童心理问题的含义与表现

微课

学前儿童心理问题早发现

学前儿童心理问题是指发生在学前期的心理行为偏异与障碍，主要是指学前儿童在身心发展过程中，由于生理功能失调、环境适应不良或心理冲突等导致的心理障碍和不适当行为。一般来说，学前儿童出现心理问题时，往往会在情绪、行为、生理方面出现异常变化。

（一）情绪方面

学前儿童情绪异常，具体表现为烦躁、易生气、易怒、爱哭、兴趣减少或变换不定、情绪低落等。

（二）行为方面

学前儿童行为异常，具体表现为不合群、沉默寡言、以自我为中心、注意力不集中或过分活跃、破坏、敌对、撒谎等。

（三）生理方面

学前儿童生理异常，具体表现为厌食或贪食、入睡困难、早醒、尿频、尿床、头部和腹部疼痛、恶心、呕吐，甚至全身不适，但进行身体检查以及生化检查时又没有发现身体疾病。

二、学前儿童常见的心理问题及引导

（一）学前儿童情绪表现突出的问题

通常情况下，学前儿童有些情绪反应，如痛苦、悲伤、愤怒、烦恼等是正常的，可能几天过后就会恢复正常。但是，学前儿童的情绪方面的心理问题却不同，可能持续时间长达数周或数月，环境改善后仍不好转，并可能影响他们的日常生活、学习和交往。临床上常见的学前儿童情绪问题表现有焦虑、恐惧、抑郁、强迫、癔症等。如果这些情绪问题的严重程度和持续时间达到相应的标准，则称为情绪障碍。

微课

学前儿童常见的心理问题——情绪障碍

焦虑是学前儿童中最常见的情绪问题之一，主要表现为无明显原因的或过度的情绪反应，通常伴随恐惧和不安。焦虑的学前儿童可能会有认知上的恐惧和身体上的不适感，表现为胆怯退缩、心慌口干、头痛、腹痛等。学前儿童焦虑的原因有很多，包括过去经历过的变故、遗传因素，以及不恰当的教养方式和不安全的依恋关系等。这些因素可能单独或共同作用，导致学前儿童出现焦虑。

焦虑的行为表现：烦躁、哭泣、吵闹而且难以安抚，或是胆小、黏人、惶恐。

焦虑的躯体表现：气促、心慌、胸闷、多汗、口干、头晕、恶心、呕吐、食欲减退、尿频、遗尿、便秘、睡眠不安、多噩梦、肌紧张、颤抖、抽搐等。

焦虑可分为分离性焦虑、社交性焦虑、恐惧性焦虑、广泛性焦虑等。

1. 分离性焦虑

分离性焦虑是指与依恋对象分离或将要分离时产生的、与发育水平不符的过度焦虑。

主要症状表现：对分离的恐惧构成焦虑的中心，通常表现为明显的临床焦虑症状，如不现实地和反复地担忧所喜爱人的安全，尤其与主要依恋者分离或分离时感受到威胁；伴随严重的担忧，持续相当一段时间且不能改善，社会功能受损；没有主要依恋者陪伴就不肯入睡；面临分离时过分忧伤（如发脾气）；做与分离有关的噩梦；非常想家（被分离时渴望回家或与抚养人联系）；经常有生理症状，如腹痛和心悸。

应对方法：成人发现学前儿童有过分依恋障碍和倾向就应开始预防分离性焦虑。学前儿童每年要进行检查，医生或幼儿教师要教给家长正确的处理分离性焦虑的方法，以及处理家庭应激和同伴关系的技巧。有心理问题的家长同时进行咨询、检查。家长和幼儿教师要改善家庭和幼儿园环境，创造有利于学前儿童适应的环境条件，减轻学前儿童压力，增强学前儿童独立自信的能力。放松、游戏、音乐、绘画和讲故事有助于学前儿童调节情绪。

2. 社交性焦虑

社交性焦虑是指学前儿童面对陌生人时持久或反复害怕或回避，程度超出了与年龄相符的正常范围，并出现社会功能失常，但同时仍选择性地与熟悉的家人和朋友保持正常的交往。

主要症状表现：学前儿童经常对自己有消极的先占观念，如怕独自说话或行为愚蠢、怕当众出丑等；同伴关系、幼儿园表现和家庭表现因社交恐惧而受损。年幼幼儿往往不能认识到自己在社交场合的过分不安，表现为不肯离开父母、见人就发脾气、拒绝与朋友玩、以躯体不适为由回避等。

应对方法：心理治疗是常见的手段——系统脱敏对年长幼儿效果较好，对年幼幼儿则应注意发挥家庭和父母的作用；医生和幼儿教师对家长进行学前儿童教养培训；注意增强学前儿童的自信心，鼓励学前儿童参加集体活动。

3. 恐惧性焦虑

恐惧性焦虑也属于焦虑范畴，是对某些物体或特定环境产生强烈的害怕和回避表现。学前儿童的害怕程度大大超过了客观的危险程度，并因此产生回避和退缩，对学前儿童的生活、学习和交往造成明显影响时，这就是异常现象，属于恐惧性焦虑的范畴。恐惧性焦虑与学前儿童的气质以及意外事件发生等有关，间接接触到不良事件也会触发学前儿童的恐惧体验。

根据恐惧对象，恐惧性焦虑分为四大类，包括动物恐惧、自然事件恐惧、损伤恐惧和社交恐惧。

主要症状表现：恐惧性焦虑是一种过度且持续的担忧状态，学前儿童可能有心跳加速、出汗、颤抖，以及难以集中注意力、睡眠障碍和情绪波动等症状。此外，学前儿童可能会出现回避行为，以逃避引起焦虑的情境，并可能在面临预期焦虑情境前就产生强烈的预期性焦虑。

应对方法：应对恐惧性焦虑可以采取多种策略——认知行为疗法可以改变负面思维模式，暴露疗法可以减少回避行为，成人还可以帮助学前儿童学习深呼吸和冥想等放松技巧；学前儿童保持健康的生活方式，如规律运动和保证充足睡眠，也有助于缓解焦虑；在必要时，药物治疗可以提供额外的支持；参与支持小组以及制订个性化的应对计划，也是管理恐惧性焦虑的有效方法。如果自我管理不足以控制症状，寻求心理健康专业人员的帮助至关重要。

4. 广泛性焦虑

广泛性焦虑表现为持久、过分和不现实的担心，不针对特定的对象或情境。

主要症状表现：存在不能控制的对多种事件或活动的过分焦虑和担心，持续时间长。在同样的环境中，患有广泛性焦虑的学前儿童比其他学前儿童更过分地担心自己的表现和能力，担心个人和家庭成员的安全，或担心自然灾害和将来要发生的事件。担心的内容有多种，会变换。过分的担心会使学前儿童的日常生活、学习和完成其他活动的能力受损。不安全感导致学前儿童经常寻求重复保证，干扰个人成长和社会关系。

应对方法：放松训练，如胸、腹式呼吸交替训练、音乐疗法、绘画和沙盘游戏均能缓解焦虑，促进学前儿童身心健康发展。成人不要给学前儿童贴标签，要积极关注学前儿童；鼓励学前儿童从事体育运动和手工活动，学会表达情绪和需要。

（二）学前儿童行为表现突出的问题

1. 注意缺陷多动障碍

注意缺陷多动障碍（英文简称 ADHD），又称多动症，是学前期的常见心理行为问题之一。ADHD 主要的临床症状包括：与同龄学前儿童相比，病儿表现出注意力集中困难、注意持续时间短暂、多动及冲动，往往伴有学习困难、对立违抗、情绪问题等。ADHD 是一种脑发育的障碍，有研究表明受生物学影响。

（1）注意缺陷的症状。

1）病儿在学习或其他活动中，不能仔细注意细节，常发生粗心所致的错误；

2）病儿在学习或游戏活动时，注意力难以持久；

3）他人与病儿对话时，病儿心不在焉，似听非听；

4）病儿不能听从教导以完成作业、日常家务（并非因为对立行为或不理解教导）；

5）病儿逃学，不喜欢或不愿意参加那些需要持续投入精力的活动；

6）病儿遗漏作业或活动所必需的东西，如玩具、课本、铅笔或其他学习工具；

7）病儿易受外界刺激而分心；

8）病儿会遗忘日常活动。

（2）多动、冲动的症状。

1）病儿的手或脚有很多小动作，或在座位上扭动；

2）病儿在教室里或在其他要求坐好的场合，擅自离开座位；

3）病儿不适宜地、过多地来回奔跑或爬上爬下；

4）病儿不能安静地参加游戏或课余活动；

5）病儿一刻不停地活动，似乎有台机器在驱动他；

6）病儿讲话过多；

7）病儿在他人问题尚未问完时便急于回答；

8）病儿难以静等轮换；

9）病儿在他人讲话或游戏时打断或插嘴。

经专业机构及医生诊断，具备上述注意缺陷和（或）多动、冲动症状，需要达到诊断标准中规定的条目数以及严重程度，并且在两个以上场合有所表现，如在幼儿园和家中，社交、学习等功能出现明显的损害的学前儿童，才可诊断为患有 ADHD。此外，这些冲动、多动的症状不是其他躯体疾病和精神障碍所导致的。父母访谈是诊断评估的核心，医师会结合幼儿教师提供的病儿在园表现情况、临床表现特征、精神检查结果等作出诊断。

治疗原则：采取个性化的综合治疗方案，包括药物治疗和非药物治疗。原则上，不对学前儿童进行药物治疗，仅在病情严重影响生活和学习时才谨慎选择。

（3）常用的非药物治疗方法。

1）行为矫正是治疗 ADHD 的主要方法，即针对目标行为，采用合理的强化、消退和惩罚的方式，以增强和巩固良好行为，减少和消退不良行为。

2）执行功能训练。针对主要缺陷，如抑制能力、工作记忆和时间管理等执行功能方面的缺陷，进行训练，通过反复练习内化病儿的执行功能，同时教导家长通过改善病儿的生活环境促进他们执行功能的发展完善。

3）认知行为治疗。病儿通过自我言语指导，学会停下来，看一看，听一听，想一想，从而控制多动、冲动行为。

4）社会生活技能训练。病儿除了在学业方面存在一定困难，与父母、老师、伙伴相处时也存在社交困难，这影响了他们的自尊心。成人可以训练他们的生活及社交技能，促进改善行为问题。

5）家长培训。病儿家长需要采取特殊的亲子抚养方式，以更好地帮助孩子克服问题、发展功能，如设定合理的期望、予以合适的指令、建立必要的规则、多采用正向鼓励，与孩子进行有效的互动活动以促进孩子的康复。

6）其他非药物治疗，有研究报道，感统训练、脑电生物反馈等对改善 ADHD 症状存在一定帮助。

2. 孤独症

孤独症，又称自闭症，是一种较为严重的神经发育障碍。

（1）典型的症状。

1）社会交往障碍。病儿表现出孤独、退缩；对亲人没有依恋之情；不会表达自己的要求和情感。

2）语言交流障碍。病儿表现出虽有语言功能但往往缄默不语，或使用一种不以交流为目的的语言，如模仿某句话、模仿广告词；不会使用代词，常将“你”“我”颠倒使用；常自言自语，无视他人。

3）行为异常。病儿常以奇异、刻板的方式对待某些事物。例如，他们反复敲打一个物体，或长时间把一个东西转来转去，或长时间做身体摇摆、挥动手臂等刻板动作。他们的兴趣十分狭窄，要求周围环境和生活方式固定不变，因此他们很难适应幼儿园的生活。

（2）常用的治疗方法。

1）进行康复训练。康复训练的重点放在能力的提高上，如生活自理训练、语言训练、购物训练等。

2）创造正常的生活环境。若病儿上普通幼儿园，也许可以使他们尽早融入正常生活。家长、幼儿教师、医生要密切配合，共同参与制订康复计划。

3）保持信心。国内外孤独症康复训练的结果表明，绝大多数孤独症病儿随着年龄的增长和训练的加强，症状都会有不同程度的改善。

3. 攻击性行为

学前儿童遭受挫折时显得焦躁不安，采取打人、咬人、抓人、踢人、冲撞他人、夺取他人的东西、扔东西以及其他类似的方式，引起同伴或成人与其对立和争斗的行为称为攻击性行为。

主要症状表现：进攻他人，如打人、踢人、咬人，以及言语上攻击他人，如大声叫嚷等。由于学前儿童词语积累不够丰富，因此使用语言进行攻击的现象较少，更多是通过动作来攻击他人。

应对方法：移情训练、榜样示范、适时强化等。移情训练可以提高学前儿童的共情能力，降低攻击性行为。榜样示范是指通过幼儿教师和家长的正面行为影响学前儿童。适时强化是指通过奖励积极行为和适当惩罚负面行为来矫正攻击性行为。

知识拓展

控制愤怒的训练

（三）学前儿童生理表现突出的问题

1. 睡眠障碍

（1）失眠。病儿常表现出入睡困难、半夜醒后难以继续入睡以及早醒。学前儿童生活不规律、饥饿或过饱、身体不舒适、睡前过于兴奋、产生分离性焦虑；年长幼儿因学习、家庭、社会因素造成心理紧张、焦虑、抑郁，晚间饮用或服用某些引起中枢兴奋的物质，对睡眠怀有恐惧心理等都会引起失眠。年幼幼儿较少出现失眠。

学前儿童失眠时，成人应先查明原因，设法去除不利因素，帮助学前儿童改善情绪，避免形成习惯性失眠，尤其是因心理因素造成的失眠；采用一些有助于睡眠的方法，如给学前儿童讲轻松的故事或听轻松的音乐；帮助学前儿童养成规律睡眠的习惯。

（2）梦魇。梦魇，是指学前儿童做一些内容恐怖的梦，梦中极度恐惧、焦虑，常大声哭喊着醒来，醒后仍感到惊恐，并因此难以入睡。梦魇常发生在快速眼动睡眠期，学前儿童容易被唤醒，醒后意识清晰，能较清楚地回忆并叙述梦中经历，表达恐惧和焦虑的体验。梦魇一般由心理因素或躯体因素引起。成人发现学前儿童有正在做噩梦的表现时，可叫醒他们，并给予适当的安慰。成人要检查环境中是否有易引发学前儿童梦魇的因素，予以遏制。

（3）睡行症。睡行症又称梦游症，表现为在睡眠过程中突然起床行动或行走。学前儿童梦游时会在熟睡中突然起床，做一些刻板、无目的的动作，如下床行走甚至开门走到室外，同时还做一些较复杂的活动。学前儿童在梦游过程中意识不清醒，睁眼或闭眼，目光和表情呆板，只有简单的反应，发作后又继续正常的睡眠。

梦游发生在深睡眠期，在活动中难以叫醒，而且无论是被叫醒还是自己睡醒后都不能回忆发作的过程。多数学前儿童随着年龄的增长不再梦游。学前儿童正发生梦游的时候，成人要注意防止意外伤害事故的发生，不一定非要将学前儿童叫醒，如果难以制止其活动且有危险时则应设法叫醒。若梦游偶尔发作则无须治疗。

（4）夜惊。夜惊的主要表现：学前儿童入睡不久，在外界环境没有任何变化的情况下，突然哭喊出声，两眼直视，并从床上坐起，表情恐惧；发作时不易被唤醒，对他人的安抚也不予理睬；发作常持续 10 余分钟，随后又自行入睡，醒后对夜惊发作完全遗忘，或者仅有片断的记忆。睡前精神紧张，如看惊险电影或被恐吓后入睡，都易发生夜惊。学前儿童夜惊，多由心理因素所致，如父母离异、亲人伤亡、受到严厉的惩罚等。对于夜惊，一般不需要进行药物治疗，主要从解除产生夜惊的心理因素和改善不良环境因素入手。此外，成人也应注意改善学前儿童的睡眠环境。

2. 语言交流障碍

语言交流障碍主要是指学前儿童说话时语音不清晰，尤其对 s、sh、z、zh、x、p、b、d、t、l、m、n 等声母发音不清或变调。

（1）语言发育迟缓。语言发育迟缓也称发育性语言表达障碍，是指学前儿童语言发育明显落后于同龄人的语言发育水平。语言发育迟缓的原因：1）遗传因素所致，如脑损伤或脑功能不足等；2）缺乏语言训练；3）家长对孩子溺爱；4）离群独居，缺乏受教育和训练的机会；5）严重营养不良或患慢性消耗性疾病，影响语言中枢的正常发育。

主要症状表现：容易情绪烦躁、爱哭，学习语言的兴趣不高，不愿学说话，但对语言的理解能力正常，上小学后有明显的学习困难（主要是阅读困难和计算困难）。

应对方法：1）加强语言训练；2）多给予刺激，促使学前儿童讲话；3）让学前儿童多接触社会和大自然。

（2）口吃。口吃的原因：1）精神及心理创伤（受到惊吓、受到严厉惩罚）；2）模仿；3）患有疾病（脑部受到损伤后，大脑皮层的功能减弱，容易发生口吃）。

> **知识拓展**
>
> 孩子什么样的语言行为是口吃？

主要症状表现：正常的语言节律受阻，不自觉地重复某些字音或字句，发音延长或停顿，伴跺脚、摇头、挤眼、歪嘴等动作才能费力地将字迸出。大多数口吃的学前儿童自卑、羞怯、退缩、孤僻、不合群，个别易被激惹，情绪不稳。

应对方法：1）让口吃的学前儿童模仿正确的说话方式；2）给予帮助和鼓励；3）说不好就唱；4）不要过度保护学前儿童；5）应从解除紧张心理入手。

3. 遗尿症

5 岁以后，学前儿童在白天或夜间发生不自主的排尿，称为遗尿。遗尿症分为器质性遗尿症和非器质性遗尿症。非器质性遗尿症也称功能性遗尿。遗尿的原因：1）器质性因素；2）控制排尿的神经功能未成熟；3）睡眠障碍；4）学前期的排尿训练不当；5）强烈的心理刺激。

主要症状表现：白天或夜间的排尿失控，年龄在 5 岁以上或智龄在 4 岁以上，每周至少有 2 次遗尿，至少已持续 3 个月。

应对方法：1）对学前儿童进行排尿训练；2）避免学前儿童过度劳累；3）控制学前儿童饮水；4）针灸、药物治疗；5）消除致精神不安的因素；6）治疗引起遗尿症的相关疾病。

4. 精神发育迟滞

先天或后天种种有害因素，在胎儿期或出生后直至 18 岁前损害了大脑的结构、功能，造成精神发育受阻或不完全，临床表现为显著的智力低下伴学习困难及社会适应能力欠缺，称为精神发育迟滞。一般认为，精神发育迟滞是不可逆的，也不大会恶化。精神发育迟滞的病因：1）基因异常；2）先天性颅脑畸形；3）染色体异常；等等。

主要症状表现：IQ 值低于常人；经常有社会异常行为，表现为适应环境能力、处理人际关系能力及适应职业能力等有所欠缺，且伴有精神异常行为，如刻板动作、强迫行为等。轻度精神发育迟滞者语言发育迟缓，但仍有一定表达能力，往往在幼儿园后期或入小学后成人才发现其有学习困难、领悟力低、分析综合能力欠缺、思维较简单等问题，经过努力勉强可达小学毕业水平，有一定社交能力，成年后具有低水平的职业能力和适应能力，温驯，缺乏主见，对环境变化缺乏应对能力。中度精神发育迟滞者自幼语言及运动功能发育都较慢，而且语言发育不完全，词汇贫乏，不能完整表达意思，学习能力低下，经过耐心训练可以从事简单非技术性工作。重度精神发育迟滞者多在出生不久即被发现精神及运动发育明显落后，成年后亦仅能学会说简单词句，生活不能自理，不能接受学校教育，不能学会简单技能，无社会行为能力。极重度精神发育迟滞者完全没有语言能力，不能认识周围环境及亲人，对危险不知躲避，仅有原始情绪反应，如以哭闹、尖叫表示需要食物或不愿意，有时有暴发性攻击或破坏行为，需要他人照料全部生活。

应对方法：1）对于大多数轻、中度精神发育迟滞者，随着年龄的增长，脑功能亦有缓慢改善，故特殊教育及耐心辅导，能帮助其提高智力及运动技能，以适应简单职业需要，不少轻、中度精神发育迟滞者仍能自理；2）重度及极重度精神发育迟滞者需要被终生照料，但仍可通过长期训练掌握简单卫生习惯和基本生活能力。

实践训练

实践 1：开展“学前儿童心理健康教育”主题活动

开展“学前儿童心理健康教育”主题活动，主要包括以下四个环节：

环节 1：以小组为单位，查阅学前儿童心理行为问题及卫生保健相关信息，并制作 PPT。

环节 2：运用 PPT 讲解并展示学前儿童心理行为问题及卫生保健的相关知识，幼儿园活动中有关心理行为问题的操作技能和保健措施。

环节 3：针对本主题的案例或在实习中遇到的真实事件进行案例分析。

环节 4：回答其他小组提出的问题，并向其他小组提问，组间进行反馈交流。

实践 2：设计学前儿童心理行为问题及卫生保健主题海报

以健康教育为主题，设计学前儿童心理行为问题及卫生保健主题海报，内容充满童趣、图文并茂，易于学前儿童理解。

实践 3：学前儿童心理行为问题个案分析

请观察并追踪心理行为有问题的学前儿童，并填写记录表。

学前儿童心理行为问题个案追踪记录表

学前儿童姓名：	性别：	年龄：	班级：
主要抚养人：			
性格特点：			
目前主要存在的行为表现：			
心理行为问题：			
拟达到的目标：			
准备采取的措施：			
行为的变化：			
分析：			
下一步的措施： 记录时间：　　　记录人：			

教考结合

一、考点聚焦

本项目知识在历年教师资格考试中常以案例分析的形式出现。学生应重点掌握的学前儿童心理行为问题有：夜惊、攻击性行为、说谎、口吃、遗尿症、多动症等。

学前儿童心理发展易受各种不良因素的影响从而出现异常。心理异常不仅会阻碍学前儿童正常的心理发展，还会影响他们的学习和生活，若不及时干预，往往会导致成年后出现各种心理问题。

考查重点 1：常见的学前儿童心理行为问题，主要包括睡眠障碍、情绪障碍等。

考查重点 2：常见的学前儿童心理行为问题的预防及矫正措施。在学习过程中，学生要了解学前儿童心理行为问题的表现，学会辨别，知道引发常见的心理行为问题的原因和矫治方法。

二、真题再现

（一）单选题

1. 下列属于行为治疗方法的是（　　）。

A. 负强化法　　B. 练习法

C. 合理情绪疗法　　D. 来访者

2. 学前儿童做噩梦并伴有呼吸急促、心跳加剧，自觉全身不能动弹，以致从梦中惊醒哭闹，醒后仍有短暂的情绪失常，出现紧张、害怕、出冷汗、面色苍白等症状，这是（　　）。

A. 癫痫发作　　B. 梦游症　　C. 夜惊　　D. 梦魇

3. 口吃为常见的语言节律障碍，口吃早出现的年龄是（　　）。

A. 1～2 岁　　B. 2～3 岁　　C. 2～4 岁　　D. 3～4 岁

4. 治疗学前儿童焦虑症、恐惧症常用的方法是（　　）。

A. 认知疗法　　B. 系统脱敏法

C. 强化法　　D. 代币法

5. 学前儿童心理发展的主要特点不包括（　　）。

A. 感知觉迅速发展　　B. 抽象思维占主导地位

C. 情绪情感日益丰富　　D. 自我意识逐渐增强

（二）简答题

1. 影响学前儿童心理发展的因素有哪些？

2. 学前儿童常见的心理发展问题有哪些？

3. 学前儿童的心理发展问题主要表现在哪些方面？

(三)论述题

大班的小王经常尿床，今天午睡小王又尿床了，保育员当着其他小朋友的面不耐烦地说："你怎么又尿床了。"

问题：

1. 分析小王尿床的原因。

2. 简述矫正小王尿床的具体措施。

答案解析

项目三　学前儿童心理发展特点与保育

项目四　学前儿童膳食卫生

学习目标

1. 知识目标

（1）掌握营养学基础知识。

（2）熟悉学前儿童膳食的特点及搭配方法。

2. 技能目标

（1）能够为学前儿童搭配科学合理的膳食，并培养学前儿童良好的进餐习惯。

（2）能够进行幼儿园班级进餐管理。

3. 情感目标

对营养学基础知识感兴趣，积极主动参与幼儿园班级进餐管理，致力于培养学前儿童良好的进餐习惯。

思维导图

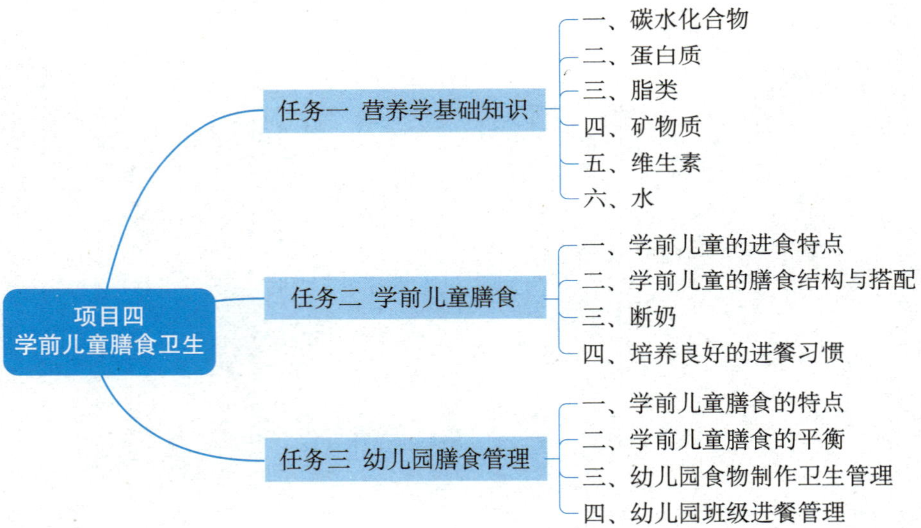

任务一 营养学基础知识

问题情境

小雅，6 岁，女童，身高 133cm，体重 33.5kg，怀疑偏胖可能造成过早发育。对其身体营养指标进行测算：

标准体重＝9×2＋8＝26（kg）

标准身高＝9×7＋70＝133（cm）

身高体质指数＝33.5/133×1 000＝251.9

BMI 指数＝$33.5/1.33^2$＝18.9

Rohrer 指数＝$33.5/133^3 \times 10^7$＝142.4

采用 BMI 指数和 Rohrer 指数可以很好地判断儿童体质情况。通过上面这些数据我们可以得出结论，小雅身高正常，体重超过正常范围。生活中的各种食物都含有哪些营养素？这些营养素分别有哪些生理功能？在学前儿童生长发育的不同年龄阶段应该如何搭配各种食物？本项目将重点讨论学前儿童所需的各种营养素的组成及其功能、来源。

营养素是指人体为了正常生长、发育、维持生命活动和健康状态所必须从食物中摄取的各种物质。这些物质在人体内发挥多种生理功能，包括但不限于提供能量、构成身体组织、调节代谢、促进生化反应、维持免疫系统和神经系统的正常运作等。人体需要的营养素主要有六大类：碳水化合物、蛋白质、脂类、矿物质、维生素、水。

一、碳水化合物

碳水化合物是人体必需的营养素之一，对于学前儿童的生长发育尤为重要。下面将详细阐述碳水化合物的组成成分、生理功能、食物来源。

（一）组成成分

碳水化合物是由碳、氢和氧原子组成的有机物质，其基本结构单元是单糖。碳水化合物可以分为以下几类：

（1）单糖：较简单的、不能再水解的多羟基醛或多羟基酮及其衍生物看作天然产高分子碳水化合物的单体，常见的单糖包括葡萄糖、果糖等。

（2）双糖：由两分子单糖缩合而成，常见的双糖有蔗糖、乳糖和麦芽糖。

（3）多糖：由许多分子单糖缩合而成，常见的多糖包括淀粉、糖原和纤维素。

微课

学前儿童热能的主要来源——碳水化合物

（二）生理功能

碳水化合物在人体中发挥多种生理功能，包括但不限于：

（1）能量供应。碳水化合物是人体优先利用的能量来源，尤其是大脑和红细胞。在休息状态下，大脑几乎完全将葡萄糖作为能量来源。

（2）细胞组成。多糖是细胞结构的重要组成部分，糖原储存在肝脏和肌肉中作为能量储备，纤维素则构成植物细胞壁。

（3）血糖调节。碳水化合物的摄入和代谢与血糖密切相关，适当的碳水化合物摄入有助于维持血糖稳定。

（4）促进消化。膳食纤维有助于促进肠道健康，可预防便秘和肠癌；可降低胆汁中胆固醇含量，有助于降低胆结石的发生率；可延缓葡萄糖的吸收，有助于改善糖耐量，对糖尿病患者有益。

（三）食物来源

碳水化合物广泛存在于各种食物中，主要的食物来源包括：

（1）谷物：小麦、大米、玉米、大麦等。

（2）水果：如苹果、香蕉、葡萄、橙子等。

（3）蔬菜：一些根茎类蔬菜和豆类，如土豆、红薯、豌豆、扁豆等。

（4）奶制品：牛奶、酸奶、奶酪等。

（5）甜食和糖果：糖果、蛋糕、饼干等。

二、蛋白质

蛋白质是生命活动的基本物质，在人体的生长发育、细胞修复、免疫功能等方面起着至关重要的作用。

（一）组成成分

蛋白质是由氨基酸组成的大分子化合物。氨基酸是蛋白质的基本单元，其中有 9 种是人体不能自行合成的必需氨基酸，必须通过食物摄取。

微课

学前儿童的第一营养素——蛋白质

（1）必需氨基酸：赖氨酸、甲硫氨酸、苯丙氨酸、苏氨酸、色氨酸、缬氨酸、异亮氨酸、亮氨酸、组氨酸。

（2）非必需氨基酸：可以在人体内合成，不需要通过食物摄入。

（二）生理功能

蛋白质在人体中承担多种生理功能，包括但不限于：

（1）组织构建。蛋白质是构成细胞和组织的基本成分，如肌肉、骨骼、皮肤和内脏。

（2）参与并催化生化反应。许多酶和激素的本质是蛋白质，它们参与并催化生化反应，调节各种生理活动。

（3）免疫防御。抗体是一类特殊的蛋白质，能够识别并中和外来病原体，保护身体免受感染。

（4）运输和储存。蛋白质，如血红蛋白负责氧气的运输。

（5）信号传递。蛋白质参与细胞间的信号传递，如胰岛素调节血糖水平。

（6）运动。肌肉运动依赖肌肉蛋白质，如肌动蛋白。

（7）维持酸碱平衡。某些蛋白质参与维持体内的酸碱平衡。

（三）食物来源

1. 动物性蛋白质

肉类：牛肉、猪肉、羊肉、鸡肉、鸭肉、鹅肉等。

海产品：鱼类、贝类、虾类等。

奶制品：牛奶、奶酪、酸奶等。

蛋类：鸡蛋、鸭蛋等。

2. 植物性蛋白质

豆类：大豆、黑豆、绿豆、红豆等。

坚果：核桃、杏仁等。

谷物：小麦、糙米、小米等（虽然谷物中的蛋白质含量较低，但作为主食，也是蛋白质的重要来源）。

蔬菜和水果：菠菜、西蓝花、鳄梨等。

三、脂类

脂类是人体必需的营养素之一，主要包括甘油三酯等。它们在人体中发挥着多种生理功能，并且是细胞结构的重要组成部分。

（一）组成成分

（1）甘油三酯：常见的脂类形式，由一分子甘油和三分子脂肪酸组成。脂肪酸又分为饱和脂肪酸、不饱和脂肪酸，不饱和脂肪酸又分为单不饱和脂肪酸、多不饱和脂肪酸。

（2）磷脂：细胞膜的重要组成部分，由甘油、脂肪酸、磷酸乙醇胺或磷酸丝氨酸组成。

（3）固醇：具有多个环状结构的脂类，包括胆固醇、植物固醇等。

微课

学前儿童的重要营养素——脂类

（二）生理功能

（1）提供能量。脂类是高密度的能量来源，脂类提供的能量比碳水化合物和蛋白质多。

（2）组成细胞。磷脂是细胞膜的重要组成部分，维持细胞膜的流动性和功能。

（3）激素合成。胆固醇是合成类固醇激素的前体。

（4）保护器官。脂类围绕并保护内脏器官，能够减少外界冲击对器官的损伤。

（5）维持体温。皮下脂肪层有助于维持体温，减少热量散失。

（6）促进脂溶性维生素吸收。脂类帮助吸收和运输脂溶性维生素。

（7）信号传导。某些脂类参与细胞信号传导，调节多种生理过程。

（三）食物来源

1. 动物性脂肪

肉类：牛肉、羊肉、猪肉等。

奶制品：全脂奶、黄油、奶酪等。

海鲜：鱼类等。

蛋黄：蛋黄。

2. 植物性脂肪

植物油：橄榄油、菜籽油、大豆油、花生油等。

坚果：核桃、杏仁等。

3. 其他来源

强化食品：强化食品和补充剂等。

知识拓展

不饱和脂肪酸

四、矿物质

学前儿童在生长发育的过程中，对矿物质的需求量较大，而矿物质的种类繁多，分为常量元素和微量元素。常量元素是指在人体中含量较多的元素，通常占体重的

0.01%以上。这些元素在人体的生理功能中发挥基础和关键的作用，有钙、磷、钾、硫等元素。微量元素是指在人体中含量较少，通常占体重的0.01%以下，但仍然对人体至关重要的元素。虽然人体只需要极少量的微量元素，但它们在生理活动中发挥重要作用。学前儿童较易缺乏的矿物质有钙、铁、锌、碘。

（一）钙

1. 组成成分

钙在人体内的总量随着个体的成熟而增加。大部分钙集中在骨骼和牙齿中，其余分布在体液和软组织中。骨骼是钙的主要储存库。

> 微课
>
> 构成生命体的重要物质——无机盐和水

2. 生理功能

（1）骨骼和牙齿的形成。钙是骨骼和牙齿的主要成分，对于维持骨骼和牙齿的结构和强度至关重要。

（2）神经和肌肉功能。钙参与神经冲动的传导和肌肉的收缩，对于神经肌肉的兴奋性有调节作用。

（3）细胞信号传递。钙作为细胞内信号的触发因子，参与调节多种激素和释放神经递质。

（4）血液凝固。钙是血液凝固过程中必需的凝血因子，它将可溶性纤维蛋白原转变为不溶性纤维蛋白。

（5）细胞功能。钙在细胞的吞噬、分泌、分裂等活动中发挥作用。

（6）酸碱平衡。钙有助于维持机体内的酸碱平衡。

（7）毛细血管通透性。钙对毛细血管的通透性、细胞内外物质交换过程有重要影响。

3. 食物来源

（1）奶制品：牛奶、酸奶、奶酪等。

（2）海产品：海带等。

（3）坚果和豆类：大部分坚果和豆类。

（4）蔬菜：绿叶蔬菜，如油菜等。

（5）其他食物：某些谷物、肉类、禽类、强化食品。

（二）铁

1. 组成成分

铁在人体中主要以两种形式存在：血红素铁和非血红素铁。

（1）血红素铁：这种形式的铁与卟啉环结合，存在于血红蛋白、肌红蛋白以及某些酶中。血红素铁可以被人体直接吸收利用。

（2）非血红素铁：非血红素铁主要以铁蛋白和含铁血黄素的形式储存在肝脏、脾脏和骨髓中。非血红素铁需要经过转化才能被人体吸收。

2. 生理功能

（1）运输氧气。铁是血红蛋白的主要成分，对于红细胞携带氧气至全身各个组织和器官至关重要。

（2）细胞呼吸。铁参与细胞能量代谢过程。

（3）保持酶的活性。铁是多种酶的辅助因子，参与催化生物体内的各种化学反应。

（4）维持免疫功能。铁对于维持正常的免疫功能非常重要，它参与免疫细胞的生殖和活化。

（5）推动认知发展。铁对于大脑发育和认知功能的发展具有重要作用。

（6）抗氧化。铁帮助细胞抵御氧化应激造成的损伤。

3. 食物来源

（1）富含血红素铁的食物有动物肝脏、红肉、禽肉。

动物肝脏：猪肝、鸡肝等。

红肉：牛肉、羊肉等。

禽类：鸡肉、鸭肉等。

（2）富含非血红素铁的食物有豆类、坚果、蔬菜、谷物、海产品。

豆类：大豆、黑豆、红豆等。

坚果：芝麻、杏仁等。

蔬菜：菠菜、甘蓝、西蓝花等。

谷物：燕麦、糙米等。

海产品：贝类、海带等。

上述食物与富含维生素 C 的食物一起食用可以提高非血红素铁的吸收率，从而有助于提高铁的吸收率。例如，橙汁、西红柿、草莓等富含维生素 C 的食物可以帮助提高铁的吸收率。

（三）锌

1. 组成成分

锌是一种蓝白色的金属，它在自然界中以多种矿物形式存在。在人体中，锌以离子形式存在，与多种蛋白质和其他生物分子结合，参与细胞内多种生化活动。

2. 生理功能

（1）保持酶的活性。锌是多种酶的辅助因子，参与体内的许多生化反应，包括蛋白质合成、细胞分裂、基因表达调控和代谢等。

（2）维持免疫功能。锌对于维持正常的免疫功能至关重要，它参与免疫细胞的发育和活化，人体缺锌会导致免疫力下降。

（3）促进生长发育。锌对于学前儿童的生长发育尤为重要，它参与细胞的生长和分化，缺锌会影响身高增长和智力发育。

（4）促进伤口愈合。锌对于皮肤健康和伤口愈合具有重要作用，它参与胶原蛋白的合成和细胞的修复过程。

（5）维持味觉和嗅觉。锌对于味觉和嗅觉的维持具有重要作用，缺锌可能导致味觉和嗅觉异常。

（6）维持生殖健康。锌对于男性生殖系统的健康尤为重要，它参与精子的生成和性激素的合成。

（7）抗氧化。锌是超氧化物歧化酶的组成部分，有助于保护细胞免受自由基的损害。

3. 食物来源

（1）肉类：猪肉、禽肉、牛肉等。

（2）海产品：蟹肉、龙虾和贝类。

（3）豆类：鹰嘴豆、黑豆和大豆等豆类及其制品。

（4）坚果：芝麻、杏仁、核桃和腰果等。

（5）谷物：燕麦、糙米和其他未经精制的谷物。

（6）奶制品：奶酪、牛奶和酸奶等。

（7）菌类：香菇等。

（四）碘

1. 组成成分

碘是一种具有独特生物学功能的元素。在自然界中，碘主要以碘化物和有机碘化合物的形式存在。在人体中，碘主要储存在甲状腺中。甲状腺素是调节新陈代谢和生长发育的关键因素。

2. 生理功能

碘在人体中的主要生理功能与其在甲状腺素中的作用密切相关，具体包括：

（1）调节新陈代谢。甲状腺素对于维持基础代谢率、能量产生和消耗、蛋白质合成和分解等过程至关重要。

（2）促进生长发育。碘对于学前儿童的生长发育尤为重要，特别是大脑和骨骼的发育。甲状腺素对于神经系统的成熟和认知功能的发育具有重要影响。

（3）维持生殖健康。碘对于性激素的合成和生殖系统的发育具有重要作用。

（4）维持心血管健康。甲状腺素对于心脏功能和心血管系统的稳定运行具有调节作用。

（5）提高应激能力。碘参与调节机体内的应激反应，帮助机体适应环境变化和应对压力。

（6）抗氧化。碘具有抗氧化作用，有助于保护细胞免受氧化损伤。

3. 食物来源

（1）海产品：海带、紫菜、海鱼、贝类、虾类等。

（2）强化食品：碘盐等。

（3）奶制品：牛奶及其制品。

（4）蛋类：鸡蛋等。

（5）蔬菜和水果：菠菜、土豆和梨等。

五、维生素

维生素是人体必需的一组有机物，它们对于维持生命活动、促进生长发育、调节新陈代谢和保持身体健康具有重要作用。维生素不能由人体自身合成（除了维生素 D 在一定条件下可以通过皮肤光照合成），必须通过饮食摄入。维生素分为两大类：水溶性维生素和脂溶性维生素。水溶性维生素在体内不易储存，多余的部分会通过尿液排出体外，因此需要经常补充，如维生素 B、维生素 C。脂溶性维生素可以在体内储存，过量摄入可能导致中毒，如维生素 A、维生素 D、维生素 E、维生素 K。学前儿童较易缺乏的维生素有维生素 B_1、维生素 B_2、维生素 C、维生素 A、维生素 D。

（一）维生素 B_1

微课

学前儿童必须的营养素——维生素

1. 简介

维生素 B_1，也称硫胺素。维生素 B_1 在体内主要以磷酸化形式存在，即硫胺素焦磷酸，它是维生素 B_1 的活性形式。

2. 生理功能

（1）能量代谢。维生素 B_1 是多种酶的辅酶，这些酶参与碳水化合物、脂类和蛋白质的能量代谢过程，对于食物中能量的释放至关重要。

（2）维持神经系统功能。维生素 B_1 对于维持神经系统的正常功能非常重要，缺乏维生素 B_1 可能导致脚气病。

（3）维持心脏功能。维生素 B_1 对心脏功能有积极作用，缺乏维生素 B_1 可能导致心脏出现问题。

（4）维持消化功能。维生素 B_1 参与胃酸的分泌，有助于食物的消化。

（5）维持认知功能。维生素 B_1 对于认知功能和记忆力的维持有一定的作用。

3. 食物来源

（1）谷物：未经精制的谷物，如糙米、燕麦等。

（2）豆类：绿豆、黑豆、红豆等豆类及其制品。

（3）坚果：花生、核桃等。

（4）肉类：瘦猪肉、牛肉和鸡肉等。

（5）鱼类：某些鱼类，如鲑鱼、金枪鱼等。

（6）奶制品：牛奶和一些奶制品。

（7）蔬菜：某些蔬菜，如菠菜等。

知识拓展

脚气病

（二）维生素 B_2

1. 简介

维生素 B_2，也称核黄素。维生素 B_2 在常温下是稳定的，但在高温、强光或碱性条件下可能会分解。它在水中的溶解度较低，在有机溶剂中的溶解度也有限。由于维生素 B_2 具有水溶性，因此它不能大量储存在体内，需要通过日常饮食定期补充。

2. 生理功能

（1）能量代谢。维生素 B_2 作为辅酶，参与脂肪酸、碳水化合物和某些氨基酸的代谢过程，对于正常的能量产生至关重要。

（2）抗氧化。维生素 B_2 有助于保护细胞免受氧化应激的损害。

（3）促进细胞生长和修复。维生素 B_2 对于细胞的生长、分化和修复具有重要作用，对皮肤、头发和指甲的健康尤为重要。

（4）维持神经系统功能。维生素 B_2 参与神经递质的合成和神经髓鞘的维护，对于神经系统的正常功能和认知功能具有影响。

（5）维持视觉健康。维生素 B_2 与视觉健康有关，参与视网膜中光敏色素的再生过程。

3. 食物来源

（1）动物性食品：牛奶、奶酪、鸡蛋、瘦肉、肝脏和鱼类等。

（2）谷物：未经精制的谷物，如糙米、燕麦等。

（3）蔬菜：菠菜、油菜等深绿色蔬菜含有维生素 B_2。

（4）坚果：杏仁、核桃等。

（5）发酵食品：如酸奶、某些类型的发酵豆制品等。

（三）维生素 C

1. 简介

维生素 C，也称抗坏血酸。维生素 C 在体内主要以还原形式存在，但在氧化应激条件下，它可以被氧化成脱氢抗坏血酸。

2. 生理功能

（1）抗氧化。维生素 C 是一种强效抗氧化剂，可以清除体内的自由基，保护细胞免受氧化损伤。

（2）促进胶原蛋白合成。维生素 C 对于胶原蛋白的合成至关重要，胶原蛋白是皮肤、骨骼、肌腱和血管等的主要组成部分。

（3）增强免疫功能。维生素 C 可以增强免疫系统功能，提高白细胞的活性，帮助机体抵抗细菌、病毒感染。

（4）促进铁吸收。维生素 C 能够促进非血红素铁的吸收，有助于预防贫血。

（5）促进伤口愈合。维生素 C 对胶原蛋白合成有促进作用，它对于伤口的愈合过程也非常重要。

（6）维持心血管健康。维生素 C 有助于降低患心血管疾病的风险，它可以通过降低血压和改善血管内皮功能来实现。

（7）维持认知功能。维生素 C 可能对认知功能和大脑健康有益。

3. 食物来源

（1）水果：柑橘类水果、猕猴桃和草莓等。

（2）蔬菜：绿叶蔬菜、甜椒、西蓝花和西红柿等。

（3）强化食品：一些谷物和果汁。

（四）维生素 A

1. 简介

维生素 A，也称视黄醇。维生素 A 是一类具有相似结构的化合物的总称，包括视黄醇本身以及其衍生物视黄醛、视黄酸、视黄酯。β-胡萝卜素是一种天然的植物色素，其分子结构中包含多个共轭双键，这些双键使 β-胡萝卜素呈现橙色。

2. 生理功能

（1）维持视觉健康。维生素 A 对视觉健康至关重要，特别是对低光照条件下的夜视能力有影响。视紫红质（一种光敏色素）的合成需要维生素 A，而视紫红质是眼睛视网膜上感光细胞的重要组成部分。

（2）促进细胞增殖与分化。维生素 A 参与细胞的生长和分化，对胚胎发育、组织修复和免疫系统功能具有重要作用。

（3）维持免疫功能。维生素 A 对维持正常的免疫功能具有重要作用，它能够调节免疫细胞的活性，并影响抗体的产生。

（4）抗氧化。维生素 A 及其衍生物具有抗氧化性质，有助于保护细胞免受氧化应激的损害。

（5）维持皮肤健康。维生素 A 对维持皮肤和黏膜的健康具有重要作用，有助于促进伤口愈合和维持皮肤的正常结构。

3. 食物来源

（1）动物性食品：肝脏（尤其是牛肝和鸡肝）、鱼肝油、蛋黄和奶制品（如黄油和奶油）等。

（2）植物性食品：胡萝卜、南瓜、西红柿、绿叶蔬菜（如菠菜和羽衣甘蓝）以及某些水果（如芒果和木瓜）等。

（3）强化食品：一些谷物、奶制品和果汁。

（五）维生素 D

1. 简介

维生素 D，又称抗佝偻病维生素。维生素 D 属类固醇化合物，主要包括维生素 D_2（麦角钙化固醇）和维生素 D_3（胆钙化固醇）。

2. 生理功能

（1）促进钙和磷的代谢。维生素 D 促进肠道对钙和磷的吸收，有助于维持血钙和血磷的正常水平，对骨骼健康至关重要。

（2）维持骨骼健康。维生素 D 有助于新骨的形成和旧骨的重塑，有助于预防骨质疏松症和佝偻病。

（3）维持免疫系统调节。维生素 D 对免疫系统有调节作用，可以增强机体对某些病原体的防御能力，降低某些免疫疾病的发生风险。

（4）维持肌肉功能。维生素 D 对于维持正常的肌肉功能和力量具有重要作用。

（5）促进细胞生长和分化。维生素 D 参与细胞生长、分化和凋亡的调控，对某些癌症的发生可能有预防作用。

3. 食物来源

（1）鱼类：鲑鱼、鲭鱼、鳕鱼和鱼肝油等。

（2）蛋黄：鸡蛋和其他禽类的蛋黄。

（3）奶制品：强化牛奶和某些奶制品（如酸奶和奶酪）等。

（4）菌类：某些蘑菇，尤其是经过紫外线照射的蘑菇。

（5）强化食品：一些谷物、橙汁和其他食品。

除了食物，阳光照射皮肤也可以合成维生素 D。然而，由于地理位置、季节、肤色、防晒措施等不同，阳光照射皮肤合成的维生素 D 可能不足以满足机体需求，特别是在日照不足的地区或冬季。在这些情况下，人类需要通过食物或补充剂来确保摄入足够的维生素 D。过量摄入维生素 D 可能导致高钙血症和其他健康问题，因此学前儿童应在医生指导下适量补充维生素 D。

六、水

（一）简介

水是生命的基础，是人体和所有生物体内最重要的组成部分之一。它是一种无色、无味的液体，在常温常压下具有独特的物理和化学性质。水分子由两个氢原子（H）和一个氧原子（O）组成，化学式为 H_2O。水分子具有极性，这种极性使得水能够与其他极性分子和离子形成氢键，从而在生物体内发挥多种重要作用。

（二）生理功能

水是细胞的组成成分，也是细胞内最丰富的物质之一。

（1）代谢反应介质。水是细胞内大多数生化反应的介质，为代谢过程提供必要的环境。

（2）调节温度。水具有较大的比热容，能够帮助人体调节体温，人可以通过出汗和呼吸散热。

（3）运输营养物质。水作为血液和淋巴液的主要成分，负责将营养物质输送到全身各个部位。

（4）代谢废物。水帮助运输和排除体内的代谢废物和毒素。

（5）润滑和保护。水能够润滑关节，保护器官和组织，减少摩擦和损伤。

（6）参与生化反应。水参与许多生化反应，如水解、酸碱平衡调节等。

（三）食物来源

水的食物来源非常广泛，因为几乎所有的食物都含有水分。以下是一些含水量较高的食物：

（1）水果和蔬菜：西瓜、黄瓜、西红柿、草莓、葡萄等。

（2）饮料：普通饮用水、茶、咖啡、果汁等。

（3）奶制品：牛奶、酸奶等。

知识拓展

如何确保摄入充足的水分

任务二　学前儿童膳食

问题情境

悠悠今年 5 岁，最让妈妈头疼的就是她的吃饭问题。今天的午餐是白米饭、青椒炒肉丝、牛肉炒芹菜、西红柿鸡蛋汤。妈妈发现，悠悠只吃了几口米饭和肉丝，慢吞吞地嚼着米饭和肉丝，两分钟后还没有下咽，而蔬菜一点没动。悠悠吃了 20 多分钟，饭菜已经凉了，一小碗米饭还没有吃完。看到她磨蹭的样子，爸爸终于生气了，一把抓过碗、勺给悠悠喂起饭来。刚喂了两口蔬菜和米饭，悠悠就开始反胃，把好不容易吞咽下去的饭菜全部吐了出来。该年龄段学前儿童的进食特点是什么？如何培养学前儿童良好的进餐习惯？各种食物都有其不同的营养价值，成人在对学前儿童进行饮食习惯培养的过程中应注重营养的均衡性，使学前儿童养成不挑食、不偏食的饮食习惯。

一、学前儿童的进食特点

（一）学前儿童的进食变化

1 岁以后学前儿童的进食会出现三个明显变化。一是食物结构发生变化，学前儿童逐渐从吃流质食物为主转变为以吃固体食物为主，食物构成逐渐和成人的一致。二是进食量增加，学前儿童在快速生长发育期，他们的能量和营养需求很大，相对于婴儿期，学前期的进食量通常会有所增加，以满足生长发育所需。三是咀嚼和吞咽能力提高，学前儿童的牙齿逐渐萌发，咀嚼能力得到加强，他们可以处理更多质地的食物，如小块状的蔬菜和水果，以及软的肉类。

（二）进食调控机制

人体的进食增加和进食减少受多种因素影响，如血液中的营养物质成分、上一餐的进食量和食物构成、日常饮食结构、天气变化等。其中，血糖浓度是调节饥饿和饱食中枢的重要因素。当血糖浓度下降时，摄食中枢兴奋，食欲增加；而随着摄食后血糖浓度的增高，摄食中枢被抑制，饱食中枢兴奋，食欲减少。平时成人要控制学前儿童零食的摄入量和摄入时间，如果学前儿童大量、频繁摄入零食，机体血糖浓度总保持在较高水平，势必会使学前儿童的食欲下降。

（三）学前儿童进食的心理特点

随着心理机能的发展，学前儿童的进食心理会表现出如下特点。一是具有独立进餐意识和行为，一到两岁学前儿童随着手部动作的发展、自我意识的觉醒，以及对周围事物兴趣的不断增强，会表现出强烈的独立进餐意识和学习吃饭的热情。当家长给学前儿童喂饭时，他们会动手去抢勺或用手抓饭菜吃，不喜欢由家长喂食。二是对食物表现出不同的喜好，学前儿童通常喜欢颜色鲜艳的食品，不喜欢黑色的食品；经常变换食物的花样和制作方法（包括食物的形状），可提高学前儿童的吃饭兴趣。三是喜欢小量、多次盛饭，每次盛饭量不要太大、吃完后再添加，会使学前儿童有成就感；将碗盛满饭，往往会使学前儿童产生畏惧心理。四是进餐容易受外界干扰，学前儿童进餐时很容易受环境影响，注意力容易分散。

二、学前儿童的膳食结构与搭配

1岁后的学前儿童原则上已具备吃各种食物的能力，每天的饮食可包括谷物、肉类、奶制品、蔬菜、水果、豆制品、油类等。但各种食物所占的比例与成人不同，奶制品在学前早期仍然是重要食物之一。儿童膳食构成与各类食物的量参见图4-1至图4-4。

成人在为学前儿童搭配食物时，应注意：学前儿童每天的主食除大米、面粉外，应适当吃一些粗粮、杂粮，如小米、玉米面、红薯、燕麦、绿豆等，经常变换主食；肉类的品种要经常变换，最好每天提供不一样的肉类食物；提供鱼类食品；每天保证提供一定量的新鲜蔬菜，尤其是深颜色蔬菜；保证提供新鲜水果，不要用果汁代替水果；每天保证提供一定量的奶或奶制品；经常提供豆制品；尽可能扩大食物圈，增加食品的品种。

成人在搭配一日三餐时，要重视学前儿童早餐的配制，保证早餐的热量和蛋白质供给（见图4-5）。因早上起床后学前儿童的食欲往往不佳，加之早上时间匆忙，很多家庭的早餐比较简单，甚至不提供早餐。这样是不科学的，显而易见的缺陷是热量不足。而热量不足可能导致两个问题：一是影响学前儿童上午的游戏和学习活动的效率。经过一夜的消耗，机体的热量需要补充，而只喝牛奶、吃鸡蛋，供给的热量并不充足。如果不能通过早餐及时补充热量，将使学前儿童在上午活动时大脑供能不足，出现注意力不集中、记忆力下降等问题。二是影响蛋白质功能的发挥。当早餐热量不足时，为了满足对热量的需要，机体首先会将蛋白质氧化释放热能，这样一来蛋白质更重要的功能将无法发挥。

三、断奶

有学者建议至少在婴儿出生后的前6个月内进行纯母乳喂养，然后在适当的时候引入辅食，同时继续母乳喂养至婴儿2岁或更久。断奶的具体时间因个体差异而异，通常建议在1岁到2岁逐渐进行。这个时期，婴儿的消化系统已经相对成熟，能够处理各种食物，并且能够从多样化的食物中获取所需的营养。断奶对婴儿的心理发展有较大的影响，婴儿非常享受母亲喂奶时的亲密过程，他们在这一过程中获得安全感。如果强制断奶，容易造成婴儿消化不适和心理不适。一般主张循序渐进地断奶，即用添加泥糊状食物或固体食物逐渐代替一餐或二餐奶，直到完全断奶。

四、培养良好的进餐习惯

进餐习惯是指人们在进食过程中形成的一系列行为模式和规律，这些习惯包括但不限于进食的时间、地点、速度、食物选择、进食方式以及与进食相关的行为和态度。良好的进餐习惯对维护个人健康、促进消化和营养吸收具有重要意义。个体进餐

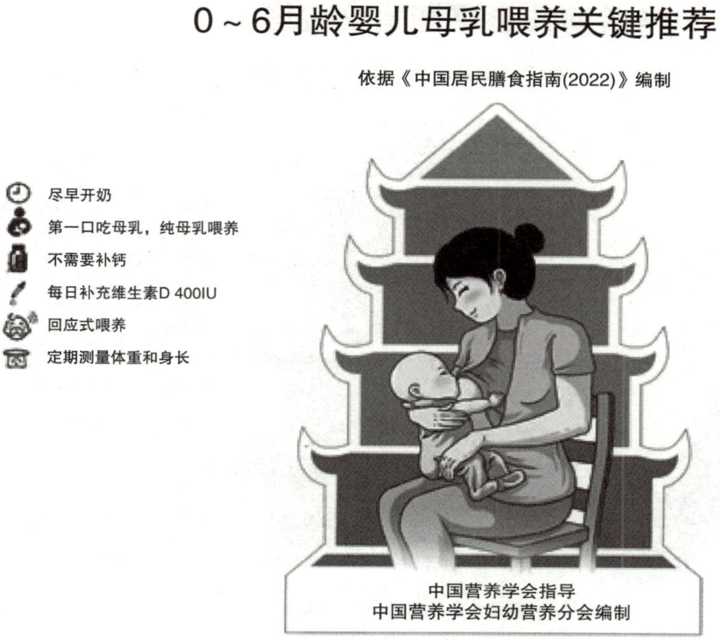

图 4-1　0~6 月龄婴儿母乳喂养关键推荐

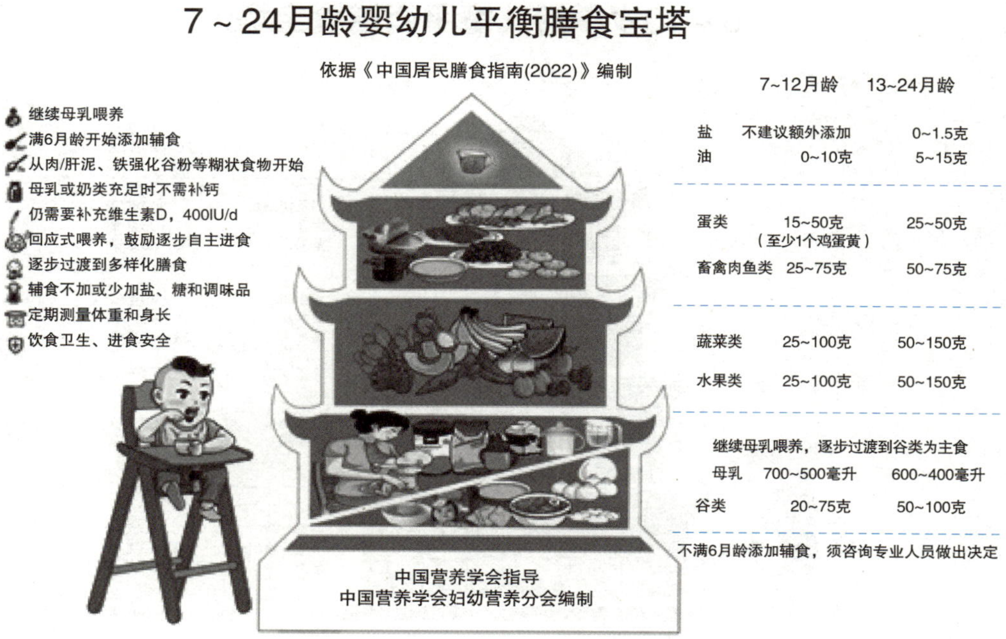

图 4-2　7~24 月龄婴幼儿平衡膳食宝塔

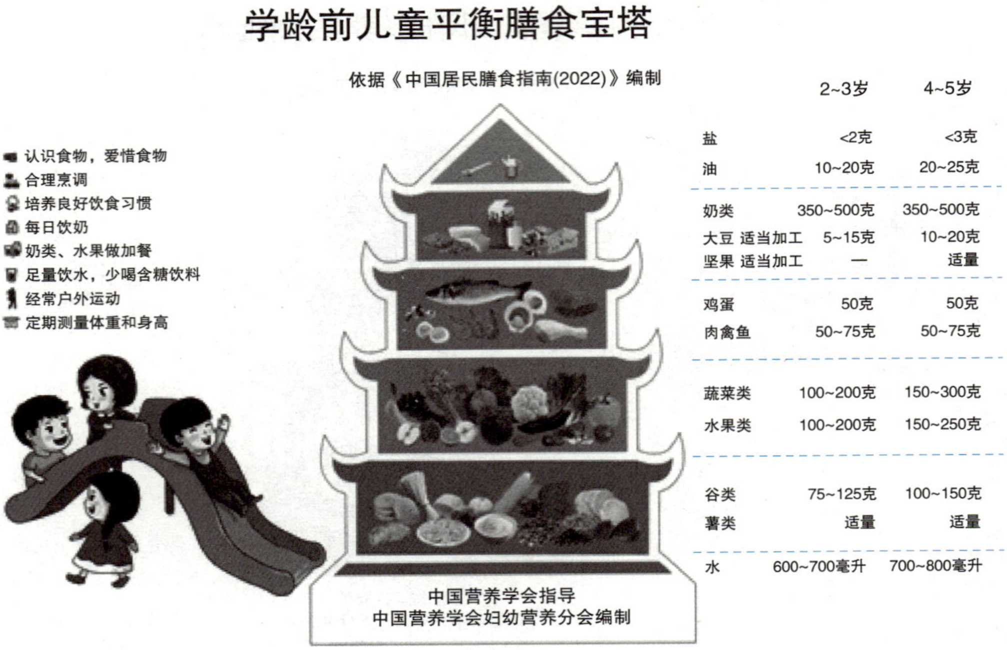

图 4－3　学龄前儿童平衡膳食宝塔

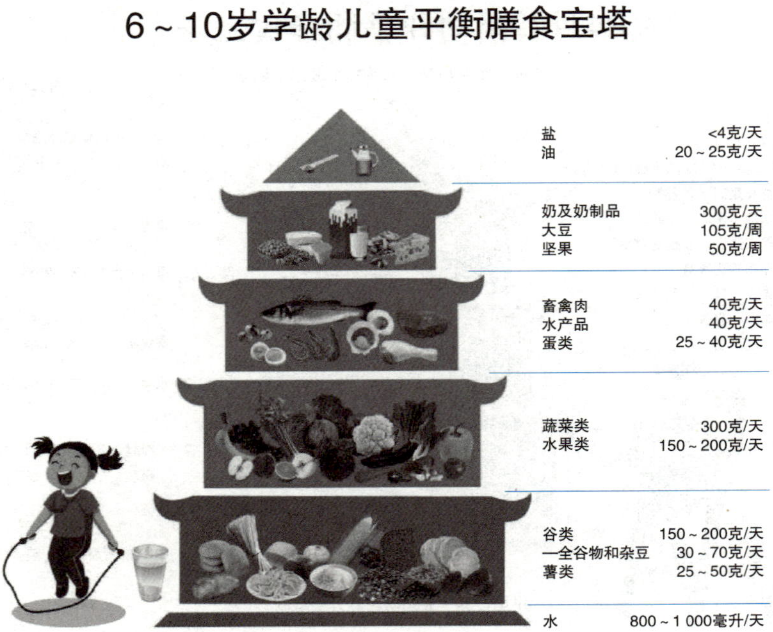

图 4－4　6～10 岁学龄儿童平衡膳食宝塔

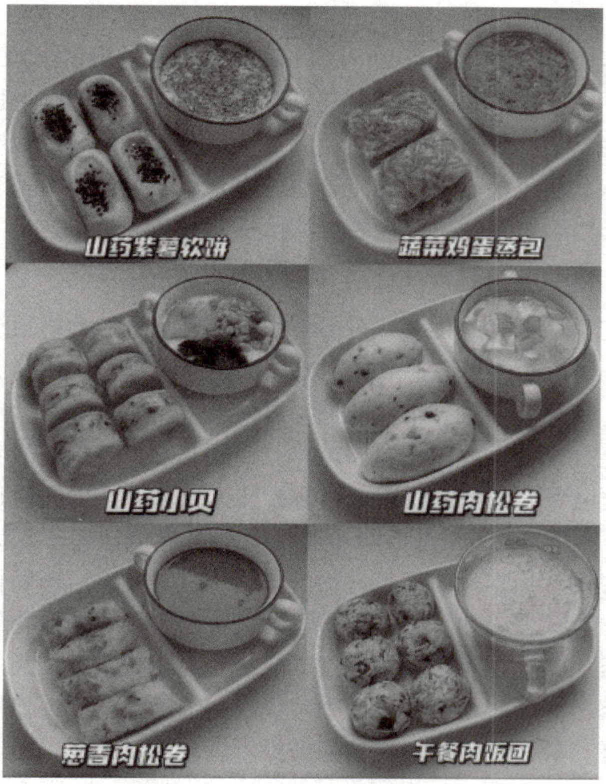

图 4－5 色香味俱全的营养早餐

习惯通常在学前期形成并持续影响一生。大量研究显示，学前儿童对食物的喜好、进食的快慢、吃零食的嗜好等习惯在很大程度上受家庭和周围成人的影响，因此成人有意识地帮助学前儿童养成良好的饮食行为非常重要。

学前儿童进餐习惯培养内容主要包括：独立进餐，规律进餐，不挑食、偏食，吃健康零食和学习就餐礼仪等。

（一）独立进餐

当 1 岁左右的学前儿童出现明显的自主进食意识和行为时，成人要给予鼓励，提供机会让他们自己吃饭。即使学前儿童洒落的饭菜很多，成人也尽量满足学前儿童自己进餐的愿望，并将其看作有益的探索和实践活动。1.5 岁左右的学前儿童就可以逐步用勺吃饭，4 岁左右的学前儿童可以使用筷子。进餐兴趣的保护及进餐能力的培养，对学前儿童良好进餐习惯的养成非常重要。学前儿童养成独立进餐的习惯有助于促进手眼协调能力和手部精细动作能力的发展，有助于自信心的培养，更为重要的是通过自主进餐可发展自主能力，为以后选择什么时候吃饭、吃多少打下基础，而不是将吃饭看作负担和他人的事情。

（二）规律进餐

学前儿童要养成吃饭定时定点、不暴饮暴食等规律进餐的习惯。每天三餐两点，时间应相对固定，不要随意调整。规律进餐既可以使学前儿童消化系统形成条件反射，每到进餐时间，学前儿童的中枢神经兴奋，胃肠道消化液分泌增加，产生食欲，有利于食物的摄取和消化；还可以防止暴饮暴食，保证学前儿童每天饮食量的平衡，各种营养素供给恰当，避免过量进食导致消化不良。

（三）不挑食、偏食

挑食是指只吃自己喜好的食物，对不喜欢或没有吃过的食物拒绝接受。偏食是指爱吃某些食品，而不吃另一些食品，如只吃肉而不吃蔬菜。不挑食、偏食，广泛地摄取各种健康食物，是学前期重点培养的进餐习惯。

成人应重点把握学前期的饮食习惯培养。在婴儿期，若母乳喂养，那么母亲的饮食应多样化，这样各种食物的味道会通过乳汁传递给婴儿，婴儿通过吮吸母乳而熟悉各种食物的味道；6 个月后及时添加其他食品，并有意识地逐步扩大食物圈，婴儿可以尝试吃多种多样的食物，从而喜爱食物的自然味道，建立对不同食物的兴趣。在幼儿期，家长要开展有关营养知识的教育，让幼儿了解食用不同食物的好处，使幼儿关注自身健康，对健康食物抱有积极的态度；让幼儿参与到家庭食品的购买、制作过程中，调动幼儿进餐的兴趣；在日常生活中，成人要为幼儿树立好榜样，家庭和幼儿园的食物种类要多样化；注意控制垃圾食品的摄入。

（四）吃健康零食

零食是指非正餐时间食用的各种少量的食物或者饮料（不包括白水）。可以说，零食为大多数人所喜爱，零食已成为学前儿童膳食结构中不可忽视的组成部分。

零食摄入有利有弊。好处是可以补充膳食中营养的不足，缓解两餐间的饥饿感，满足学前儿童的心理和味觉需要，起到调节情绪、增添生活乐趣的作用；坏处是影响食欲，影响学前儿童的正常进餐，导致营养摄入不平衡。一些三高食品（高脂肪、高热量、高盐）还将危及学前儿童的健康。《中国儿童青少年零食消费指南》指出，选择新鲜、易消化的零食，多选奶类、水果和蔬菜类的食物，少吃油炸、含糖过多、过咸的零食。该文件将零食分为可经常食用、适当食用、限制食用三类。

（五）学习就餐礼仪

幼儿期是培养良好就餐礼仪的关键时期，这些礼仪不仅有助于学前儿童养成良好的饮食习惯，还能提升社交技能。成人要教育学前儿童养成餐前洗手的习惯，保持个人卫生；教育学前儿童正确使用勺子、叉子和杯子等餐具，逐步培养自主进食的能力；教育学前儿童学会等待全家人到齐或餐食准备好后再进食，培养耐心和尊重

知识拓展

幼儿饮食禁忌

他人的态度；教育学前儿童珍惜食物，根据自己的食量取食，避免浪费；鼓励学前儿童在餐桌上与家人交流，学会倾听和分享，但同时避免大声喧哗或争论；教育学前儿童保持良好的坐姿，不要趴在桌子上或把脚放在椅子上，避免在餐桌上玩食物，因为这不仅不卫生，也不尊重食物和他人；鼓励学前儿童在吃完饭后帮助收拾餐具，培养责任感和自我服务的能力。

任务三　幼儿园膳食管理

问题情境

小二班的冉冉老师观察到悠悠小朋友似乎不爱吃青菜，在吃饭的时候如果碗里面有青菜，她就会把青菜放到一边，然后用勺子一点一点舀着白米饭往嘴巴里送。有一天，幼儿园厨房做了青菜豆腐汤，悠悠很好奇，就用鼻子闻了闻碗里的青菜豆腐汤，然后疑惑地看着老师问："冉冉老师，这是什么汤啊"？冉冉老师耐心地向悠悠讲解了青菜豆腐汤是怎么做的、有哪些营养，吃了对身体有哪些的好处等。悠悠一听便说道："原来青菜豆腐汤这么有营养，吃了对我有这么多好处。"于是她便喝了起来。悠悠在喝汤的过程中虽然有些小小的迟疑，但听到冉冉老师说："青菜豆腐汤真美味呀，小朋友喝了青菜豆腐汤一定会长得壮壮的……看来小朋友都喜欢喝青菜豆腐汤，锅里都快没有汤了。"不一会儿，悠悠就把一整碗青菜豆腐汤喝得干干净净。学前儿童膳食的特点有哪些？想要达到平衡膳食的目的需要怎么做？合理搭配膳食有哪些原则？

一、学前儿童膳食的特点

学前儿童（这里指 3～6 岁的儿童，下同）的乳牙已经全部出齐。咀嚼能力和消化能力较 3 岁前有所增强。他们的膳食种类已与成人基本相同，食物的烹调制备也无须像从前那样过于细致，但仍要遵循易于消化吸收、色香味美、避免辛辣刺激等原则。

（一）种类多样

与婴儿膳食以流质、半流质为主大不相同，学前儿童食用食物的种类多样，既有米面类的主食，又有富含优质蛋白质的豆、蛋、乳、肉、鱼、虾等，还有大量的蔬菜、水果等。食物种类多样是学前儿童获得全面营养的基础。

（二）利于消化

由于学前儿童的消化系统发育不完善，特别是消化腺所分泌的消化液量少质差（即消化液中所含消化酶少），再加上牙齿的咀嚼能力和胃肠道的蠕动能力都比较差，因此学前儿童对食物的消化能力也比较弱。学前儿童的膳食还应尽量做到碎、细、透、软硬适中。

（三）每天三餐两点

虽然学前儿童不像婴儿一样要按需哺乳（进食），但他们也不能像成人那样只安排一日三餐。由于学前儿童胃容量小，每次摄入的食物量少，再加上此时他们新陈代谢旺盛，又活泼好动，对营养和热量的需求量大，因此成人要为他们安排三餐两点。一般来说，在一日三餐的基础上，再安排两次水果或点心能够满足他们的营养需要。

（四）对营养素的数量和质量要求高

与成人相比，学前儿童所摄入的食物，不仅要维持基础代谢、身体活动、食物消化等所需要的热量和营养素，还要促进生长发育。一旦某些营养素摄入不足，甚至没有摄入，对学前儿童生长发育的影响往往是不可逆的。此时学前儿童所摄入的各种营养素的数量是非常讲究的。学前儿童膳食不仅对各种营养素的数量有较高要求，对质量也有较高要求。

二、学前儿童膳食的平衡

膳食平衡，就是指膳食中营养素种类齐全、数量充足、比例适当，易于消化和吸收，能满足学前儿童生长发育所需。想要达到膳食平衡，需要注意以下几点：

（一）食物多样——膳食平衡的基础

人类的食物是多样的，各种食物所含营养成分不尽相同，每种食物至少可以提供一种营养物质。除母乳外，任何一种天然食物都不能提供人体所需的全部营养素。膳食必须由多种食物组成，才能保证人体获得全面的营养素供给。

（二）谷类为主——膳食平衡的保障

提倡以谷类为主，即强调膳食中谷类食物应是能量的主要来源，达到一半以上。以谷类为主的膳食模式既可以提供充足的能量，又可避免摄入过多的脂肪及含脂肪较高的动物性食品，有利于预防慢性病的发生。

（三）合理搭配——膳食平衡的关键

虽然食物没有好坏之分，但由于每一种食物所含的营养素种类不同，各种营养素的含量也有区别，因此多种食物合理搭配才能实现膳食平衡。具体来说，合理搭配膳食需要遵循以下原则：

1. 粗细搭配

米面等细粮中赖氨酸含量低，但有些豆类中的赖氨酸的含量却很高；细粮容易消化、口感好，粗粮富含膳食纤维、无机盐等。如果将粗细粮搭配着吃，营养价值丰富，就能提高学前儿童的食欲和满足营养需要。

2. 荤素搭配

动物性食品（荤食）富含优质蛋白质，但超量摄入会增加肝、肾负担，为痛风、肥胖、心脑血管等疾病埋下祸根。素食则能消除荤食含饱和脂肪酸与胆固醇过高的弊端，弥补荤食缺乏膳食纤维和某些水溶性维生素的缺陷。

3. 谷物与大豆搭配

大豆的营养价值很高，特别是大豆蛋白质中的必需氨基酸比较齐全。大豆富含赖氨酸，正好弥补谷物赖氨酸不足的缺陷；大豆中缺乏的蛋氨酸，又可以靠食用谷物得到补充，因此谷、豆混食是科学的食用方法。

4. 蔬菜五色搭配

一般来说，深绿色、红色、橘红色的深色蔬菜，所含的胡萝卜素、铁、钙等优于浅色蔬菜；而浅色蔬菜则可用于调剂、变换口味。每日每餐的蔬菜要以深色蔬菜为主，浅色蔬菜为辅。

5. 米面搭配

在碳水化合物含量以及产生的能量等方面，米、面几乎相差无几，但米中的脂肪含量明显高于面，这种富含不饱和脂肪酸的植物油对人体具有滋养作用。一方面，米的钾、镁、锌的含量比面高。与大米相比，面的蛋白质含量更高，因而有补虚损、强气力的功效。另一方面，面中的维生素 B_1、维生素 B_2、维生素 E 的含量以及无机盐的含量均高于米。此外，面含膳食纤维比米高，而且由于面的淀粉颗粒比米大，在小肠中难以吸收，因此面食可帮助肠蠕动，防止发生便秘。米、面各有优点，应相互搭配食用。

6. 干稀搭配

每餐主食最好干稀搭配，有菜有汤，这样学前儿童吃着舒服，获取的水分也充足。如面包配牛奶、馒头配米粥等，这样可以同时满足学前儿童对水分和热量的需要。

三、幼儿园食物制作卫生管理

（一）食物制作过程要求

在制作过程中，食物必然会发生一系列物理和化学反应，有些营养素会发生分解、变性，使机体易于吸收；有些营养素则在制作过程中被破坏、流失，甚至因方法不当产生有害物质。因此，食物制作应遵循以下基本原则：

1. 尽量减少各种营养素的流失

在加工过程中，矿物质和水溶性维生素容易发生流失。如大米反复淘洗，容易使一些矿物质和B族维生素溶于水而流失，制作面食时加碱，容易破坏维生素 B_1、维生素 B_2；在洗、切、炒蔬菜的过程中，维生素C容易被氧化且易溶于水。因此，烹调蔬菜时要先洗后切，急火快炒；清洗粮食时不要反复搓洗、慎用碱。

2. 保证饮食的卫生安全

烹调方法不当，可能导致饮食不安全。同时，油炸、烧烤也容易破坏一些营养素。学前儿童应少吃或不吃油炸、烧烤食品。一些食物制作方法不当还会导致食物中毒。如豆浆未充分煮熟会引发恶心、呕吐、腹泻等中毒症状。

3. 慎用调料

学前儿童食欲容易受食物外观、颜色、软硬度等的影响。通常在为学前儿童制作食物时不要使用辛辣刺激调料，少使用酱油，要软烂，易咀嚼消化。

（二）厨房卫生要求

厨房卫生直接影响食物的安全。幼儿园的厨房要求：一是有独立的操作间和库房（见图4－6）。操作间环境整洁，台面和用具易于清洗。库房干燥、通风、凉爽，食品分类存放，生食和熟食分开。二是餐具和用具定期消毒（见图4－7）。厨房要配备专用的蒸箱或消毒柜，每天对学前儿童使用过的餐具进行消毒处理，炊事用具定期消毒。三是厨房工作人员身体健康，讲究卫生。厨房工作人员必须持健康证上岗，勤洗澡、勤换衣、勤剪指甲、工作服干净，工作前、便后要洗手。

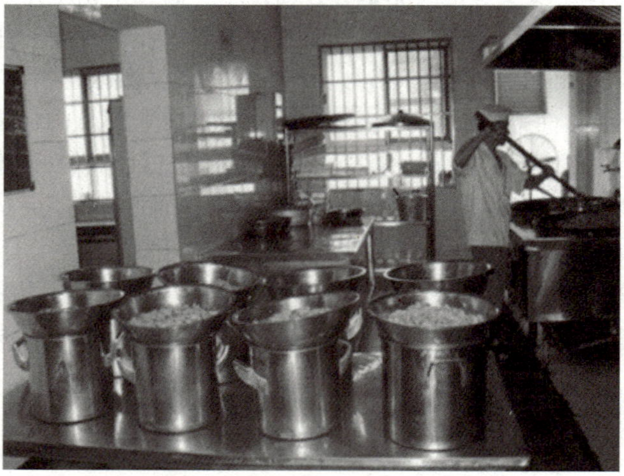

图4－6　独立的操作间

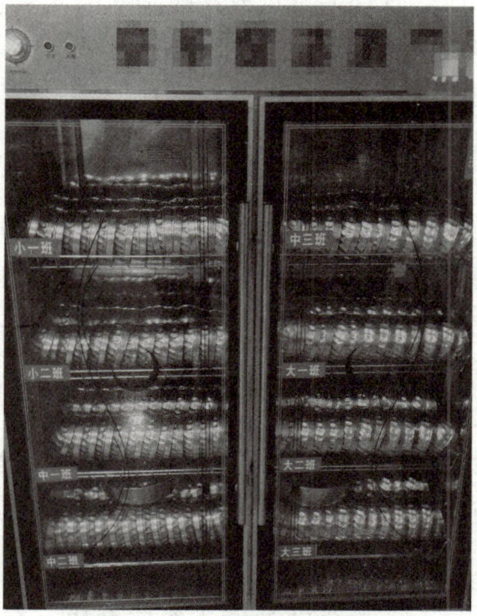

图 4-7 幼儿园餐具消毒柜

四、幼儿园班级进餐管理

进餐管理是保证学前儿童食物摄入、有效获取营养素的关键。良好的进餐管理不仅能促进学前儿童进食，还有助于学前儿童养成良好的进餐习惯。幼儿园班级进餐管理主要有三个环节，即餐前管理、进餐过程管理、餐后管理。

（一）餐前管理

餐前管理的内容是做好餐前准备工作。餐前准备工作包括：学前儿童餐前洗手、摆放桌椅和消毒、随机进行营养教育活动、创设良好进餐环境等。一般在餐前 15 分钟左右，班级活动要从动态活动转为静态活动，学前儿童有序如厕、洗手，摆放桌椅等，其主要目的是调整学前儿童的中枢神经，做好进餐准备。在餐前准备工作中，幼儿教师要注意进餐环境的创设，抓住时机开展营养教育活动。好的进餐环境应是愉快、宽松、没有压力的，餐桌和餐具卫生，每个学前儿童有固定的进餐位置等。餐前营养教育活动可针对将要食用的食物进行，主要目的是为学前儿童增加有关食物和食物制作的知识，如食物原料的生长状态及习性、食物可提供的营养、食物与健康的关系等。

（二）进餐过程管理

在进餐过程中，幼儿教师主要扮演协助者和引导者的角色，帮助学前儿童完成进餐活动。在学前儿童进餐过程中，幼儿教师应遵循饮食黄金规则：由幼儿教师决定给学前儿童吃什么、什么时候吃、在什么地方吃；由学前儿童自己决定是否吃以及吃多少。也就是说，幼儿教师应将管理的重点放在鼓励学前儿童独立进餐、培养学前儿童进餐兴趣上，而不应过多关注和干预学前儿童每餐吃多少饭菜。

对于 2 岁左右的学前儿童，幼儿教师应要求他们学习独立用勺进餐，4 岁以上的学前儿童则学习用筷子进餐。每餐进餐时间大约为 20 分钟。进餐管理的注意事项包括以下 4 个方面的内容：

（1）不鼓励学前儿童进行进餐比赛，如比谁吃得快、谁吃得多。

（2）不要让学前儿童互相比较，如吃一样多或将碗中的食物吃干净。幼儿教师可以先给学前儿童盛少量饭菜，吃完再加。针对年长幼儿可尝试实行自助餐。

（3）不将食物作为奖励工具。

（4）吃饭过程中不批评学前儿童，对进餐有问题的学前儿童，可于餐后找机会予以教育。

知识拓展

食品与安全

（三）餐后管理

由于进餐速度不尽相同，有些学前儿童进餐速度快，有些学前儿童进餐速度慢，因此安排好学前儿童的餐后活动、保持班级进餐环境的有序性十分重要。学前儿童餐后必须完成自我清洁工作，如擦嘴、漱口、收拾碗筷，然后可以在活动区做一些静态活动，等待其他人完成进餐。

实践训练

学前儿童、青少年、孕妇和老年人是缺钙的高发人群。补钙方法包括食补和药补两种。成人以食补为宜，即多喝奶及吃奶制品，常吃鱼虾和豆制品；辅以适当运动、常晒太阳即可。缺钙高危人群应在食补的基础上，服用钙制剂。请用我们所学的营养学基础知识，分析缺钙会对学前儿童产生哪些影响。

教考结合

一、考点聚焦

本项目知识在历年教师资格考试中未过多涉及，多以单项选择题的形式出现，单项选择题的知识点比较细，这些细小的知识点容易被忽视。学生在学习时需要细心识记知识点，注意相关知识点之间的联系与区分。

各种营养素的来源、功能及其对学前儿童生长发育的影响及作用，食物的选择与搭配，学前儿童的喂养以及学前儿童膳食的特点等均是本项目的学习重点，学生在学习时尤其需要掌握学前儿童膳食的合理搭配。

二、真题再现

(一)单选题

1.《幼儿园工作规程》指出，幼儿园应当制定合理的幼儿一日生活作息制度。正餐间隔时间不少于（　　）。

A. 2.5 小时　　B. 3 小时　　C. 2 小时　　D. 3.5 小时

2. 学前儿童应多吃蛋、奶等食物，保证维生素 D 的摄入量，以防止因维生素 D 缺乏而引起（　　）。

A. 呆小症　　B. 异食癖　　C. 佝偻病　　D. 坏血病

3. 幼儿教师要根据学前儿童的个体差异进行教育，下列不属于学前儿童个体差异的是（　　）。

A. 某位学前儿童经常吃饭很慢，今天为了得到幼儿教师的表扬，吃得很快

B. 有的学前儿童吃饭快，有的学前儿童吃饭慢

C. 某位学前儿童动手能力很强，但语言能力弱于同龄人

D. 男孩通常比女孩表现出更多的身体攻击行为

4. 缺锌会导致学前儿童（　　）。

A. 食欲减退　　B. 患夜盲症　　C. 患佝偻病　　D. 肌无力

5. 学前儿童每天几餐几点？（　　）

A. 三餐两点　　B. 两餐三点　　C. 两餐两点　　D. 三餐三点

(二)简答题

1. 阐述蛋白质的生理功能。

2. 阐述脂类的生理功能。

3. 如何培养学前儿童良好的进餐习惯？

(三)论述题

请你结合实际，说一说幼儿教师应如何进行进餐过程管理。

答案解析

项目四　学前儿童膳食卫生

项目五　学前儿童身体疾病及其预防

学习目标

1. 知识目标

（1）了解学前儿童常见疾病及其典型症状。

（2）熟悉学前儿童常见疾病的病因及其预防方法。

（3）熟悉学前儿童常见传染病的流行病学特点。

2. 技能目标

（1）能够科学预防学前儿童常见疾病和常见传染病。

（2）能够针对学前儿童不同的疾病开展照护。

3. 情感目标

愿意照护生病的学前儿童，主动关注学前儿童病程进展，积极采取有效的措施。

思维导图

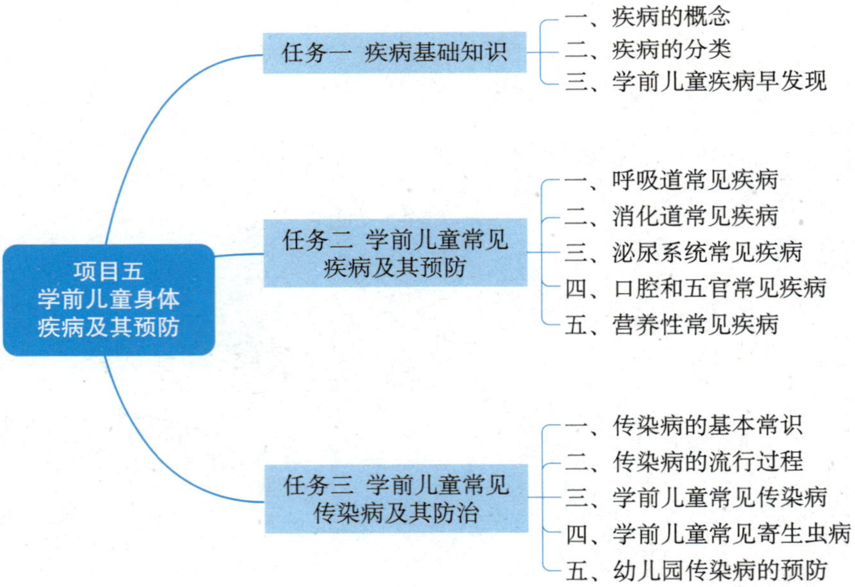

任务一 疾病基础知识

问题情境

在一个寒冷的冬夜，四岁的小雪突然发热了。经过测量，小雪的体温为38.5℃。小雪的脸颊通红，有些烦躁不安。妈妈立刻给小雪进行物理降温，但几小时后体温又升了上来。这让小雪的父母感到非常焦虑，他们开始担心孩子的状况。学前儿童发热的原因是什么？多少度为低热？多少度为高热？如果发热持续不退，在什么情况下应立即就医？

一、疾病的概念

疾病是机体在一定的条件下，受病因损害作用后，因自稳调节功能紊乱而发生的异常生命活动的过程。众所周知，学前儿童是疾病的易感人群。由于学前儿童各器官、系统发育不成熟，机体功能处于较低水平，对疾病的抵抗能力较弱，很多致病因素均可导致学前儿童患病。而不论疾病的严重程度如何，都或多或少影响学前儿童的成长，有时甚至会危及生命。因此，增强学前儿童的体质、提高免疫力、控制和减少各种致病因素、及时发现和控制疾病的发展、把疾病对学前儿童的影响降到最低水平，是学前儿童保健工作的重要内容。

二、疾病的分类

疾病的分类是复杂且多维的，它可以根据不同的标准进行划分。常见的分类标准有按患病部位分类、按病因分类、按传染性分类、按病程分类、按遗传性分类。

（一）按患病部位分类

按患病部位的不同，疾病分为呼吸道疾病、消化道疾病、泌尿系统疾病、神经系统疾病以及口腔和五官疾病等。呼吸道疾病涵盖从普通感冒到严重的肺炎等一系列影响肺部和气管健康的病症。消化道疾病包括从胃炎到胃溃疡等一系列影响胃肠道健康的疾病。泌尿系统疾病是涉及肾、输尿管、膀胱和尿道等器官的疾病，如肾结石或尿路感染。神经系统疾病包括影响大脑和脊髓的病症，如帕金森病或多发性硬化。口腔和五官疾病是涉及牙齿、口腔黏膜、鼻窦、耳朵等部位的疾病，如牙周病或中耳炎。这种分类方式有助于医生快速定位问题，为患者制定合适的治疗方案，同时也让患者能更清楚地了解自己的身体状况。

（二）按病因分类

按病因分类，疾病分为感染性疾病、非感染性疾病。感染性疾病是由各种病原体引起的，这些病原体包括细菌、病毒、真菌、寄生虫等微生物。这类疾病通常具有传染性，可以通过空气、水、食物等途径在人群中传播。例如，流行性感冒、艾滋病等都属于感染性疾病。感染性疾病通常需要针对特定的病原体进行治疗。非感染性疾病不由特定的病原体引起，与遗传、环境、生活方式、免疫反应异常等因素有关。非感染性疾病包括但不限于心血管疾病、糖尿病等。非感染性疾病的治疗方式更为复杂。预防非感染性疾病主要依靠健康的生活方式，如均衡饮食、适量运动、避免吸烟和过量饮酒等。按病因分类有助于医生确定疾病的成因，为患者制定个性化的治疗方案，并提供预防建议。了解疾病的病因对于疾病的有效管理和预防至关重要。

（三）按传染性分类

按传染性分类，疾病分为传染病、非传染病。传染病是由病原体引起的，并且能够在人与人之间或人与动物之间传播。这类疾病包括流行性疾病、艾滋病等，它们的传播途径多种多样，包括飞沫传播、血液传播等。传染病的防控通常需要落实公共卫生措施，如疫苗接种、隔离患者、提高个人卫生习惯以及实施健康教育。非传染病不具备传染性，它们通常与个体的生活方式、遗传因素、环境暴露或慢性健康问题有关。心脏病、糖尿病、高血压等都属于非传染病。这些疾病往往需要长期的管理和治疗，而且预防措施通常涉及健康生活方式，如合理饮食、规律运动、控制体重和避免吸烟等。是否传染对于疾病的预防和治疗策略制定至关重要，它帮助医疗人员和公共卫生机构确定疾病的控制重点，从而更有效地保障人群健康。

（四）按病程分类

按病程分类，疾病分为急性疾病、慢性疾病。急性疾病是指症状突然发生，病程较短，且通常需要立即治疗的疾病。这类疾病可能是感染、中毒、外伤或其他突发性健康问题引起的，如急性阑尾炎、心肌梗死和食物中毒。急性疾病的治疗目标通常是迅速缓解症状、防止并发症和恢复健康。慢性疾病则是指症状逐渐出现，病程较长，且可能需要长期管理的疾病。它们往往与遗传因素、生活方式或长期暴露于某些环境有关，如高血压、糖尿病和多种类型的癌症。慢性疾病的治疗和管理侧重于控制症状、减缓疾病进展、提高生活质量，并可能包括药物治疗、生活方式调整、定期监测和手术治疗。病程分类对于医生制订治疗计划和患者了解自己的健康状况非常重要。急性疾病可能需要紧急干预，慢性疾病则需要持续治疗和改变生活方式。

（五）按遗传性分类

按遗传性分类，疾病分为遗传性、非遗传性。遗传性疾病是由遗传因素引起的，既可能是完全由基因决定的，也可能是基因与环境因素共同作用的结果。这类疾病可能在出生时就存在，如唐氏综合征，或者随着时间的推移逐渐显现，如亨廷顿病。遗传性疾病的特点是它们可以在家族中传递。遗传咨询和基因检测可以识别是否有遗传性疾病的隐患。非遗传性疾病则不直接由遗传因素引起，而是由生活方式、环境暴露、感染或其他非遗传性因素导致的疾病。例如，心脏病、糖尿病和大多数形式的癌症通常被认为是非遗传性的，尽管它们可能具有遗传倾向。这些疾病的发生可能与个人的生活习惯，如饮食、运动、吸烟和饮酒等，以及他们所接触的环境因素有关。遗传性分类有助于医生和遗传顾问评估疾病风险，提供预防建议，以及进行适当的管理和治疗。治疗遗传性疾病可能需要进行特定的遗传咨询和实施治疗策略；而治疗非遗传性疾病，则更多地侧重于生活方式的调整和环境风险因素的控制。了解疾病的遗传特性对于个性化医疗方案制定和精准预防至关重要。

知识拓展

病因分类和传染性分类的区别

三、学前儿童疾病早发现

由于学前儿童年龄小，大多数情况下对于自己身体的不适可能不能清楚准确地表达出来，只有成人细心观察，才能及时地发现学前儿童的病情，一般可从以下几个方面观察和检查。

（一）神情及行动表现

健康的学前儿童活泼好动，对外界环境充满兴趣，而疾儿往往表现出烦躁不安、嗜睡、疲倦、表情呆滞、哭声异常等。

（二）皮肤

健康的学前儿童面色红润；若红中带微紫表示高热，红中微苍白或泛黄可能表示营养不良性贫血；皮肤与巩膜同时染黄说明可能有黄疸。当用手指将腹部皮肤捻起再任其落下，健康的学前儿童的皮肤随即恢复原状，脱水病儿皮肤弹力降低不能立即恢复原状。皮下脂肪的厚薄则表示学前儿童营养状况的好坏。出汗过多常见于结核病、佝偻病病儿。

（三）五官

成人要关注学前儿童的眼睑是否肿胀、下垂或出血，眼球是否突出，结膜是否充血，角膜有无擦伤、浑浊或不透明点；拉动外耳时有无痛感，耳道有无耵聍、脓液；有无口臭，口腔黏膜是否干燥、发红或出血，有无溃疡，扁桃体是否肿大，吞咽是否困难；牙齿的数目排列是否正常，有无龋齿。小儿哭闹、发热应考虑是否患有中耳炎。有慢性黏脓性分泌物可能表示患有鼻窦炎，鼻翼翕动是缺氧的征象，异物塞入会导致鼻腔单侧血性分泌物的出现。患口角炎表示缺乏维生素 B_2。

（四）体温

学前儿童的体温受多种因素影响，包括年龄、测量方法、测量部位等。通常，学前儿童的正常腋下体温为 36.5℃～37.4℃，但这个范围可能因个体差异而有所不同。对于学前儿童来说，发热的程度通常按照以下标准划分：

低热：体温在 37.5℃～38℃。

高热：体温超过 39℃。

需要注意的是，不同的医疗指南和专业人士可能会对具体数值有不同的界定。此外，学前儿童的体温在一天中也会有波动，通常在下午和晚上较高，这是正常的。幼儿教师及家长应更加关注学前儿童的症状和整体健康状况，而不仅仅是体温的具体数值。如果学前儿童出现发热，特别是伴有不适、食欲不振、嗜睡或其他异常症状时，应及时就医。

（五）食欲

患病一般都会影响食欲，患者有不想吃东西的表现，伴随一些其他症状。例如，学前儿童平时食欲好，突然不想吃饭，尤其厌食油腻，并伴有恶心、呕吐；食欲逐渐减退，脸色渐渐不再红润，应检查血红蛋白是否正常。若学前儿童吃得过多、喝得过多、尿得过多，应检查是否患有甲亢或糖尿病。

（六）大小便

大便异常有多种表现，如脓血便，即排便次数多，刚便完又想去，总有排不尽大便的感觉；阵阵腹痛，频频呕吐，大便呈红果酱样；粪便呈白陶土样，同时尿色加深，均是患病表现。正常的尿液清晰透明，或呈淡黄色。如果尿的颜色出现明显异常，则是患病的信号。另外，尿量及排尿次数异常也是患病的信号。

（七）睡眠

健康学前儿童上床后能很快入睡，睡得安稳，无鼾声，身上或有微汗。如果以往入睡很快，而现在睡前烦躁、入睡后全身干涩、面红、呼吸粗糙且快，易惊醒，可能表示将要发热。学前儿童睡眠时哭闹不停，时常摇头，用手抓耳，有时还伴有发热；入睡后，用手去搔抓屁股，而肛门周围又见白线头样小虫在爬动：这些都是患病的表现。

（八）囟门

健康的学前儿童的前囟门是平的，前囟门尚未闭合的学前儿童，或因脱水导致囟门凹陷，或因高热及脑膜炎等颅内压增高的疾病导致前囟门凸出。超过 1 岁半前囟门仍未闭合，则表示学前儿童可能患病。

（九）淋巴结

淋巴系统在学前期发育较快。检查学前儿童浅表淋巴结有着十分重要的意义。在正常学前儿童的颈旁、枕部、腹股沟处可摸到单个的、软软的淋巴结，但颌下、锁骨上及肘部的淋巴结是摸不到的。

（十）其他

婴儿为腹式呼吸，啼哭、深呼吸时可见腹壁起落，家长应注意他们的肺部扩张是否均匀，叩诊有无浊音；脖颈是否后倒、强直，甲状腺有无肿大；脊柱有无弯曲异常，脊柱长度与四肢的比例是否正常等。

任务二　学前儿童常见疾病及其预防

问题情境

丫丫是个 5 岁的小朋友，是个严重的弱视患者。为了解决丫丫的弱视问题，矫正弱视的门诊、弱视诊疗的最新进展、全国专业眼科医院，丫丫的妈妈都十分关注。近期丫丫的视力有了一些好转，丫丫妈妈的脸上乐开了花。你的周围有没有一群戴眼镜的学前儿童？弱视是怎么样导致的？如何治疗弱视？有效的训练方法有哪些？

疾病是某些原因导致人体形态和功能改变，影响生命活动的异常反应。众所周知，学前儿童是疾病的易感人群，由于学前儿童各器官系统发育不成熟，机体功能处于较低水平，对疾病的抵抗能力较弱，因此很多致病因素均可导致学前儿童患病。无论疾病的严重程度如何，疾病或多或少都影响学前儿童的成长，有时甚至会危及生命。因此，增强学前儿童的体质、提高免疫力、控制和减少各种致病因素、及时发现和控制疾病的发展、把疾病对学前儿童的影响降低到最低水平，是学前儿童保健工作的重要内容。

一、呼吸道常见疾病

呼吸道疾病是学前儿童发病率最高的疾病之一。呼吸道疾病通常是由病毒、细菌感染引起的。常见的学前儿童呼吸道疾病有普通感冒、急性扁桃体炎、急性支气管炎等。

微课

如何预防急性上呼吸道感染？

（一）普通感冒

普通感冒是学前儿童常见疾病，冬、春季节发病率高。

1. 病因

大部分普通感冒主要是由病毒感染引起的，也有小部分是由细菌感染引起的。当抵抗力降低时，病毒、细菌等病原体乘虚而入，导致学前儿童感染疾病。引起普通感冒的病毒和细菌的种类非常多。

2. 症状

普通感冒的症状为流鼻涕、打喷嚏、鼻塞、咽痛、食欲下降、烦躁、哭闹、发热等，个别病儿还可能出现腹痛、腹泻、呕吐等症状。最突出的症状是发热，而且多为高热。每个学前儿童对疾病的抵抗力不同，临床表现的轻重差异比较大。一般来讲，学前儿童年龄越小，抵抗力越差，全身症状越明显；年长幼儿，局部呼吸道症状表现明显。普通感冒病程通常为 10～15 天。

3. 护理

病毒引起的普通感冒临床症状较轻，治疗方式主要以休息为主。病儿要多休息，多喝水，室内空气要流通、新鲜。如果经医生诊断是细菌感染引起的普通感冒，可遵医嘱服用药物。

4. 预防

（1）增强免疫力。成人要确保学前儿童获得均衡的营养，包括足够的蛋白质、维生素和矿物质，以支持免疫系统的正常运作；保证学前儿童有充足的睡眠，良好的睡眠质量有助于提高学前儿童的免疫力；鼓励学前儿童进行适量的户外活动和体育锻炼，增强体质。

（2）养成良好卫生习惯。成人要教育学前儿童养成良好的个人卫生习惯，如勤洗手、不用手触摸眼睛、鼻子和嘴巴；使用肥皂和流动水洗手，或使用免洗手消毒剂；教育学前儿童咳嗽或打喷嚏时用纸巾捂住口鼻，或用肘部遮挡。

（3）避免接触感冒患者。成人要尽量避免让学前儿童接触有感冒症状的人。如果家中有人感冒，应尽量减少学前儿童与患者的直接接触，并保持良好的家庭卫生。

（4）及时增减衣物。成人要根据天气变化给学前儿童合理增减衣物，避免过冷或过热；教育学前儿童在气温变化时及时增减衣物，特别是在户外活动后回到室内时。

（5）健康饮食。成人要为学前儿童提供充足的水，鼓励学前儿童多喝水，保持身体摄入足够水分；避免过多摄入含糖饮料和垃圾食品，这些可能影响他们的免疫力。

（二）急性扁桃体炎

急性扁桃体炎是学前儿童发病率较高的呼吸道疾病之一。扁桃体位于咽部的两侧，是守卫人体咽喉要道的卫士。

1. 病因

引起急性扁桃体炎的病原体多见为溶血性链球菌。该细菌常在人的扁桃体隐窝内（凹陷）隐藏。一旦抵抗力下降，如患感冒或其他疾病，细菌便趁机大量繁殖，导致发病。

2. 症状

急性扁桃体炎的症状多为高热、发冷、呕吐、咽喉疼痛。医学检查可见扁桃体充血红肿，或扁桃体上有白色斑点状的脓性分泌物，严重者出现吞咽困难。

3. 护理

急性扁桃体炎的护理重点是保证病儿进食。因高热和咽部疼痛，病儿常常不愿意进食。患病期间，成人要鼓励病儿进食，可选择刺激性小、易消化、软烂的半流质或流质食品。病儿患病期间应多休息，多饮水。

4. 预防

预防方法同普通感冒。

（三）急性支气管炎

气管炎、支气管炎常常是由于上呼吸道感染后，病情没有及时得到控制，炎症继续向下蔓延，波及下呼吸道而引发的一种常见的呼吸道疾病。

1. 病因

气管炎多是由细菌、病毒或两者合并感染引起的。该病常发于体质差、抵抗力弱的学前儿童。

2. 症状

在发病初期，主要表现为上呼吸道感染的一系列症状，如发热、流鼻涕、打喷嚏、咳嗽。随着炎症的向下蔓延，气管黏膜出现充血、水肿症状，产生大量的黏液、痰液，病儿的咳嗽逐渐加重。急性支气管炎的初期症状为刺激性干咳，没有痰，几天后变为带痰声的咳嗽，并能听见喉咙里有呼噜声；年长幼儿可咳出浓痰。除呼吸道症状外，还常伴有全身症状，如食欲下降、呕吐、腹泻等。

3. 护理

护理患有气管炎和支气管炎的病儿时，成人要注意保持室内空气流通、新鲜，适当通风（注意不要直接吹到病儿，避免再次感冒）；夜间睡眠时要注意帮助病儿翻身，病儿咳嗽时应轻拍其背部帮助将痰液排出；饮食宜清淡易消化，以病儿爱吃为宜。

4. 预防

预防方法同普通感冒。

二、消化道常见疾病

受消化系统发育不完善的影响，学前儿童常因饮食不当或肠道细菌、病毒的感染而出现消化道疾病。

（一）急性肠炎

急性肠炎是学前儿童发病率十分高的肠道疾病。在医疗条件较差的地区，急性肠炎可致病儿脱水、电解质紊乱。通常根据病因将急性肠炎分为非感染性肠炎和感染性肠炎。

1. 病因

非感染性肠炎的病因常见于饮食不当。首先，吃得太多。食物不易消化或添加辅食不恰当（一次添加量过多或添加辅食的种类比较杂），导致胃肠道不适应而出现腹泻，大便中出现大量不易消化的食物。其次，腹部受凉。因气候突然变化，睡觉时没有盖好被子，腹部受凉刺激肠蠕动加快而出现腹泻。再次，食物过敏。一些学前儿童对牛奶、鸡蛋、生等食物过敏，食用这些食物后 1～2 小时内出现腹痛腹泻，有时大便中带有血丝。

感染性肠炎分肠道内感染性肠炎和肠道外感染性肠炎。肠道内感染性肠炎主要因食物或餐具被病原体污染，造成肠道感染而出现腹泻。另外，病儿患感冒、肺炎、急性扁桃体炎、急性中耳炎等肠道外疾病，也可引发感染性肠炎，出现腹泻等症状。

2. 症状

导致急性肠炎的病因较多，而不同病因引起的肠炎其临床症状是有区别的，通常可通过大便的形状、次数以及化验大便来诊断。致病性肠炎表现为发热、腹泻，刚开始排不消化的大便，1～2 天后大便呈蛋花样，每天大便次数为数次至十余次。轮状病毒肠炎早期表现为上呼吸道感染的症状，发热、流鼻涕、鼻塞等，1～2 天后出现腹泻，大便呈水泻样（大便以水为主，无臭味），每天大便十余次甚至更多，易发生脱水和电解质紊乱。

3. 护理

急性肠炎的护理主要是防止脱水和电解质紊乱。病儿在腹泻期间要补充水分和各种矿物质。最佳方法是每天多次、少量服用口服补液。如果没有口服补液，病儿可饮用盐糖水或米汤等。腹泻严重者应送医院进行输液治疗。患急性肠炎的病儿不宜禁食，可吃易消化、清淡的饮食。苹果泥、胡萝卜泥、小米汤等食物有减缓慢性腹泻的作用。同时，成人要注意保持病儿肛门的清洁（便后用清水冲洗臀部）和腹部的保暖。

口服补液是世界卫生组织在发展中国家推广的一项治疗脱水和电解质紊乱的有效药物。食用口服补液时应按说明书上的比例加水配兑，注意小剂量、多次服用，病儿不再腹泻应停药。

4. 预防

急性肠炎的预防方法有以下几个：日常饮食要注意定时定量，避免暴饮暴食；注意食物的卫生和安全，吃新鲜、安全的食品；食物的制作和存放要安全，生、熟食物要分开；饭前便后洗手。

（二）便秘

便秘是学前儿童易患的常见疾病，从刚出生几个月的婴儿到年长幼儿均会发病。病儿常常连续 2～3 天或更长时间排不出大便。

1. 病因

（1）饮食结构。相较于成人，学前儿童的食物种类多、制作方法精细。食物中缺乏粗纤维，会导致学前儿童大便残渣少，发生便秘。尤其是婴儿以奶制品为主，奶中几乎不含纤维素，加之奶中含高蛋白质、高钙、高磷容易使大便呈碱性，这会加重大便的干燥程度。

（2）生理结构。学前儿童的肠道比成人长（相对长度，指占身体的比例，而非绝对长度），代谢废物在肠道内行走、停留的时间较长。粪便中的水分在长时间运输过程中被肠道吸收，使大便变得干燥。

（3）排便不规律。人体排便受大脑中枢神经系统的控制，当直肠内大便达到一定量时，粪便会刺激直肠壁产生神经冲动传导到大脑，产生便意和排便行为。学前儿童常因玩耍而放弃排便，抑制便意，导致大便长期停留在直肠内，水分被吸干，出现大便干燥的情况。

（4）饮食量和疾病等。学前儿童进食量少，粪便量少，容易发生便秘；一些常见疾病会引起学前儿童食欲减退、胃肠蠕动减慢，导致便秘。

2. 症状

便秘的症状主要有腹痛、腹胀，排不出大便。一些病儿因连续几天不能排便，用力排便时会造成肛门肌肉撕裂，排便时肛门出血、疼痛。

3. 护理

对连续几天不能排便的病儿，一是家长可遵医嘱帮助病儿排便，以避免因大便太干燥而用力排便时出现肛门肌肉撕裂。需要注意的是，家长一般不要随意给病儿使用泻药。二是进行腹部按摩，家长可以用手掌顺时针按摩病儿腹部，每天 1～2 次，每次按摩 3 分钟。

4. 预防

便秘是可预防的。预防便秘的关键是使学前儿童养成每天定时、有规律地排便的好习惯。学前儿童一旦养成每天定时大便的习惯，形成条件反射，就会每天在同一时间产生便意和排便，从而避免因排便不规律而抑制便意。同时，适当调整学前儿童饮食结构也是一个好方法，膳食中增加一些蔬菜、粗粮和杂粮，增加运动，加快肠蠕动可改善便秘。

三、泌尿系统常见疾病

泌尿道感染是学前儿童泌尿系统的常见病。

（一）病因

学前儿童泌尿道感染主要以细菌感染为主。泌尿道感染多发的原因：一是与生理结构有关。学前儿童输尿管长，容易造成尿潴留及感染；女孩尿道短，粪便等污染物会导致上行性感染。二是与卫生习惯有关。穿开裆裤容易导致泌尿道感染。

（二）症状

学前儿童泌尿道感染常涉及尿道、膀胱、肾盂等多器官，临床表现以全身症状为主，出现发热、腹痛、腹泻、呕吐等症状。年长幼儿多见局部症状，如尿急、尿频、尿痛等。

（三）护理

病儿要多喝水、多排尿，及时到医院就诊，以避免由急性泌尿道感染转为慢性泌尿道感染。

（四）预防

泌尿道感染的预防方法有以下几个：学前儿童要穿封裆裤，每天清洗屁股，换内裤；养成多喝水、多排尿的习惯；便后正确擦拭（由前向后），婴儿每次大便后，家长要为其冲洗、擦干肛门。

四、口腔和五官常见疾病

学前儿童的口腔和五官均处于发育状态，不良行为将诱发多种口腔和五官疾病。常见疾病有龋齿、斜视、弱视、急性中耳炎等。

（一）龋齿

龋齿又称虫牙、蛀牙，是我国学前儿童的多发病。

微课

世界重点防治疾病——龋齿

1. 病因

龋齿是多种因素共同致病的结果。龋齿的病因主要有3个。

（1）产酸菌。口腔中的一些产酸菌会在牙齿表面形成牙菌斑附着于牙齿，从而慢慢腐蚀和破坏牙组织。

（2）食物残渣。进食时残留在口腔中的食物残渣（主要是糖类物质）为口腔中的产酸菌繁殖提供了生存和繁殖的基础。

（3）牙齿排列不齐、硬度小、唾液量小等。牙齿的钙化状况影响学前儿童牙齿的硬度及牙表面的光洁度。牙齿钙化差、牙釉质薄、牙齿表面不光滑，容易发生龋齿。牙齿排列不整齐会导致龋齿的发生。口腔中的唾液具有缓冲、洗涤、抗菌等作用，因此唾液量小容易发生龋齿。

2. 症状

龋齿一般常发于磨牙和双尖牙的咬合面、裂沟中。龋齿发病早期没有任何症状，仅在检查时可见牙齿表面变黑或有一个小洞（见图 5－1）。随着龋齿变深，破坏到牙本质，病牙对冷、热、酸、甜等刺激物敏感，病儿在进餐时食物会嵌在龋洞中。当龋洞继续发展深入到牙髓腔时，病牙遭冷、热、酸、甜等刺激时有痛感，同时易引发牙髓炎，出现剧烈疼痛、病牙处肿胀等症状。

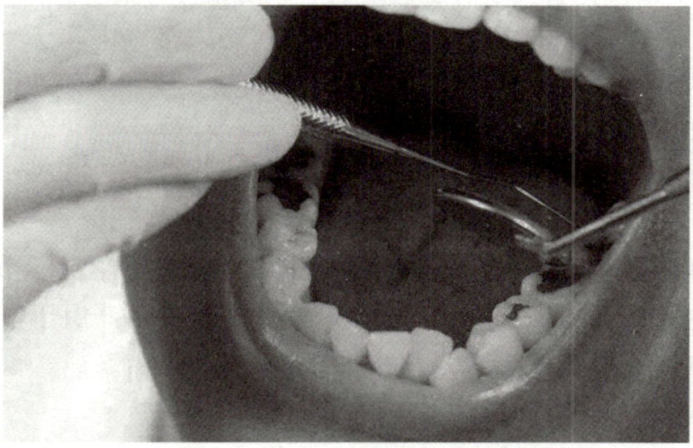

图 5－1　龋齿

3. 护理

每半年至一年进行一次专业的口腔检查，及时发现和治疗龋齿，防止问题恶化。一旦发现学前儿童有牙齿疼痛、颜色变化或牙龈肿胀等症状，应立即就医，按照医生的建议进行治疗和护理。

4. 预防

龋齿的预防方法主要有 5 种。一是保持口腔和牙齿清洁，养成每天早晚刷牙、饭后漱口的好习惯。2 岁左右的学前儿童就可以开始学习刷牙，掌握正确的刷牙方法（上牙从上往下刷下，下牙从下往上刷，刷牙要顺牙缝刷，咬合面要来回刷），定时更换牙刷。二是平时注意补充钙、磷丰富的食品，多晒太阳，使用含氟牙膏，使牙齿钙化形成坚硬的牙釉质。三是睡前不吃甜食，平时控制吃糖量和吃糖次数。四是进行窝沟封闭，保护磨牙的咬合面。五是定期检查牙齿，一旦发生龋齿要尽快修补，不可延迟或不补。牙齿排列不整齐者要进行矫正。

健康的牙齿标准是：没有蛀牙，牙龈健康，没有牙菌斑，牙齿美白，口气清新。

（二）斜视

斜视是指看事物时，双眼不在同一水平面上（见图 5－2）。斜视通常分内斜和外斜两种，分别俗称对眼和斜眼。斜视对学前儿童的视觉功能发育有很大危害，不仅影响外貌美观，更主要的是容易发展成弱视，使学前儿童看什么东西都是平面的，不能做一些精细活动。

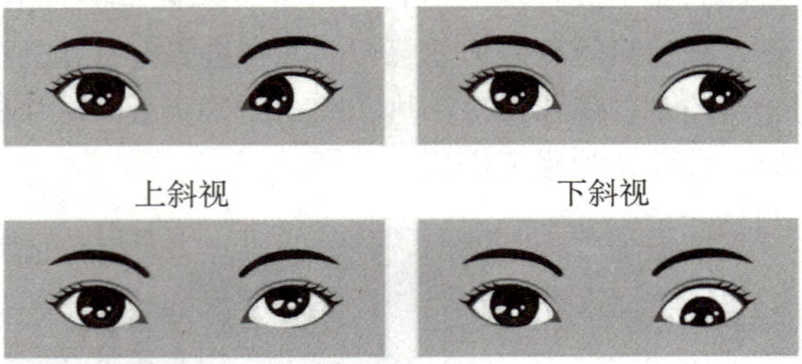

图 5－2　斜视

1. 病因

一是视神经或眼肌受到损伤，使眼球不受神经或肌肉的控制，出现向内或向外倾斜。二是患有近视、远视或散光。高度近视者，看近物时，由于双眼不需要进行调整，容易出现外斜。高度远视者容易出现内斜。

2. 症状

斜视病儿在看物体时，双眼不在同一水平面上，所看见的物体常常是有重影的，或是两个不完全相同的物体，干扰大脑对物象的融合和判断。长期的干扰使得大脑抑制一只眼的视觉功能，病儿仅用一只眼看物体，被抑制的一只眼发生功能退化，出现视力下降而患弱视。

3. 护理

早发现、早治疗是减少斜视对病儿视觉功能伤害的重要方法。护理方法是配镜和手术治疗。如果配镜治疗效果不佳的话，可遵医嘱进行手术治疗。

4. 预防

斜视的预防方法主要有以下几个：从出生开始，学前儿童要定期进行视力检查，特别是在学龄前和学龄初期。如果发现有视力问题，应及时由专业的眼科医生进行评估和治疗。家长要限制学前儿童长时间看电视、玩电子游戏或使用移动设备，以预防眼睛疲劳；增加户外活动时间，让眼睛有更多机会得到锻炼，有助于眼睛的正常发展；可以引导学前儿童进行一些简单的眼部运动，如眼球转动、眼睛聚焦等，以增强眼肌的协调性；教育学前儿童保持正确的阅读姿势，书籍与眼睛保持适当的距离；确保阅读和写作时有足够的光线，避免在昏暗环境中用眼。

（三）弱视

凡眼球内部或外部没有器质性病变，视力低下，经矫正视力仍不能正常，称弱视。弱视仅发生于视觉尚未发育成熟的学前期，是学前儿童较常见的一种视力发育障碍性疾病。

1. 病因

学前儿童的眼睛如果在视觉尚未发育成熟之前受到外界不良因素的影响，视觉功能就可能退化，这时尽管学前儿童的眼睛本身没有器质性病变，但在功能方面会出现问题，会看不清远处的物体。弱视分单眼弱视和双眼弱视。常见的病因有 4 个方面。

（1）先天性弱视。胎儿期眼睛发育不良会导致先天性弱视。

（2）斜视。没有及时治疗，斜视会发展成弱视。

（3）两眼视差较大。两只眼睛的视力相差较大，造成两眼视网膜上形成的物像的清晰度不一样，久而久之，大脑会抑制视力差的那一只眼睛，视力差的眼睛功能退化从而导致弱视。

（4）视觉剥夺。某种原因造成眼睛发育过程中视线被遮盖，视觉发育出现停滞，形成弱视。

2. 症状

弱视对病儿的生活、学习和工作都将带来很大的不良影响。一方面，病儿通过配镜也无法矫正视力，因视物不清而造成生活和学习上的不便，尤其是双眼弱视病儿更是如此；另一方面，弱视病儿的立体视觉受到影响，分辨不清物体的远近、深浅，不能做精细活动。

3. 护理

早发现、早治疗可帮助弱视病儿恢复视觉功能。学龄前是治疗弱视的最佳时期。如错过最佳期，视觉发育已完成，任何治疗都不再能使眼睛功能恢复。因此，定期检查病儿的视力、及早发现病症十分重要。治疗弱视多采用遮盖法，即给病儿配一副眼镜，把正常的一只眼用黑色眼罩盖住，强迫病儿用视力差的眼睛看物体，通过强制性锻炼逐渐使眼睛恢复功能。幼儿教师要及时提醒治疗中的病儿坚持佩戴眼镜；平时可针对病儿增加一些精细手工活动，如画画、剪纸、串珠、填色、刺绣等。

4. 预防

弱视的预防关键在于早发现和早干预。家长应定期带学前儿童做视力检查，特别是在弱视早期发展阶段。一旦发现学前儿童有视力问题，应立即就医。学前儿童平时要注意用眼卫生，避免长时间近距离用眼，如看书、看电视或玩电子游戏，以减少视疲劳。学前儿童要多进行户外活动，增加眼睛远距离聚焦的机会，这有助于眼睛的正常发育。此外，成人要确保学前儿童有均衡的营养摄入，特别是维生素 A 和其他对眼睛健康至关重要的营养素。对于有弱视风险的学前儿童，如斜视或屈光不正的学前儿童，应尽早对他们进行矫正治疗，以预防弱视的发生。

（四）急性中耳炎

急性中耳炎大多是由上呼吸道感染引发的五官科疾病，学前儿童发病率较高。

1. 病因

人的口腔内有一条与中耳相连的天然通道，在医学上称为咽鼓管。成人的咽鼓管为斜向上位，口腔内的细菌不容易进入中耳。而学前儿童的咽鼓管是水平位，短而直，故上呼吸道的细菌很容易通过咽鼓管进入中耳。尤其是在咳嗽、擤鼻涕、打喷嚏时，细菌很容易顺着气流进入中耳，引起急性中耳炎。

2. 症状

病儿出现不明原因的高热，烦躁不安，哭闹，用手抓耳朵，摇头；年长幼儿自诉头痛、耳痛；鼓膜红肿，充血；1～2 天后鼓膜穿孔，外耳道有脓液流出，耳痛症状减轻，高热也逐渐消退。

3. 护理

学前儿童务必按照医嘱和药物说明书正确使用药物，按照医生的建议定期复诊；轻轻敷上温热的湿布，可以缓解耳痛；在头部下方放置一个枕头或软垫，使头部稍微抬高，有助于中耳液体的排出；避免使用棉签或其他物品插入耳朵，以免损伤耳道或鼓膜。

4. 预防

急性中耳炎的预防方法主要有以下几个：预防上呼吸道感染的发生；反复出现上呼吸道感染的学前儿童应定期进行耳鼻喉检查，评估咽鼓管功能。成人要教会学前儿童使用正确的擤鼻涕的方法。

五、营养性常见疾病

营养性疾病是学前阶段的多发病。受饮食结构、不正确的喂养方法、不良饮食行为等因素影响，学前儿童容易发生缺铁性贫血、佝偻病、维生素 A 缺乏症、单纯性肥胖等营养性疾病。

（一）缺铁性贫血

缺铁性贫血是学前儿童发病率较高的一种营养性疾病。

1. 病因

（1）铁摄入不足。母乳、牛奶等奶类食品中铁含量较少，如没有及时添加铁含量丰富的食品，婴儿易患缺铁性贫血。年长幼儿缺铁多因偏食、吃铁含量丰富的食品较少而患病。

（2）体内铁储存不足。刚出生的婴儿，通常在胎儿期的后 3 个月已通过母亲的血液在肝内储存了一部分铁，可供其出生后3～4个月生长发育的需要。早产儿、双胞胎或母亲患有严重贫血者，在胎儿期没有储存足够的铁，容易患缺铁性贫血。

（3）生长发育快。随着学前儿童身体的迅速发育、血液量的增加，人体对铁的需求量也相应增大。因此，长得越快的学前儿童越容易出现贫血。

（4）患病。患有慢性腹泻、钩虫病的学前儿童易缺铁。

2. 症状

缺铁性贫血主要影响大脑和身体各器官的供氧，导致病儿生长发育减慢，大脑功能下降。因铁在人体内主要参与运送氧和二氧化碳，长期慢性缺铁会使红细胞的带氧量下降，大脑和各器官因缺氧而功能下降，出现记忆力下降、注意力分散、反应迟钝、智力低下等症状。缺铁性贫血发展缓慢。轻度贫血者临床上没有任何自觉症状，仅在体检时才可发现。中、重度贫血者可表现出一系列临床症状和体征，如面色苍白，指甲、眼结膜、嘴唇发白，全身无力，心率快，烦躁，爱哭，头发干枯、无光泽，身材矮小，容易感染生病，个别病儿出现异食癖。

3. 护理

家长应在医生指导下，为学前儿童补充适量的铁剂，以纠正缺铁状态，提供富含铁的食物，如红肉、绿叶蔬菜、豆类和富含维生素C的食物。家长要定期为学前儿童进行血液检查，监测血红蛋白和铁水平，评估治疗效果；定期评估学前儿童的身高、体重和发育指标，确保其正常生长；鼓励学前儿童进行适量的体育活动，促进身体健康；保证学前儿童有充足的睡眠时间，帮助身体恢复和大脑发育。

4. 预防

母亲妊娠后期要注意补铁；0.5～2岁的学前儿童要注意补充铁含量丰富的食品，如蛋黄、动物肝脏、瘦肉等；早产儿、生长发育快的学前儿童应在医生的指导下补铁，或选择一些强化食品。

（二）佝偻病

佝偻病俗称软骨病，多见于2岁以下的学前儿童。

1. 病因

佝偻病的直接病因是机体内缺乏维生素D，而使钙、磷的吸收代谢失常，钙不能正常沉积到骨组织中，以至于出现骨骼和神经系统的症状。导致维生素D缺乏的主要原因有：

（1）晒太阳少，缺乏户外活动。人体内的维生素D大部分来源于皮肤下的7-脱氢胆固醇。该物质在紫外线的照射下，可转变为维生素D并在体内发挥作用。2岁以下的学前儿童若户外活动少，晒太阳少，7-脱氢胆固醇不能完成这一转变，会造成体内维生素D不足。尤其是在冬季出生的婴儿，更容易患佝偻病。

（2）维生素D摄入不足。奶制品维生素D含量较低，如婴儿没有添加鱼肝油或维生素 D，会出现维生素 D 不足。

（3）受其他疾病的影响。肝和肾是维生素 D 进行羟化、转化为有活性维生素 D 的重要场所。小儿腹泻或患肝肾疾病都将影响维生素 D 的吸收和代谢，出现维生素 D 缺乏的情况。

（4）其他。大气污染、城市建筑的高楼化等，影响阳光中紫外线的穿透性，使维生素 D 的获取量减少。

2. 症状

早期症状主要为神经系统的症状，如爱哭闹、烦躁、食欲不好、睡觉不踏实、反复翻身、易惊醒、夜间易出汗（与季节、温度无关），病儿常因头部出汗多，皮肤瘙痒，出现枕秃。若病情进一步发展，病儿可出现骨组织软化、畸形等一系列症状：

（1）头部症状：4～6 个月的病儿，出现颅骨软化；囟门闭合延迟，出牙晚，颅骨骨缝变宽；头部呈方颅、十字形颅。

（2）胸部症状：出现肋骨串珠（在肋骨与肋软骨的交界处，软骨组织大量增生堆积为一个个圆形隆起），胸骨柄向外或向内凸起，形成“鸡胸”“漏斗胸”。

（3）脊柱症状：6～7 个月病儿因脊柱钙化不好，长时间站立或坐着受重力的影响，会出现脊柱后弯或侧弯。

（4）四肢症状：病儿下肢骨钙化不良，两腿出现向内或向外弯曲，形成 O 形腿或 X 形腿（见图 5－3）；手腕出现环形隆起，呈手镯样改变。

上述症状并非在所有佝偻病患儿身上可见。骨骼的畸形改变与病儿的发病年龄、骨骼发育状况有关。一般婴儿主要表现为头部症状，1 岁左右的学前儿童多见腿部症状。

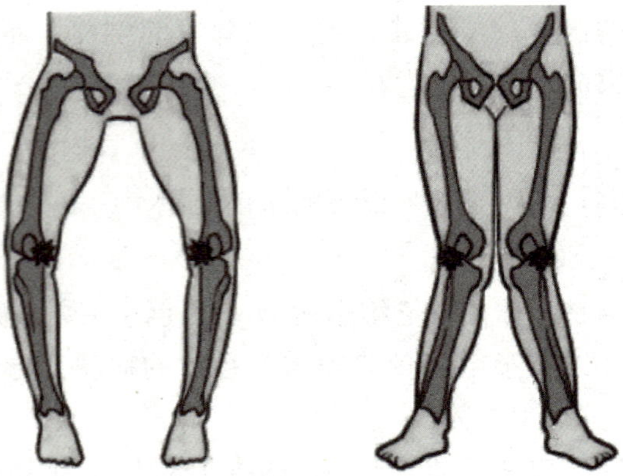

图 5－3　O 形腿、X 形腿示意图

3. 护理

家长要定期带学前儿童进行血液检测，监测维生素 D 和钙的水平，评估治疗效果，通过各种检查，监测骨骼的发育情况，及时发现并处理问题；在医生指导下为学前儿童补充适量的维生素 D，以促进钙的吸收和骨骼的健康发育；提供富含钙的食物，如牛奶、奶酪、豆制品、绿叶蔬菜等，以支持骨骼健康；了解佝偻病的相关知识，以便更好地照顾学前儿童；在学前儿童康复后，继续关注其营养摄入和户外活动，预防佝偻病的再次发生。

4. 预防

佝偻病的预防方法有以下几个：学前儿童在满月后可吃鱼肝油来补充维生素 D，以预防佝偻病；经常在户外活动和晒太阳，促进皮肤下的 7-脱氢胆固醇转化；吃含强化维生素 A、维生素 D 的牛奶或奶粉。

（三）维生素 A 缺乏症

维生素 A 缺乏症主要表现为皮肤、眼睛等组织和器官有一系列症状，严重的可导致失明。维生素 A 缺乏症是贫困地区学前儿童常见的营养性疾病。

1. 病因

患维生素 A 缺乏症的主要原因是维生素 A 和胡萝卜素摄入不足。自然界中大多数食品所含维生素不是很丰富，维生素 A 主要存在于动物的肝脏、蛋黄和奶制品中。深颜色的蔬菜中含有胡萝卜素，它是维生素 A 的前体（在肠道中，胡萝卜素可部分转化为维生素 A 发挥功能）。因学前儿童吃蔬菜少，加之维生素 A 在食物中含量不丰富，故容易发生维生素 A 缺乏症。同时，缺少脂肪也是导致维生素 A 缺乏的重要因素。因维生素 A 和胡萝卜素属于脂溶性维生素，它们在肠道中必须有脂肪同时存在才能变为溶解性物质从而被人体吸收。如果饮食中缺乏脂肪，维生素 A 吸收率下降，就会导致出现维生素 A 缺乏症。贫困地区学前儿童缺乏维生素 A 主要与缺少脂肪有关。

2. 症状

（1）眼睛。早期表现为暗适应能力下降，患儿患夜盲症。患儿在夜间或在暗光下看不清物体；严重者，可因上皮组织的改变出现眼角膜干燥、溃疡、穿孔，直至失明。

（2）皮肤、呼吸道、泌尿道。患儿的皮肤因上皮组织的角质化而干燥、脱皮，尤其是上臂外侧和大腿前侧皮肤出现鸡皮样改变（皮肤粗糙，长小丘疹）；呼吸道和泌尿道因上皮组织改变，黏膜分泌物减少，抵抗力下降，容易感染各种呼吸道、泌尿道疾病。

（3）骨骼。患儿骨骼发育速度迟缓，身高和牙齿发育减慢。

3. 护理

家长要在医生的指导下为学前儿童补充维生素 A，可以通过口服补充剂或改善饮食来实现；增加富含维生素 A 的食物，如胡萝卜、南瓜、菠菜、芒果、木瓜等；定期进行血液检测，监测维生素 A 的水平，以评估治疗效果和调整补充剂的剂量。由于维生素 A 对视力有重要影响，因此家长应定期带学前儿童进行视力检查，及时发现并处理视力问题。

4. 预防

在患维生素 A 缺乏症的高风险地区，食用维生素 A 强化食品，如强化食用油、奶制品等是不错的方法。学前儿童可以多吃富含胡萝卜素的深颜色蔬菜，如胡萝卜、西红柿、菠菜、南瓜、红薯、甘蓝等以预防维生素 A 缺乏症。

（四）单纯性肥胖

单纯性肥胖是指无明显内分泌和代谢性疾病等所致的肥胖。单纯性肥胖属非病理性肥胖。近年来，我国学前儿童单纯性肥胖的发病率呈增高趋势。肥胖已成为危害学前儿童健康，导致成年后心血管疾病高发的潜在病因。

1. 病因

导致单纯性肥胖的直接原因是热量摄入量大于消耗量。当机体长期处于热量摄入过量状态时，多余的热量将转换为脂肪在脂肪细胞中储藏，从而使体重增加，皮下和脏器表面脂肪堆积。引起学前儿童热量摄入过量的因素十分复杂，可归纳为以下几点：

（1）饮食习惯。饮食过量，进食速度快，喜吃高脂肪、高糖食品，喜欢喝碳酸类饮料，吃三高零食（高盐、高糖、高脂肪）等不良饮食习惯是热量摄入过量的主要原因。

（2）生活方式。喜欢静态游戏（看电视、看书、玩电脑），不喜欢运动和户外活动，每天运动过少是造成热量消耗少的主要原因。

（3）遗传因素。人们普遍认为，遗传是导致肥胖的重要因素。大量的调查数据显示，父母是肥胖者，子女肥胖的发生率大大高于正常人群。遗传决定了个体的代谢快慢和代谢水平。实验显示，肥胖学前儿童与正常学前儿童完成相同的活动，前者消耗的热量小于后者。同时，肥胖学前儿童在代谢上更趋向于将热量转化为脂肪并储存起来。因此，有些学前儿童虽然吃得并不太多，但却有超重或肥胖的现象。

（4）不正确的养育方式。家长在养育学前儿童的过程中方法不当，如添加糖类过早、从小喂养过量、提供大量高脂肪食物等；或观念及认识错误，如认为能吃是福、体胖是健康的标志等，也会造成热量摄入过多。

2. 症状

临床上诊断学前儿童肥胖的标准通常参考标准体重。肥胖又分为轻度肥胖、中度肥胖和重度肥胖，超过标准体重的 20%～30%为轻度肥胖，30%～50%为中度肥胖，大于 50%为重度肥胖。

活动时，肥胖的学前儿童容易累、怕热、多汗、气短，跑跳等运动能力下降，行动不灵敏等。如不积极治疗单纯性肥胖，学前儿童成年后易患成年肥胖症，并发高血压、冠心病、糖尿病等疾病。

3. 护理

单纯性肥胖的护理方法有：膳食均衡，包含足够的蔬菜、水果、谷物和优质蛋白质，减少高糖、高脂肪和高热量食物的摄入。成人要帮助学前儿童建立规律的饮食习惯，避免暴饮暴食，鼓励小份多餐的进食方式；鼓励学前儿童每天进行至少 60 分钟的体育活动，如骑自行车、游泳、跳绳等；安排更多的户外活动，让学前儿童享受自然，同时增加身体活动量；积极参与学前儿童的活动。

4. 预防

单纯性肥胖症的预防效果要胜于治疗。从以下两个方面开展预防工作能够收到实效。

（1）加强膳食管理。一是控制饮食的摄入量，不暴饮暴食。成人要适当控制超重儿的进食量，将每天的实际摄入量与标准量进行对比，适当减少实际摄入量。幼儿教师分饭时先少量分发，不足再添加。二是控制高热量食物的摄入。超重儿要少吃高脂肪的油腻食品、油炸食品；少吃糖果、糕点、膨化食品等高糖类食品。三是要注意膳食平衡，在保证蛋白质供给的前提下，适当增加蔬菜、水果等低热量食品，反对节食。四是吃饭时要细嚼慢咽，专心吃饭，吃清淡食物，每天定时进餐，吃饱后不再进食，少吃零食。

（2）适当运动。学前儿童每天要有充分的户外活动时间以及一定运动量的活动。骑自行车、游泳、跳绳、踢球等都属于有氧运动，坚持运动可增加机体对热量的消耗，加快代谢。

知识拓展

非单纯性肥胖

任务三　学前儿童常见传染病及其防治

问题情境

传染病对于大家来说并不陌生。目前，传染病仍然是危害人类健康的重要疾病，也是导致学前儿童死亡的重要原因之一。传染病的基本特征是什么？传染病是怎样流行的？如何预防传染病？幼儿园作为学前儿童生活、学习聚集的地方，也是传染病易感人群集中的场所，容易造成传染病的流行。在幼儿园做好各类传染病的预防和控制工作尤为重要。

一、传染病的基本常识

（一）传染病的概念

1. 病原体

在人体的外环境中，有一些能侵袭人体的微生物和寄生虫，称为病原体。传染病的病原体包括微生物（病毒、细菌、真菌、衣原体、支原体等）和寄生虫（原虫、蠕虫、昆虫）两大类。

2. 传染病

凡是可以传染的疾病都称为传染病。准确地说，传染病是指生物性的病原体进入人体，破坏机体的平衡，在人与人之间、人与动物之间或者动物与动物之间传播的疾病。传染病是由病原体所引起的疾病，传染病的传染性强弱与病原体的种类、数量、毒力等密切相关。传染病的显著特征是病原体是有生命的活体，能繁殖后代。一方面，这些病原体可以在病人体内繁殖活动；另一方面，可以由病人传染给健康人，这样就引起传染。因此，凡是能够由病人、带菌者或者动物传染给健康人的疾病，都称为传染病。

（二）传染病的基本特征

由于传染病的致病因素是有生命的病原体，它在人体内所引起的疾病与其他致病因素所引起的疾病有着本质的区别，因此了解传染病的特征，可以更好地鉴别和防治传染病。

1. 传染性

传染病的核心特征是它们具有传染性，即病原体能够从一个感染个体传播到另一个未感染的个体。这种传播可以通过多种途径发生，包括直接接触、空气传播以及母婴传播等。

2. 流行性

传染病具有流行性，这意味着它们可以在人群中发生流行或暴发。流行病学专门研究传染病的分布、传播模式和影响因素，以及如何在人群中控制和预防这些疾病。

3. 病原体特异性

每种传染病都由特定的病原体引起，每种病原体都有特定的生物学特性，这决定了疾病的临床表现和治疗方法。

4. 有免疫反应

传染病会引起宿主的免疫反应。免疫系统对病原体的识别和反应可能导致炎症和其他症状的出现。在某些情况下，感染后宿主会对特定病原体产生免疫力，从而对再次感染产生免疫作用。

5. 有特定的病程和症状

传染病通常有特定的病程和症状，包括潜伏期、发病期、恢复期。潜伏期是病原体从进入宿主体内到症状出现的时间段。发病期是症状明显、传染性最强的时期。恢复期是宿主清除病原体，症状逐渐消失的阶段。

微课

传染病概述

二、传染病的流行过程

传染病的流行过程是指传染病在人群中发生、发展及转归的过程。流行过程的发生需要三个基本环节，即传染源、传播途径和易感人群。传染病的流行过程常受社会因素和自然因素的影响。传染源、传播途径和易感人群三个环节不是孤立的，而是互相联系和相互影响的，缺一不可。

（一）传染源

传染源是指体内有病原体生存、繁殖并能将病原体排出体外的人或动物。传染源是传染病发生和流行的根源，它包括以下 3 种：

1. 传染病患者

传染病患者是指感染了病原体，并表现出一定症状和体征的人。就大多数传染病来说，病人是主要的传染源。病人排出病原体的整个时期叫传染期。根据传染病的传染期，可决定病人的隔离期限。病原体进入人体后，经过一定时间的繁殖，达到一定数量时，人就会生病，最初病人无明显症状，此时处于潜伏期，处于潜伏期的病人可能传染疾病。因为潜伏期没有明显症状，所以此时更难于鉴别。预防为主在防治传染病方面显得尤为重要。

2. 病原携带者

病原携带者是指无症状但能排出病原体的人或动物。病原携带者可以分为病后病原携带者（亦称恢复期病原携带者）和健康病原携带者两类。病后病原携带者指的是病人患病后，症状虽已消失，但仍能排出病原体的人；健康病原携带者指的是病原体虽已侵入人体，但不出现任何症状，却能排出病原体的健康的人。有些传染病的主要传染源是病原携带者。

3. 受感染的动物

有些传染病是人兽共患病，患病的动物可排出病原体传染给人类。有些传染病，动物感染后不发病，但可传染给人类。作为传染源的动物以啮齿类动物为主，家禽、家畜也可能成为传染源。

（二）传播途径

病原体从传染源体内排出后，经过一定的方式，又侵入他人体内，所经过的路线称为传播途径。主要的传播途径有以下 8 种。

1. 空气传播

空气传播是呼吸道传染病的主要传播方式，包括飞沫传播和尘埃传播。例如，病人讲话、呼吸、咳嗽，会喷出大量黏液和唾液的飞沫，飘移在空中，使健康的人感染。此外，病人吐的痰晒干后会混入尘埃中，当他人行走或打扫清洁时，扬尘将病原体带入呼吸道从而致病。大部分呼吸道传染病都是通过空气传播的。非典型病原体肺炎主要通过近距离空气飞沫和密切接触传播，是一种呼吸道急性传染病。幼儿园要实行洒水清扫，防止灰尘飞扬，加强通风换气，采用紫外线照射或乳酸蒸气消毒，有效地切断此传播途径。

2. 饮食传播

病原体污染了食物、饮水，经口进入健康的人的体内，称为饮食传播。饮食传播是消化道传染病的主要传播方式。食物在制作过程、储藏、运输和销售过程中被病原体污染，造成病从口入，经由消化道进入健康的人的体内而受感染。

3. 虫媒传播

被蚊、蚤等叮咬、吸血而感染疾病，这种传播方式称为虫媒传播。

4. 接触传播

接触传播分为直接接触传染和间接接触传染。直接接触传染，即病原体不经过外界途径，从传染源直接到达易感者身上，使之患病。间接接触传染，即健康的人接触了被病人污染的食品从而患病。

5. 水源传播

水源传播是指病原体污染水源并能在水中存活一段时间，使饮用此水的人感染疾病的传播方式。不少肠道传染病因此引起。有些传染病，是因感染者接触被病原体污染的水，病原体经皮肤侵入人体的。保护水源，饮用开水，可阻隔水源传播。

6. 医源性传播

医源性传播是指医务人员在检查、治疗和预防疾病时或在实验室操作过程中造成的传播。

7. 土壤传播

土壤传播是指寄生虫卵和细菌等随人的粪便进入土壤，土壤沾在人们手上，手触摸口，病原体经口进入人体的传播方式。土壤污染伤口可致病；在土壤中的寄生虫幼虫，经人的皮肤进入人体也可致病。土壤传播与人接触土壤的机会及个人卫生习惯有关。

8. 母婴传播

母亲和婴儿接触密切，母亲可将疾病传染给婴儿。母婴传播包括胎盘传播、分娩损伤传播、哺乳传播和产后接触传播四类。

母婴传播时病原体必须经过一定的传染途径，侵入人体后才能构成传染，而每一种病原体都有一条或多条侵入渠道，否则不发病。病原体入侵的部位有呼吸道、消化道、皮肤黏膜。有些传染病是通过多种途径传播的。

（三）易感人群

易感人群是指对某种传染病缺乏免疫力，或免疫力较弱，病原体侵入后可能发病的人。易感人群对某种传染病缺乏免疫，易受感染。人群的感染性受人群中每个人的免疫状态所影响。这种易感性升高的主要原因包括外来人口的增加，免疫人群免疫力的降低，病原体的变异或病原体种型组成的变动，以及新生儿的增加等。这种易感人群的多少，对传染病的发生和传播往往有很大的影响。病原体入侵人体后，如果人体没有免疫力，则病原体就能繁殖并使人致病，所以易感人群的存在是传染病流行不可缺少的一部分。社会条件和自然条件都可影响人的体质，如居住条件、营养、工作条件和气温、湿度、气候。所以，提高社会条件和自然条件的质量有利于提高人群的健康水平。

总之，传染源、传播途径和易感人群是传染病流行的三个环节，缺少任何一个环节都不可能导致传染病的流行。要预防传染病的流行，也必须从这三方面入手。

三、学前儿童常见传染病

（一）流行性感冒

微课

学前儿童常见传染病有哪些?

1. 病因

流行性感冒简称流感，是由流感病毒引起的急性呼吸道传染病。流感病人是主要传染源，他们通过咳嗽、喷嚏等排出病毒。人对流感普遍易感，流感传染性很大，四季均可流行。流感的流行特点是发病突然，蔓延迅速，患病人数众多，但流行过程较短，一般多流行于冬春季。

2. 症状

流感的潜伏期为 0.5～2 天。流感的症状为起病急、高热、头痛、咽痛、乏力，腰部和四肢酸痛，眼结膜充血等。以胃肠道症状为主者，有恶心、呕吐、腹痛、腹泻等症状。以肺炎症状为主者，发病 1～2 日后即出现咳嗽、气促等症状。部分病儿有明显的精神症状，如嗜睡、惊厥等。学前儿童患流感后常并发中耳炎、鼻窦炎等，个别体弱者可并发脑膜炎。个别病儿并发肺炎。

3. 护理

流感的护理方法有以下几个：高热时卧床休息适当降温。病儿居室要有阳光，空气新鲜；饮食应易消化，有营养、多饮水。家长照护病儿时应戴口罩，护理后洗手。

4. 预防

（1）隔离消毒：此病发病快，病儿应立即与健康者隔离。护理者要做好空气消毒和食具消毒工作。

（2）流感流行期间，学前儿童尽量少到公共场所。学前儿童外出时应戴口罩，注意公共卫生，不随地吐痰。

（3）注意室内清洁和通风。

（4）平时注重体格锻炼，加强营养。成人可让学前儿童多到阳光充足和空气新鲜的户外适当活动，以增强抵抗力。

（5）注意外界环境的变化。室内尽量保持相对恒定的温度，空气流通、阳光充足。

（二）水痘

1. 病因

水痘是由病毒引起的呼吸道传染病。水痘病毒存在于病儿的鼻咽分泌物及水痘的浆液中。水痘从病儿发病日起到皮疹全部干燥结痂，全程都有传染性。病初，病毒主要经飞沫传染；皮肤疱疹破溃后，病毒可通过衣物、用具等间接传染。人对水痘普遍易感，感染水痘后很少发生二次感染。水痘多发生于冬春季，其他季节可散发。

2. 症状

水痘的潜伏期为 10～21 天，起病较急，伴有低度或中度发热、身体不适、上呼吸道症状等，日内出现皮疹。皮疹刚出现时为红色斑疹，数小时后变为深红色丘疹，之后变为疱疹。疱疹部位表浅，大小不等，卵圆形，壁薄易破。疱液起初透明似水滴，围绕红晕，逐渐浑浊，有痒感，1～2 日后干燥结痂，数日后脱痂，脱痂后不留疤痕。躯干及四肢近端处的皮疹居多，呈向心性分布。皮疹分批出现，出疹 2～3 天后可在同一部位见到各阶段的皮疹。在病儿皮肤上可见到皮疹的三种形态：红色小点、水疱、结痂。出疹期间，病儿皮肤刺痒。

3. 护理

病儿在发病期间应卧床休息，摄入充足的水分和易消化的饮食；室内保持空气清新；衣服、被褥清洁，衣服宽大、柔软，经常更换；保持手、皮肤及口腔的清洁；及时修剪指甲，必要时包裹双手，防止抓破皮疹引起感染。水痘感染后皮肤上会落下疤痕。没出过水痘的学前儿童要避免和病儿接触。长期服用肾上腺皮质激素类药物的学前儿童，要特别注意预防水痘，一旦被传染上，会导致病情恶化。此病愈后情况良好，一般病儿只需要加强护理，减轻症状并预防继发感染即可。

4. 预防

(1) 接种疫苗。接种水痘活疫苗是预防水痘最有效的方法之一。家长应按照国家免疫规划和医生的建议，及时为学前儿童接种水痘活疫苗。

(2) 增强免疫力。学前儿童要摄入均衡的营养，包括足够的蛋白质、维生素和矿物质，以支持免疫系统的正常运作。学前儿童要有充足的睡眠时间，良好的睡眠质量有助于提高免疫力。学前儿童要进行适量的户外活动和体育锻炼，以增强体质。

(3) 养成良好卫生习惯。学前儿童要养成良好的个人卫生习惯，尤其要勤洗手，以减少病原体的传播。学前儿童要在咳嗽或打喷嚏时用纸巾捂住口鼻，或用肘部遮挡，避免直接用手接触口鼻。

(4) 避免接触患者。学前儿童应尽量避免接触患有水痘或疱疹的人，因为这些人可能具有传染性。

(5) 保持环境卫生。成人要定期清洁和消毒学前儿童常接触的物品和表面，如玩具、门把手、桌椅等；保持家庭和学校环境的清洁，定期开窗通风，减少病毒和细菌的滋生。

(三) 病毒性肝炎

1. 病因

病毒性肝炎是由一组影响肝脏的病毒引起的，这些病毒包括甲型、乙型、丙型、丁型和戊型肝炎病毒。每种类型的肝炎病毒都有其特定的传播方式和流行病学特征。

(1) 甲型肝炎 (HAV)。甲型肝炎主要通过“粪—口”途径传播，如人接触受污染的食物或水。甲型肝炎的流行与卫生条件有关，即人与未经处理的水源或食物接触后易感。

(2) 乙型肝炎 (HBV)。乙型肝炎通过血液和体液传播，如母婴传播、性接触等。乙型肝炎的流行与疫苗接种率低、不安全性行为、使用未经消毒的医疗器械等有关。

(3) 丙型肝炎 (HCV)。丙型肝炎主要通过血液传播，如健康者与病人共用注射针头等。

(4) 丁型肝炎 (HDV)。丁型肝炎仅在乙型肝炎病毒感染者中发生，通过血液传播。

(5) 戊型肝炎 (HEV)。戊型肝炎通过“粪—口”途径传播。戊型肝炎的流行与接触受污染的水源或食物有关。

2. 症状

患有甲型肝炎的人可能出现发热、食欲不振、恶心、呕吐和黄疸等症状。患有乙型肝炎的人可能出现较轻微症状或无症状，但在某些情况下可能导致慢性感染。患有丙型肝炎的学前儿童可能只有轻微症状或无症状。丁型肝炎的症状与乙型肝炎相似。

患有戊型肝炎的人可能出现发热、食欲不振和黄疸症状。

这些肝炎大多是肝的急性炎症导致发病的。肝炎通常有发热、头痛、全身乏力、食欲下降、恶心、呕吐、右上腹痛及触痛、排深色尿和灰白色便等症状，但也有个别病儿患病早期无症状。

3. 护理

早期要卧床休息，恢复期可逐渐增加活动量，以不疲劳为界限，同时要制定每天的作息制度，生活要有规律；饮食要尽量清淡，适合病人口味。饮食宜少吃脂肪，适当增加蛋白质和糖的量，多吃水果、蔬菜；护理者护理病儿后，要用肥皂洗手。

4. 预防

（1）管理传染源。发现病例后要严格遵守隔离制度：对密切接触者，要按规定进行观察；如发现病儿，应及时隔离，流行期间不入园。建立体检制度，乙型肝炎表面抗原阳性的幼儿园教职工应暂离工作岗位，直到痊愈为止。

（2）切断传播途径。成人要加强饮食、饮水和环境卫生管理，如饮水煮沸消毒，根据食品卫生保证食品不受污染，管理好污水和粪便，以及消灭苍蝇、蟑螂等。成人应教育学前儿童饭前便后用流动水和肥皂洗手，不喝生水和不吃不洁食物，实行一人一巾一杯，做到一人一针一筒（针头、针管）。对病儿要早发现、早隔离。病儿被隔离后，所在班级的设施、设备，如桌椅、玩具、被褥、衣服、食具、毛巾、便盆等要进行彻底消毒。

（3）认真执行晨、午、晚检制度，各班的玩具、图书应严格分开，定期消毒和清洗。

（4）增强抵抗力，除加强锻炼，保证营养外，可遵医嘱进行免疫注射。

（四）麻疹

1. 病因

麻疹是一种由麻疹病毒引起的急性出疹性传染病，具有高度传染性。病儿是唯一传染源。带病毒的飞沫通过打喷嚏、咳嗽、说话等，直接传播入呼吸道，或污染日用品、玩具、衣服等造成间接传播。此病多见于半岁以上学前儿童，1～5 岁发病率较高。近年来，由于接种麻疹疫苗，发病年龄有上移的趋势。麻疹一年四季都可发生，但以冬、春季多见。

2. 症状

潜伏期：6～18 天。

前驱期：开始感冒、发热，体温在 38℃～39℃。病儿咳嗽、流涕、喷嚏、眼红多泪、畏光；起病 2～3 天后，颊黏膜近磨牙处可见白色小点，围绕红晕，即科氏斑，数量逐渐增多，延及牙龈及唇黏膜。

出疹期：在起病后的第 4～5 天，前驱期症状加重，并出现皮疹，其出疹顺序为：

耳后、额部发际—面、颈、上胸—自上而下蔓延全身—四肢—手掌、足底。起初皮疹稀疏分布呈淡红色，逐渐密集融合呈暗红色，疹间可见正常皮肤。

恢复期：皮疹出齐后，体温渐降，症状随之减轻至消失，病儿精神好转；4～5 天后，皮肤有糠状脱屑，留有棕色斑痕，1～2 周后完全消失。

3. 护理

（1）注意饮食卫生。发热与出疹时，病儿要多饮开水，食用易消化的流质或半流质食物，采取少食多餐的办法。退烧后病儿食欲增加，此时需要及时补充营养，如食用牛奶、肉米粥、鸡蛋羹等，但不宜食用蟹、笋、芋头、鱼等食物；切忌盲目忌口，病儿身体消耗很大，盲目忌口容易造成营养不良，不但对恢复健康不利，还可能因缺乏维生素而导致其他疾病的发生等。

（2）注意眼部卫生。出麻疹时，病儿眼部分泌物增多，有时会把上下眼皮黏在一起。病儿可以经常用温开水洗一洗眼睛，保持眼部清洁，不要让眼分泌物封住眼睛；尤其是营养不良的病儿，出麻疹会增加他们体内维生素 A 的消耗，使角膜软化，若发生感染，就可能造成失明；同时要注意鼻腔、口腔清洁，及时清除鼻腔分泌物。

（3）注意发现并发症。病儿皮疹出不透，疹色淡白或发紫，这可能是并发症的表现，应及时治疗。若皮疹刚露就色泽发暗、突然消失或出不透，都称为内陷。当学前儿童出现皮疹内陷时，成人应注意他们有无并发症。一般是有了并发症，如肺炎、心肌炎等，或因出汗多，体内水分不足，导致血液循环不好引起内陷。

护理者进入病儿所在居室要戴口罩。未出过麻疹的学前儿童不要跑到病儿房间里去。护理者护理病人后，要消毒后再接触他人。

4. 预防

（1）我国自成功研制麻疹疫苗后，麻疹发病率大大降低，因而要做好预防接种工作。

（2）将病儿隔离至出疹后 5 天，如有并发症，延长至 10 天。

（3）接触麻疹病儿者，2 天内应接种麻疹减毒活疫苗，或 5 天内注射丙种球蛋白。

（4）麻疹流行期间，幼儿园应加强晨检，将有上呼吸道感染和发热的病儿及时隔离，在此期间不带学前儿童到公共场所。

（5）对密切接触者进行检疫，病儿停留过的房间按规定开窗通风。

四、学前儿童常见寄生虫病

（一）蛔虫病

1. 流行特点

蛔虫病感染率很高。蛔虫的受精卵（含蚴卵）随粪便排出，若温度和湿度适宜，它们就会发育成感染性虫卵。学前儿童在地上滚爬玩耍，饭前不洗手，吮吮手指或生吃未洗净的瓜果、蔬菜，均可将感染性虫卵吞入，虫卵存于小肠内，卵壳溶解，孵化成幼虫，而后逐渐发育为成虫（见图 5-4）。自吞入感染性虫卵至雌虫成熟开始排卵，时长约两个月。成虫能存活 1～2 年。

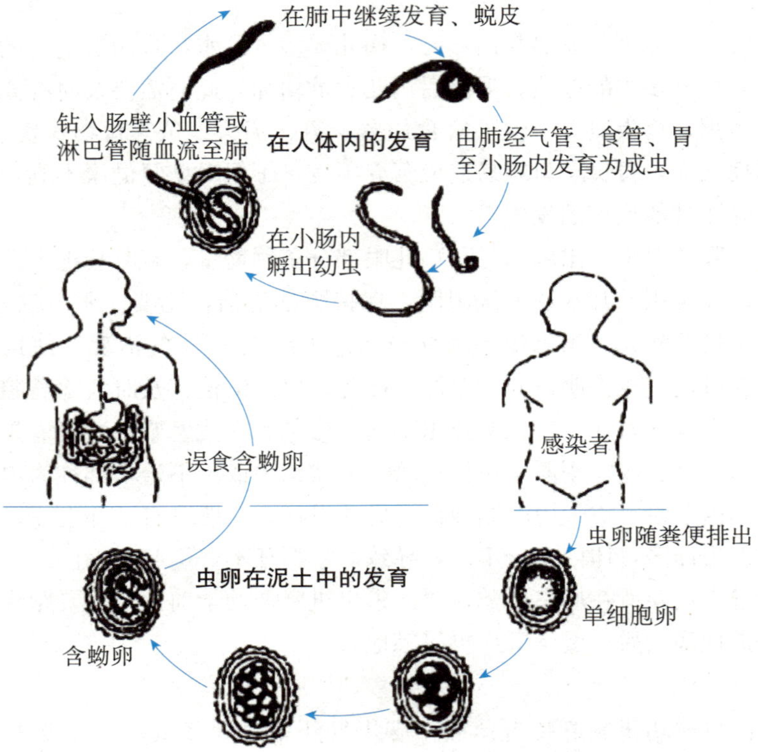

图 5-4　蛔虫的寄生过程

2. 症状

（1）成虫在肠道内寄生，由于机械刺激常引起病儿脐周围阵发性疼痛，片刻后自行缓解。

（2）蛔虫的代谢产物或死亡之后的裂解物为有毒物质，可引起低热、多汗、夜惊、磨牙等症状。

（3）蛔虫有喜移行及钻孔的特点，当人体内发生某些变化，如发热、服不足量的驱虫药等，均可刺激蛔虫，引起各种并发症，常见的有胆道蛔虫病等。

3. 预防与治疗

（1）积极治疗蛔虫病，以减少虫卵散播的机会。因 6—7 月易感染蛔虫卵，9—10 月虫卵已发育成虫，所以幼儿园可于 9—10 月进行集体驱蛔虫。使用驱虫药时应遵医嘱。

（2）改善环境卫生，讲究饮食卫生，特别是讲究个人卫生。成人要教育学前儿童饭前便后洗手，经常修剪指甲，不吃污染的食物，不捡拾地上的食物放入口中，做好粪便管理，不随地大、小便。

（二）蛲虫病

1. 流行特点

蛲虫，又称线头虫，虫体细小，乳白色。蛲虫成虫寄生于人体结肠内，雄虫交配后死亡，雌虫沿结肠下行，一般在宿主入睡后两小时左右于肛门周围、会阴部周围产卵，雌虫产卵后死亡。虫卵发育数小时即具感染性。雌虫产卵导致肛门周围奇痒，病儿用手搔痒，手指就会沾上虫卵，从而传至其他地方，如不注意卫生，就会造成相互感染。含有虫卵的灰尘经呼吸道进入鼻咽部，被他人吞下也可造成感染。

2. 症状

（1）肛门周围和会阴部奇痒。

（2）搔伤致使局部皮肤糜烂。

（3）睡眠不安，易烦躁。

3. 预防与治疗

（1）避免重复感染。蛲虫存活时间短，但由于重复感染的机会多，故蛲虫病不易根除。避免重复感染的方法：学前儿童穿封裆裤睡觉，并于肛门周围涂上药膏，以黏住虫卵并止痒；早晨再用温肥皂水洗净肛门；换下的内裤洗净并煮沸消毒。连续数天，即可见效。

（2）培养良好的卫生习惯。学前儿童饭前便后洗手，不吸吮手指。

（3）勤换衣服，常消毒，勤晒被褥。用具、玩具、便器等要勤消毒，以防交叉感染。

五、幼儿园传染病的预防

（一）控制传染源

微课

传染病的预防与管理早知道

很多传染病在病人开始发病之前已经具有传染性，某些传染病则在发病初期传染性最强。因此，越早发现和管理传染源，越能防止传染病的流行。无论在平时还是在疾病流行期间，幼儿园都必须加强检查工作。

1. 入园体检

入园体检是一项常规工作，学前儿童入园前的检查工作必须严格执行，以便早期发现疾病。

2. 加强晨、午、晚检和全日观察

严格落实晨、午、晚检制度，不能流于形式，如发现学前儿童有疾病，应及时隔离并进一步观察。对传染病人要尽可能做到早发现、早诊断、早报告、早治疗、早隔离，防止传染病蔓延。患传染病的动物也是传染源，也要及时地处理。这是预防传染病的一项重要措施。

（1）晨、午、晚检。日托园每天入园时检查学前儿童身体状况，整托园早晨起床后检查学前儿童身体状况。检查内容可根据传染病多发季节而有所侧重。检查方法可概括为：一摸、二看、三问、四查。一摸：摸学前儿童是否发热。二看：看学前儿童咽部、皮肤和精神。三问：问学前儿童饮食、睡眠、大小便情况。四查：查学前儿童有无携带不安全物品。怀疑有传染病的学前儿童，暂不得入班，须经医生进一步检查，再确定是否入班。

（2）全日观察。幼儿教师随时注意学前儿童有无异常表现。全日观察的重点是精神、食欲、大小便、体温及睡眠情况。学前儿童活泼好动，若表现出不爱活动、乏力、呆滞等现象，需要进一步观察。平时食欲旺盛，突然食欲不振、恶心、呕吐；平时入睡快、睡得安稳，现变得入睡困难或睡眠不安；大便次数增多、小便颜色加深；发热等症状出现时，幼儿教师均应进一步检查，以便早发现、早治疗。

3. 病后检查

幼儿园在病儿和教职工病后在返园时必须做检查。例如，病儿患急性传染病，必须在病愈隔离期满后，经过医生证明无传染性，方可返园。

4. 做好检疫隔离工作

许多传染病在患病早期传染性最强，早隔离传染源是控制传染病流行的重要环节。针对可疑传染病，也应先隔离病人。对接触过传染病的密切接触者，应做好隔离检疫工作，直至传染病最长潜伏期终了未出现症状方可解除隔离。

5. 及时报告疫情

及时报告疫情不仅有助于保护个人和公共卫生安全，而且是每个公民、幼儿园和医疗机构的责任。有效的疫情报告和响应机制可以减少疫情对社会和经济的影响，保障人民的生命健康。

（二）切断传播途径

切断传播途径是控制和预防传染病的重要措施之一。这些措施旨在阻止病原体从传染源传播到易感人群，从而减少疾病的发生和扩散。以下是一些有效的切断传播途径的方法：

1. 养成良好的卫生习惯

养成良好的卫生习惯既是切断传播途径有效的方法，也是幼儿园教育的内容之

一。幼儿教师应注意在日常生活中培养学前儿童个人卫生、遵守作息制度、自觉锻炼身体等习惯，同时应有计划地向学前儿童传播卫生知识。

2. 环境卫生管理

幼儿园应制定和执行清洁卫生制度，定期进行大扫除，定期消毒工具，这样可以降低病原体在环境中的存活率。

3. 食品安全控制

成人要加强食品在生产、加工、储存和销售过程中的卫生安全管理，避免病原体通过食物链传播。

4. 蚊虫和害虫控制

通过消除蚊虫等害虫的孳生地、使用杀虫剂等措施控制害虫数量，从而减少传播途径。

（三）保护易感人群

保护易感人群是预防传染病传播的重要环节，主要目的是降低易感人群感染疾病的风险。以下是有效保护易感人群的方法：

1. 增强抵抗力

成人要确保学前儿童摄入足够的营养，包括蛋白质、维生素、矿物质等，多吃新鲜水果和蔬菜，适量摄入肉类、鱼类、蛋类和豆制品等。成人要保证学前儿童有足够的睡眠时间，因为睡眠对于学前儿童的身体发育和免疫系统的恢复至关重要。成人要帮助学前儿童建立规律的生活习惯，如定时就餐、定时睡觉和定时排便，这有助于建立生物钟和提高身体机能。成人要鼓励学前儿童进行适量的体育活动，如户外游戏、跑步、游泳等，这有助于增强体质，提高免疫力。

2. 预防接种疫苗

预防接种疫苗是预防传染病最有效的公共卫生措施之一。它是一种将疫苗注入人体，以激发和增强免疫系统对特定病原体的防御能力的预防方法。疫苗接种后，人体免疫系统会识别疫苗中的抗原（病原体的一部分），并产生相应的免疫反应，包括产生抗体和记忆细胞。免疫系统的记忆细胞会“记住”遇到的病原体，当真正的病原体入侵时，能够迅速并有效地产生免疫反应，从而防止疾病的发生或减轻病情。当足够多的人接种疫苗后，即使有些人群未接种或不能接种疫苗，整个社区也能从中受益，因为疾病传播的途径被阻断，减少了疾病的暴发和流行。预防接种可以显著降低某些传染病的发病率和死亡率，减轻医疗系统的负担，并提高社会的整体健康水平。

知识拓展

免疫的种类

实践训练

体温是人体体表温度的简称。根据检测部位的不同，体温可分为口温、肛温和腋温。同一学前儿童在同一时间所测到的口温、肛温和腋温略有差异。这三种体温以肛温最为准确。然而，从简单易行角度来看，腋温更为常用。请尝试为学前儿童测量腋温。

教考结合

一、考点聚焦

本项目知识在历年教师资格考试中时有涉及，多以单项选择题的形式呈现，偶尔会与其他模块内容相结合，或以活动设计题的形式呈现，如以“认识红眼病”为主题进行活动设计；或以材料分析题的形式呈现，如将有关疾病作为材料的一部分予以呈现，需要考生熟知这方面的情况，以便做出综合的判断分析。本项目内容涉及的知识点和内容点特别多，因此需要学生梳理出一定的规律帮助识记掌握。学生首先要学习疾病基础知识、学前儿童常见疾病、学前儿童常见传染病这三部分内容；在此基础上，从病因、症状、护理、预防四个方面来学习相关知识。

学前儿童常见疾病、常见传染病等是本项目的学习重点，尤其是这些疾病的症状与预防更是学习掌握的重中之重。

二、真题再现

（一）单选题

1. 儿童的正常体温范围在（　　）。

A. 35.5℃～36.5℃　　B. 36.5℃～37.4℃

C. 37.5℃～38.5℃　　D. 38.5℃～39.5℃

2. 学前儿童突然出现剧烈呛咳，伴有呼吸困难，面色青绀，这种情况可能是（　　）。

A. 急性肠胃炎　　B. 异物落入气管

C. 急性喉炎　　D. 支气管哮喘

3. 风疹病毒的传播途径是（　　）。

A. 肢体接触　　B. 飞沫传播　　C. 虫媒传播　　D. 食物传播

4. 皮疹呈向心性分布（即躯干最多，面部、四肢较少，手掌、脚掌更少）的疾病是（　　）。

A. 麻疹　　B. 水痘　　C. 手足口病　　D. 猩红热

5. 蛔虫成虫在肠道内寄生，由于机械刺激常引起（　　）阵发性疼痛，片刻即自行缓解。

A. 大脑　　B. 胃部　　C. 肝脏　　D. 脐周围

(二)简答题

1. 如何预防学前儿童感冒？
2. 龋齿发生的主要原因是什么？如何预防龋齿？
3. 传染病的基本特征有哪些？

(三)论述题

学前儿童肥胖有什么危害？肥胖症的预防措施和治疗措施有哪些？

答案解析

项目五　学前儿童身体疾病及其预防

项目六　幼儿园安全教育与学前儿童意外伤害处理

学习目标

1. 知识目标

（1）了解学前儿童安全教育的内容。

（2）掌握学前儿童意外伤害预防与处理的基础知识。

2. 技能目标

（1）能够实施幼儿园安全管理。

（2）能够对学前儿童进行日常护理。

（3）能够处理学前儿童常见意外伤害事故。

3. 情感目标

创造与学前儿童生命相适应的教育，具有反思、合作、支持的意识。

思维导图

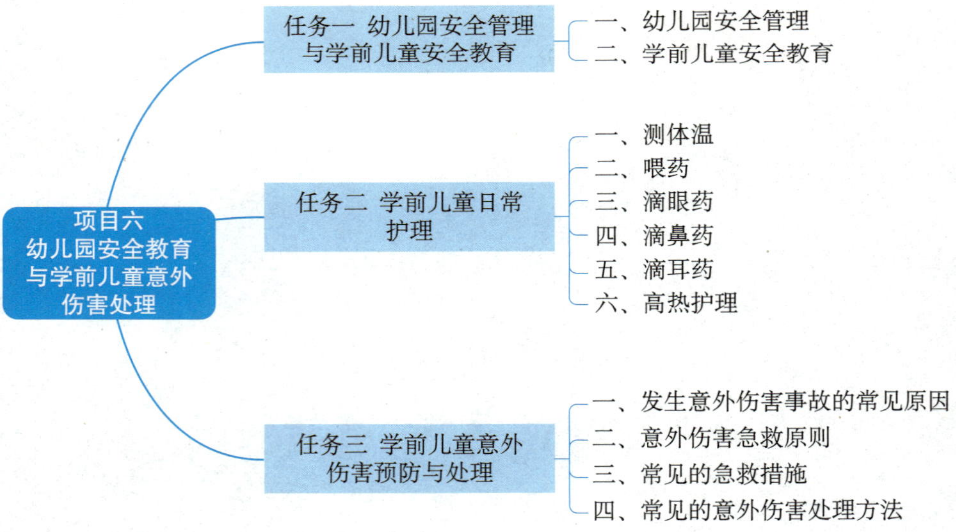

任务一 幼儿园安全管理与学前儿童安全教育

问题情境

力力是个5岁的小男孩，活泼好动，对周围的世界充满了好奇，但是由于年龄小，对危险缺乏预见能力，常常会磕破膝盖、撞到头等。妈妈担心自己一个人带力力时都容易发生意外，幼儿园里的小朋友太多，老师要照顾那么多小朋友，力力可怎么办呀！那么，幼儿教师应该如何降低学前儿童发生意外伤害事故的可能性？当一些意外伤害事故发生时，幼儿教师应如何在第一时间进行急救与处理呢？

学前儿童活跃且缺乏安全意识，他们生活中的安全隐患随处可见。安全是生命存在的必备条件，是学前儿童健康的重要保障，所以安全教育是幼儿园教育的重点之一。

一、幼儿园安全管理

学前儿童是社会成员中较为脆弱的群体，他们容易受到各种外来因素的伤害。对于在园学前儿童来说，他们所遇到的伤害事故主要是幼儿园的意外伤害事故。幼儿园意外伤害事故是指在幼儿园实施的教育教学活动或者幼儿园组织的园外活动以及在幼儿园负有管理责任的园舍、场地、其他教育教学设施、生活设施内发生的，造成学前儿童人身伤害的事故。尽量避免幼儿园意外伤害事故的发生，是幼儿园保教工作的一项重要内容，它对学前儿童的健康成长有着十分重要的意义。

结合《幼儿园管理条例》《幼儿园工作规程》《国家教育委员会办公厅关于加强幼儿园安全工作的通知》《学生伤害事故处理办法》《中华人民共和国教育法》《中华人民共和国未成年人保护法》等有关政策、行政法规的规定，幼儿园应做好以下5个方面的安全管理工作：

（一）园内设施安全

不安全的环境是引发学前儿童意外伤害事故最直接的原因之一。《幼儿园管理条例》明确要求幼儿园的园舍和设施必须符合国家的卫生标准和安全标准。幼儿园设施方面的不安全因素主要有：幼儿园的危房、危墙；大型玩具年久失修，螺丝脱落；栏杆过低、松动；栏杆下堆杂物；过道上的窗户过低；玩具、教具的材料有毒；活动场地太滑、太坚硬；大型玩具下没有铺设保护垫或地胶板；建筑物有锋利的棱角；等等。这一切，都是潜在的安全隐患，必须及时排除，才能确保园内的设施安全。

（二）安全教育和培训

安全教育和培训包括两方面的内容：一是对教职工的教育和培训，二是对学前儿童的安全教育。对教职工的教育和培训，主要包括加强教职工的安全意识，培养工作责任心；让教职工了解幼儿园安全管理的各项规章制度，严格按照规章制度办事；三是要让教职工掌握基本的安全操作规范，掌握发生意外伤害事故时的现场处理办法，做到遇事不乱，应对有方。二是对学前儿童的安全教育。对学前儿童的安全教育，旨在提高学前儿童的安全意识和自我保护能力，主要包括基本的安全知识，如识别安全标识、遵守交通规则、不与陌生人交谈等，以及在遇到紧急情况时的求助方法。通过角色扮演、游戏和实践活动，学前儿童可以掌握在火灾、地震等灾害发生时的正确逃生方法。同时，幼儿教师要教育学前儿童注意个人卫生，防止意外伤害，如不触摸危险物品、不私自下水游泳等。通过这些教育活动，学前儿童能够学会在日常生活中避免危险，保护自己，从而减少意外事故的发生。

（三）安全检查制度

幼儿园的安全检查制度包括多方面的内容：一是门卫安全检查制度。为了确保幼儿园的秩序安全，门卫必须严格把好进门关，无关人员一律不得进入园内；门卫也要把好登记关，以便在发生意外情况时能及时找到相关人员。二是食品卫生安全检查制度。幼儿园要严格按照法律、行政法规的有关规定，严禁采购腐烂变质的原料，做好厨房及餐具的卫生及消毒工作，以避免食品中毒事故的发生。三是药品保管及检查制度。幼儿教师必须在药品上写上学前儿童的姓名、服药剂量及服药时间等有关内容，以免造成学前儿童服错药。另外，药品必须放置在学前儿童够不到的地方，以免学前儿童误食。

（四）生活中的安全常规

首先，幼儿园带班教师在活动室内应始终保持警觉，不得随意离开，要确保每个学前儿童都在自己和配班教师或保育员的视线范围内，以便及时发现学前儿童的不当行为或潜在的安全隐患，并迅速采取措施进行纠正或处理。例如，如果学前儿童试图触碰危险物品或进入不安全区域，幼儿教师应立即进行干预。其次，幼儿教师应定期接受安全培训，了解最新的安全知识和急救技能，一旦发生紧急情况，要能够迅速、正确地采取措施。最后，幼儿园应制定详细的安全管理规定和应急预案，包括制定对活动室和游戏设施的定期安全检查制度，确保所有设备坚固可靠，无尖锐边角、无毒害物质。同时，活动室的出入口、窗户等都要有安全防护措施，防止学前儿童意外走失或跌落。在进行户外活动时，幼儿教师应提前检查活动场地，清除可能造成伤害的杂物，并确保活动区域的边界安全。幼儿教师还应密切关注学前儿童的身体状况，避免他们在不适宜的气候条件下进行剧烈运动。

（五）意外伤害事故现场处理和报告制度

幼儿园内发生意外伤害事故在所难免，一旦发生意外伤害事故，在场的教职工首先必须进行必要的现场处理，同时向幼儿园安全管理小组汇报。若发生严重的意外伤害事故，幼儿园应及时向教育行政部门及有关部门报告。属于重大伤亡事故的，教育行政部门应按照有关规定及时向同级人民政府和上一级教育行政部门报告。每所幼儿园都要有应对意外事故的安全措施和具体要求，保证学前儿童的生命安全。

二、学前儿童安全教育

微课

如何科学进行安全教育？

学前儿童身体的各个器官、系统尚处于不断发育的过程中，其机体组织比较柔嫩，发育不够完善，机体易受损伤，易感染各种疾病；同时，学前儿童的认知水平较低，缺乏自我保护意识，不知道哪些事能做、哪些事不能做，且他们又活泼好动，因此，极易发生意外事故。所以，对学前儿童进行初步的安全知识教育和安全自救技能培养极为重要。

（一）学前儿童安全教育的目标

安全教育是提高学前儿童安全意识和自我保护意识，帮助其掌握安全和自我保护的知识和技能，消除不安全的因素，防止意外伤害事故发生的教育形式。

（二）学前儿童安全教育的内容

在幼儿园生活常规教育中，安全规则教育是非常重要的内容。学前儿童应根据各项安全规则的要求进行生活活动，养成良好的生活习惯。具体而言，学前儿童要掌握以下几个方面的内容：了解基本的交通规则；掌握消防安全知识；掌握食品卫生安全知识；掌握安全规则；掌握运动和游戏安全规则；掌握生活安全规则。具体而言，学前儿童要了解以下 10 个方面的内容：

（1）知道玩电、玩火、玩水的危害；不玩弄电源插座、插头、电线；不玩火柴、打火机；不在水池边玩耍，不私自下水游泳；不摸开水和煮沸的汤；学习起火、落水、触电时自救的简单技能。

（2）养成不将东西放入口中的习惯，不捡地上的东西吃，不吞食不能入口的东西，不把钱币、玻璃球等小东西含在嘴里，不乱吃药。

（3）不携带小东西及锐利的器具等危险物品。

（4）外出活动时，整理好衣着，穿好鞋子，系好鞋带，以免活动时绊倒发生危险；不随意离开集体，不随便采摘花果、抓捕昆虫，以免中毒或被咬伤等。

（5）遵守运动和游戏规则，运动和游戏时，应按一定顺序进行，避免发生碰撞；掌握使用运动器械的正确方法，遵循安全规则，不做危险动作，不相互推拉，走路或奔跑时要注意四周是否有障碍物等。

（6）防拐骗：不吃陌生的东西，不要陌生人的钱物，不听陌生人的话，不跟陌生人走；不擅自离园出走，不单独外出；人多拥挤处与大人携手同行，掌握遇到坏人和走失时的求救方法。

（7）学习认识交通标志，遵守交通规则；过马路时走人行横道，横穿马路不慌张，注意看清左右有无来车；不在街上乱跑；乘车时，不将头、手伸出车外；乘车时，扶好车上的把手或系好安全带。

（8）养成良好的饮食习惯，包括不吃腐败变质、不干净的食物，吃饭时细嚼慢咽，不打闹奔跑。

（9）学会打求救电话。

（10）养成遵守安全规则的习惯。

（三）学前儿童安全教育的方法及措施

1. 创设安全教育情境，模拟应对策略

根据安全教育的主题创设情境，师幼或亲子间模拟练习。

2. 重视开展户外活动，提高学前儿童的身体素质

学前儿童身体的协调性和灵活性都不足，户外的走、跑、跳等基本动作的练习能够增强学前儿童的活动能力，提高学前儿童的自我保护能力。

3. 重视安全引导，满足学前儿童的好奇心

家长担心发生意外，所以常常杜绝学前儿童碰有危险的器具，比如小刀和剪刀。但是学前儿童强烈的好奇心常会驱使他们偷偷地玩这一类的器具。如果家长事先讲解这些器具的用法和用途，并能为学前儿童准备儿童专用剪刀，和他们一起玩，就可以降低发生危险的可能性。

> **知识拓展**
>
> 北京市中小学校幼儿园安全管理规定（试行）

4. 培养学前儿童的自理能力和良好的生活习惯

在生活中，家长和幼儿教师要有意识地让学前儿童自己的事情

自己做，这样可以锻炼和提高他们的动手能力，形成正确的判断和思考，提高自理能力，更好地保护和照顾自己。

幼儿园的安全教育形式多种多样，不管采取哪种形式，幼儿教师都必须将安全教育渗透在学前儿童一日生活的各个环节中，只有这样，才能真正让学前儿童树立起安全意识，保护生命安全。

任务二　学前儿童日常护理

问题情境

在一所繁忙的市中心幼儿园里，李老师每天都会进行一项重要的晨间活动——给孩子们测体温。测体温旨在早发现问题，特别是发热症状，从而保护学前儿童免受传染病影响。一天早晨，李老师在给小朋友们测体温时，发现小明的体温略高，达到了37.5℃。这一发现立即引起了李老师的警觉。她知道，发热可能是多种健康问题的表现。李老师迅速通知小明的父母，并询问小明是否有其他不适症状，如咳嗽、呼吸困难或是食欲不振。常用的体温计有哪些？使用方法是什么？哪些身体部位可用以测量体温？成人要掌握一些日常护理方法，才能更好地保护学前儿童。

一、测体温

学前儿童的体温比成人略高，正常体温（腋下）为36.5℃～37.4℃。一昼夜之间，体温会有生理性波动。吃饭、哭闹、衣被过暖或室温过高，都会使体温升高。所以，最好是在进食半小时以后，在安静状态下测体温。

（一）水银体温计

成人使用水银体温计给学前儿童测体温时需要格外小心，因为水银体温计易碎，水银泄漏可能对健康造成危害。使用水银体温计测体温的操作步骤如下：

（1）选择合适的水银体温计。成人要确保水银体温计是为学前儿童设计的，并且探头部分足够小，以避免学前儿童有不适感。

（2）清洁水银体温计。在使用前，成人要用酒精棉球清洁体温计的探头部分，以确保卫生。

（3）选择合适的测量部位。针对学前儿童，通常推荐使用腋下测量法，因为使用口腔测量法和直肠测量法需要学前儿童高度配合。

（4）心理准备。成人要让学前儿童放松，解释将要做什么，以减少学前儿童的焦虑。

（5）腋下测量。成人要让学前儿童抬起手臂，将水银体温计的探头部分放在学前儿童的腋窝下，确保探头紧贴皮肤；放下手臂，轻轻夹住水银体温计。

（6）等待读数。时长为5～8分钟。

（7）读取体温。成人要小心地取出水银体温计，读取体温；确保不要触碰到水银柱，以免影响读数。

（8）记录体温。成人记录测量的体温，以供日后参考。

（9）清洁和存放。测量结束后，成人要再次用酒精棉球清洁水银体温计，并存放在安全的地方，避免学前儿童触及。

（10）注意安全。成人要在测量过程中始终监督学前儿童，避免学前儿童触碰或咬到水银体温计。

知识拓展

正确读取水银体温计的读数

（二）电子体温计

电子体温计的使用方法通常比较简单，但正确的使用方法对于获得准确的体温读数至关重要。以下是使用电子体温计测体温的操作步骤：

（1）准备工作。首先，成人要确保电子体温计有电池，并且探头部分干净卫生。

（2）开启电子体温计。成人按下电子体温计的电源按钮开启设备。

（3）选择测量部位。电子体温计可以测量口腔、腋下或直肠的温度。成人要选择适合的测量部位，不同部位的正常体温范围略有不同。

1）口腔测量。成人将电子体温计的探头部分置于学前儿童舌头下方，学前儿童闭上嘴巴，保持静止，直到电子体温计发出测量结束提示音或自动显示读数。

2）腋下测量。成人将探头放在学前儿童腋窝中央，确保探头与皮肤紧密接触，学前儿童的手臂应紧贴身体以固定电子体温计，等待电子体温计发出测量结束提示音或自动显示读数。

3）直肠测量。对于不能配合的婴儿或学前儿童，成人需要使用专门的电子直肠体温计测量他们的体温。成人使用电子直肠体温计时要小心，遵循产品说明书的指导。

（4）读取温度。电子体温计发出测量结束提示音后，成人可以查看显示屏上的读数。

（5）记录体温。成人记录测量的体温，以供日后参考。

（6）清洁和存放。测量结束后，成人关闭电子体温计电源，并用酒精棉球清洁探头部分，然后存放在干燥、清洁的地方。

（7）注意事项。成人要确保电子体温计的探头上没有水或其他物质，以免影响测量结果。成人要避免在测量过程中移动体温计，因为这可能会导致读数不准确。如果测量结果有疑问，成人可以重复测量一次以再次确认。

（三）红外线体温计

使用红外线体温计进行非接触式测量，可以快速测得体温。以下是使用红外线体温计测体温的操作步骤：

（1）准备工作。成人要确保红外线体温计有电池，并且探头部分干净卫生。

（2）开启设备。成人按下红外线体温计的电源按钮开启设备。

（3）选择测量模式。如果红外线体温计有多种测量模式（如测耳温或测额温），成人要选择正确的模式。

1）耳温测量。成人轻轻拉直学前儿童的外耳道，将探头对准外耳道，按下测量按钮，保持探头在耳道中直到听到提示音或看到指示灯。

2）额温测量。成人将探头对准学前儿童的额头中心，保持适当距离（通常为1～3cm），按下测量按钮，直到听到提示音或看到指示灯。

（4）读取温度。一旦设备发出提示音或指示灯亮起，成人即可查看显示屏上的读数。

（5）记录体温。成人记录测量的体温，以供日后参考。

（6）清洁设备。测量结束后，成人关闭红外线体温计电源，并用酒精棉球清洁探头部分，以备下次使用。

（7）注意事项。成人要确保学前儿童的耳朵没有堵塞或分泌物，因为这可能会影响测量结果。测量前应避免冷热环境的快速变化，如从寒冷的室外进入温暖的室内，应等待至少 15 分钟。学前儿童额头如果有汗水或化妆品，也可能影响额温的测量结果。

二、喂药

幼儿教师在给学前儿童喂药时要格外细致，因为学前儿童在幼儿园的环境中可能会敏感和感到不安。以下是幼儿教师给学前儿童喂药的操作步骤：

微课

学前儿童滴、喂药困难怎么办？

（1）与家长沟通。幼儿教师要与学前儿童家长进行充分沟通，清楚地了解学前儿童的服药需求，包括药物的剂量、时间和方式；了解学前儿童对药物的接受程度，是否有过敏反应等。

（2）准备阶段。在喂药前，幼儿教师要准备好所有需要的药物和喂药工具，如滴管、针筒式喂药器或小杯子；确保双手和喂药工具的清洁，避免交叉感染。

（3）稳定情绪。在喂药前，幼儿教师通过唱歌、讲故事或玩游戏等方式稳定学前儿童的情绪，让其放松，减少对服药的抵触。同时，给予积极的鼓励和表扬，帮助学前儿童克服对服药的恐惧。

（4）喂药姿势。幼儿教师让学前儿童保持舒适和安全的坐姿或卧姿位（半卧位），不能躺着服药，以降低呛咳的风险。

（5）喂药方法。对于液体药物，幼儿教师使用喂药器可以更准确地控制药量，并减少药物与学前儿童口腔的接触。对于粉末状的药物，幼儿教师可使用勺子将药物送到舌头后部，这样学前儿童就不太可能尝到药物的味道。对于年长幼儿，幼儿教师可鼓励他们自己服药。

（6）记录服药情况。幼儿教师记录学前儿童的服药时间、剂量和反应，以便与家长和医生沟通。

（7）注意事项。如果学前儿童对服药有抵触心理，幼儿教师应尝试通过温柔的语言和耐心的态度进行安抚，避免强迫。幼儿教师要了解如何处理服药过程中可能出现的紧急情况，如发生呛咳或过敏反应，并确保自己有相应的急救设备和知识。幼儿教师在给学前儿童喂药时，要尊重学前儿童的隐私，尽量在私密的环境中进行。喂药后，幼儿教师观察学前儿童是否有任何不适的反应，如有不良反应应及时与家长或医生沟通。

三、滴眼药

幼儿教师为学前儿童滴眼药时，需要特别注意安全，使用正确的操作方法，以确保药物能够正确作用于眼睛，同时避免对学前儿童产生不适或造成伤害。以下是滴眼药的操作步骤：

（1）准备阶段。在使用前，幼儿教师应确认使用的眼药是否正确，并且了解正确的使用方法及剂量；确保眼药在有效期内，并且没有颜色变化或结晶。在滴眼药前，幼儿教师应先用皂液和流动清水洗净双手，并用干净的毛巾擦干。如果学前儿童的眼睛有分泌物，幼儿教师要用棉签把分泌物擦拭干净。

（2）滴药姿势。幼儿教师让学前儿童平躺或头部后仰，眼睛可睁可闭，如果睁眼则让其看向头顶方向。

（3）滴药方法。幼儿教师轻轻将学前儿童的下眼皮向下拉开，形成小窝，然后将眼药滴入结膜囊内，避免直接滴在角膜上；左右各滴入 1～2 滴眼药，避免过量，因为结膜囊的容量有限。滴完后，幼儿教师用手指轻轻按压学前儿童眼内角和鼻梁根处，延长眼药在眼内存留的时间。滴入眼药水后，幼儿教师要嘱咐学前儿童轻轻闭眼 1 分钟左右，以便眼药均匀分布。

（4）记录滴药情况。幼儿教师记录学前儿童的滴药时间、剂量和反应，以便与家长和医生沟通。

（5）注意事项。如果同时使用两种或以上的眼药，应间隔 5～10 分钟。开封后的眼药应尽量在一个月内使用完毕，用不完应丢弃。幼儿教师在给学前儿童滴眼药后要观察其反应，确保没有不适或过敏现象。

四、滴鼻药

幼儿教师为学前儿童滴鼻药时需要注意安全，使用正确的操作方法，以确保药物能够正确作用于鼻腔，以下是滴鼻药的操作步骤：

（1）准备阶段。幼儿教师在给学前儿童滴鼻药之前，应先清除鼻腔内的分泌物或干痂，以确保药物能够直接作用于鼻腔黏膜。如果鼻腔内有干痂，可用温盐水清洗，待干痂变软后再滴药。

（2）滴药姿势。学前儿童仰卧，幼儿教师在学前儿童颈背部放置一个小枕头，使其头部后仰、鼻孔向上。

（3）滴药方法。幼儿教师向患鼻缓慢滴入 1～2 滴药物，轻揉鼻翼以使鼻药均匀分布，防止药物流到喉部，造成学前儿童不适。滴药后，保持体位 3～5 分钟。

（4）记录滴药情况。幼儿教师记录学前儿童的滴药时间、剂量和反应，以便与家长和医生沟通。

（5）注意事项。在滴药前，幼儿教师应检查药物名称，确保使用正确药物；避免使用成人药物，因为成人药物的浓度可能不适合学前儿童。幼儿教师应安抚学前儿童情绪，确保学前儿童在滴药过程中保持安静和配合，避免因乱动而导致未滴入药物或造成意外。幼儿教师在为学前儿童滴药后应观察其反应，如果出现不适，应立即停止用药，并咨询医生。

五、滴耳药

幼儿教师为学前儿童滴耳药时需要格外小心，以避免伤害学前儿童的耳朵。以下是为学前儿童滴耳药的操作步骤：

（1）准备阶段。幼儿教师洗净双手，并核对药物的名称、用药时间，避免误用或过量使用；确保药物温度接近学前儿童的体温，过冷的药物可能会刺激内耳，引起眩晕、恶心等不良反应。用药前，如果外耳道有分泌物，幼儿教师应先为学前儿童轻轻清洁外耳道。

（2）滴药姿势。让学前儿童坐位或侧卧，头部侧倾使患耳向上。

（3）滴药方法。幼儿教师可抓住学前儿童的耳垂轻轻向后上方牵拉，以拉直外耳道。幼儿教师手持滴药管，按照医嘱或说明书规定的滴数，将药物滴入外耳道，注意不要让滴管接触耳朵，以免污染药液。滴药后，幼儿教师可以轻轻摇动或按压耳屏，使药物均匀地分布在外耳道壁上。滴药后保持侧卧 3～5 分钟。

（4）记录滴药情况。幼儿教师记录学前儿童的滴药时间、剂量和反应，以便与家长和医生沟通。

（5）注意事项。幼儿教师不要让学前儿童在滴药后立即活动，以防止药液流出。如果学前儿童不配合，可能需要两位幼儿教师参与，一位幼儿教师固定儿童，另一位幼儿教师滴药。如果耳道内有脓性分泌物，应先清洗后再滴药。幼儿教师要始终按照医生的指导使用药物，不要自行增减药物剂量。幼儿教师为学前儿童滴药后观察其反应，如果出现不适，应立即用药，并咨询医生。

六、高热护理

高热是指体温超过 39℃。发热是人体的一种防御反应，但是，高热时需要采取降温措施。因为体内的热量消耗增加，心率加快，消化功能减弱，所以高热使人感到很不舒服。因为学前儿童的神经系统还未发育成熟，高热会引起晕厥，所以幼儿教师要予以重视。常用的退热方式有药物降温和物理降温两种。药物降温就是吃退烧药，打退烧针；物理降温是用冷敷、擦拭酒精等方式降温。对于学前儿童来说，物理降温的方式更安全。两种方式既可以分别单独使用，也可以配合使用。

（1）冷敷。幼儿教师既可以把小毛巾折叠成几层，浸在凉水里，拧成半干，敷在学前儿童前额、颈部两侧、腋窝、肘窝等位置，每 5～10 分钟换一次毛巾，也可以将凉水或碎冰灌进热水袋，做成冰枕，让学前儿童躺在上面。

（2）擦拭。酒精容易挥发，能比较快地使热量散发出去。幼儿教师可以按比例调试酒精水溶液，然后把小毛巾浸泡在里面，拧成半干，擦拭学前儿童颈部两侧、腋窝、肘窝等位置。

（3）记录发热情况。幼儿教师记录学前儿童发热的时间、体温，以便与家长和医生沟通。

（4）注意事项。进行物理降温时要避风。在高热初起的时候，皮肤、血管收缩，学前儿童会打寒战，这时候要保暖；之后体温迅速上升，就要采取降温的措施，使体温下降；退热后要及时把汗擦干。

任务三　学前儿童意外伤害预防与处理

问题情境

在幼儿园的沙坑旁，小明和小华正兴致勃勃地玩耍。小明挥着塑料铲子挖沙，小华则在建沙堡。杨老师在一旁看护，不时提醒孩子们注意安全。突然，小明挥动铲子，铲子的边缘划过小华的手臂，小华感到一阵刺痛，随即手臂上出现了一条红肿的划痕，他忍不住哭了起来。杨老师迅速赶来，安慰小华，并检查伤口。确认伤口仅为表皮轻微划伤后，杨老师用肥皂水清洗伤口，避免感染，并用纱布和胶布进行了简易包扎。在处理完小华的伤口后，杨老师记录了这次意外伤害事件，并通知了小华的家长，详细说明了事故发生的经过以及已经采取的处理措施。杨老师强调了幼儿园对孩子们安全教育的重视，并表示将会继续加强孩子们的安全教育。学前儿童发生意外伤害事故的常见原因有哪些？常见的学前儿童意外伤害事故有哪些？如何预防学前儿童意外伤害事故的发生？通过这次事件，幼儿园加强了对学前儿童意外伤害事故预防的重视，同时也提醒家长和幼儿教师，必须时刻保持警觉，采取适当的预防措施，以保护学前儿童的安全和健康。

一、发生意外伤害事故的常见原因

微课

学前儿童意外伤害与急救知多少？

学前儿童是天生的探险家，活泼好动，好奇心强，喜欢东摸摸、西碰碰，但受神经系统、运动系统尚未发育成熟的限制，时常有动作不协调、回避反应迟缓、缺乏自我保护意识等表现，所以很容易受到意外伤害。幼儿教师要留心看护细节，了解意外伤害事故预防和紧急处理的办法，避免意外伤害事故的发生，一旦出现意外伤害事故，要能够及时处理，将危害降到最低限度。意外伤害是指突然发生的各种事件对人体造成的损伤。常见的学前儿童意外伤害事故发生的原因如下：

（1）监护不足：家长或监护人监管不到位，未能及时发现并阻止学前儿童的危险行为。

（2）环境安全隐患：家中或幼儿园存在安全隐患，如边角尖锐、有不稳定设施等。

（3）模仿行为：学前儿童模仿大人或电视、视频中的行为，缺乏对危险的认知。

（4）好奇心强：学前儿童好奇心旺盛，探索欲望强烈，可能会触摸或尝试使用危险物品。

（5）运动技能不足：学前儿童的运动协调能力未充分发展，导致容易跌倒或受伤。

（6）危险物品易获取：药品、化学品等危险物品放置不当，导致学前儿童触及。

（7）交通意外：在车辆附近玩耍或行走时，学前儿童体型小不易被发现，容易发生交通事故。

（8）动物伤害：学前儿童与宠物或其他动物互动时，可能被抓伤或咬伤。

（9）游戏设备不当：游乐场或家用游戏设备设计不合理或维护不当，存在安全隐患。

（10）心理因素：情绪波动、压力或焦虑等心理因素也可能导致学前儿童行为失控，增加意外风险。

（11）社会文化因素：对学前儿童安全教育和监护的重视程度不够。

（12）自然灾害：地震、洪水等自然灾害也可能导致意外伤害。

二、意外伤害急救原则

（一）立即抢救生命

当学前儿童遭遇意外伤害时，首要任务是迅速评估其生命体征。一旦发现心跳或呼吸异常，如不规则或即将停止，必须立刻采取心肺复苏等急救措施，以恢复学前儿童的自主呼吸和心脏功能，维持血液循环，确保器官功能正常运作。常温下呼吸、心跳停止时间过长，将严重危及生命。因此，在等待专业医疗救援时，现场急救至关重要，它可能成为挽救生命的关键。

（二）缓解痛苦

在急救过程中，成人应尽量减少学前儿童的疼痛和不适。意外伤害往往带来剧烈疼痛，如烧烫伤、骨折等，剧烈疼痛可能引起休克。成人在处理伤口和移动学前儿童时，动作要轻柔、准确，语言要和缓，避免造成额外伤害或加剧疼痛。如有必要，医生会给予学前儿童适量的镇痛和镇静药物，以缓解痛苦并稳定情绪。

（三）预防后遗症

急救措施不仅旨在挽救生命，还要考虑到预防长期并发症和后遗症。不当的急救措施即便暂时挽救了生命，也可能导致永久性伤害。因此，在进行急救时，成人应遵循正确的处理方法，以减少对学前儿童身体的二次伤害。在急救的同时，成人要尽快联系专业医疗人员，并提供准确的事故信息和已采取的急救措施，以便他们做好进一步治疗的准备。

三、常见的急救措施

（一）心肺复苏

微课

如何处理幼儿气管异物

对学前儿童进行心肺复苏（CPR）的步骤与成人基本相同，但仍有一些区别。以下是针对学前儿童的心肺复苏步骤：

（1）确认安全。成人要确保现场安全，避免救助者和学前儿童进一步遭受危险。

（2）判断意识。成人要轻拍学前儿童的肩膀并大声呼唤，判断其是否有意识。

（3）紧急呼救。如果学前儿童无反应，成人要立即寻求紧急医疗服务（如拨打120急救电话）。

（4）开放气道。学前儿童平躺在坚硬的表面上，仰头抬颚，确保气道畅通。

（5）检查呼吸。成人要观察学前儿童胸部是否有起伏，听是否有呼吸声，判断是否有正常呼吸。

（6）心肺复苏有胸外按压和人工呼吸两种方式。

（7）使用自动体外除颤器。如果现场有自动体外除颤器（AED）且学前儿童适合使用，成人要立即使用AED，并遵循语音提示操作。

（8）持续进行心肺复苏。继续进行心肺复苏，按比例进行胸外按压和人工呼吸，直到专业医疗人员到达或学前儿童有生命迹象。

（9）专业医疗救助。等待救护车到达，成人提供事故详情和已采取的急救措施。

知识拓展

正确使用自动体外除颤器（AED）

（10）注意事项。心肺复苏是一项专业技能，需要通过正规培训学习。正确的心肺复苏操作可以显著提高病人的生存机会，因此强烈建议幼儿园每年组织幼儿教师参与由专业机构提供的心肺复苏培训课程。

（二）止血

成人为学前儿童止血时，可根据出血部位不同，分别采取不同的方法。

1. 头部或面部出血

成人要安抚学前儿童，降低恐慌和减少活动，以避免增加出血。成人要用干净的纱布、手帕或布料直接按压出血部位，保持压力直到出血停止。如果可能，成人要将学前儿童受伤部位抬高至心脏水平以上，有助于减少流血。

2. 四肢出血

成人要用干净的布料或绷带直接按压伤口。如果出血严重，可以考虑使用止血带，但应由受过培训的成人操作，并尽快寻求专业医疗人员帮助。对于疑似骨折导致的出血，应固定伤肢，避免移动，防止加重伤情。

3. 鼻出血

成人要让学前儿童坐直并稍微前倾，以避免血液流入喉咙；提醒学前儿童轻轻捏住鼻梁，同时用嘴呼吸；在学前儿童的前额或后颈放置冷敷物，如冰袋或冷毛巾，这样有助于止血。

4. 伤口较小的出血

成人要用肥皂和清水轻轻清洗学前儿童的伤口，避免感染；用创可贴或绷带覆盖伤口，保持伤口干燥。

注意事项：避免在伤口上撒任何粉末，如爽身粉，因为这可能会加剧出血和感染。如果物体插入伤口，不要尝试移除，应由专业医疗人员处理。如果学前儿童出现脸色苍白、出汗、虚弱或意识模糊等休克迹象，应立即就医。即使出血看似已停止，也要持续观察，因为出血可能会再次开始。在处理出血情况时，如果出血严重或无法控制，或者学前儿童有任何不适，应立即寻求专业医疗人员帮助。

四、常见的意外伤害处理方法

（一）咬伤

1. 易发场景

（1）在没有家长看护的情况下，学前儿童与宠物玩乐。

（2）学前儿童在手中有食物或宠物进食时靠近宠物。

微课

学前儿童意外伤害预防技巧知多少?

2. 预防方法

（1）若家中有宠物，必须给宠物打狂犬病疫苗。

（2）成人尽量让学前儿童与宠物保持一定距离，不要让学前儿童近距离给宠物喂食，不要让学前儿童与宠物单独在一起。成人要教导学前儿童不要抓、打宠物，以免刺激宠物使之伤害到自己。

（3）去动物园等公共场所时，家长要带好学前儿童，远看，与动物一定保持距离，尽量不逗弄动物。

3. 处理方法

先挤压伤口，排去带毒液的污血；再掰开伤口，让其充分暴露，然后用大量的、有一定压力的流动清水清洗伤口。

用一定浓度的肥皂水彻底清洗伤口，用清水洗净，然后用碘伏或酒精进行局部消毒。处理好的局部伤口，不需要包扎，不涂软膏。

发生咬伤后，成人不要惊慌，要及时安抚受到惊吓的学前儿童，消除学前儿童对宠物的恐惧心理。

4. 注意事项

一定要尽快到医院治疗，遵医嘱注射狂犬病疫苗或破伤风抗毒素血清。

（二）关节脱臼

1. 易发场景

（1）在玩耍中，学前儿童的关节碰到大型运动器械。

（2）家长牵拉不当，即用提物的方式突然牵引学前儿童手臂，或用粗鲁动作给学前儿童更换衣服。

2. 预防方法

（1）在帮助学前儿童穿脱衣裤时，成人的动作要轻柔，抓住学前儿童手臂的关节部位，先将手从一只袖子的袖口伸入，然后从袖口轻轻地将学前儿童的手拉出来。

（2）成人牵着学前儿童的手走路或上下台阶时，避免用力牵拉手臂。

（3）学前儿童不宜玩手臂吊拉、腾空摇摆的游戏。

3. 处理方法

（1）成人要冷静处理，不让自己的紧张情绪影响学前儿童。

（2）学前儿童发生脱臼后要尽早请专业医疗人员诊治，进行复位，越早越容易复位。

4. 注意事项

成人不要盲目将学前儿童脱位的关节进行复位。

（三）烫伤

1. 易发场景

（1）成人将滚烫的食物或开水放在桌子的边缘等学前儿童够得着的地方。

（2）一边端滚烫食物或饮料，一边环抱学前儿童。

（3）洗澡时，学前儿童靠近热水龙头，或是盆浴时家长先放了热水，转身去取冷水时，学前儿童自行进入盆中。

（4）成人端着热的食物正向前走时，学前儿童忽然奔跑过来，撞向热源。

2. 预防方法

将滚烫的食物等热源远离学前儿童，放在学前儿童够不着的地方。成人将可能造成烫伤的危险品移开或加上防护措施。成人端滚烫的东西时背对学前儿童，同时应边走边大声提醒他们。成人要避免热菜、热汤从学前儿童头上掠过。成人在给学前儿童洗漱时，应先放冷水，再放热水。桌子上不要摆放桌布，防止学前儿童拉下桌

微课

如何处理幼儿轻微外伤

布，弄倒桌上的饭碗、暖瓶等。成人要将厨房的门关紧，提醒学前儿童不能进厨房。成人要将电器放在学前儿童无法触及开关的地方。洗厕所用的酸性、碱性等清洗剂，一定要放在学前儿童拿不到的地方，以免发生化学灼伤。在餐厅进餐时，家长不要让学前儿童坐在上菜的位置。成人要引导学前儿童不要触碰热源，利用图片、绘本、语言等形式让学前儿童知道滚烫的东西可能带来的危险。

3. 处理方法

烫伤后，成人要迅速带学前儿童远离热源，十分小心地将学前儿童的衣裤剪开；用冷水轻轻冲洗烫伤部位 20 分钟，再用毛巾包住冰块冷敷烫伤部位，没有冰块可用冰冻食品替代。轻度烫伤，可遵医嘱使用烫伤药膏，局部涂抹，覆盖纱布。中度或重度烫伤则需要前往医院就诊。

4. 注意事项

家长切勿随意使用民间疗法治疗烫伤，避免给学前儿童造成二次伤害。

（四）跌伤

1. 易发场景

（1）学前儿童在户外活动中，因剧烈运动而碰撞、摔倒。

（2）玩耍时，学前儿童从高处（沙发、床、凳子）跌落到地上。

（3）婴儿床无围栏或围栏没有扣牢，已会翻身的婴儿从小床上跌下。

（4）刚学会走路的学前儿童经常会摔倒，头部磕碰到桌角、门框。

2. 预防方法

（1）学前儿童学步、玩耍时一定要有成人看护。成人不要在无人看管时，把学前儿童放在桌、椅、床等任何高出地面的地方。

（2）学前儿童可能使用或接触的任何楼梯、窗户、阳台或抬高的地面都应该有一定高度的防护栏，但不能有横杆。有条件的家庭，室内可铺设布质、塑胶拼装地毯，家具摆放不宜过度密集，凸出处最好为圆角。家中的桌角、家具的棱角加装防护设施（圆弧形防护棉垫）。洗手间、洗手盆前和楼梯等处铺上防滑垫，浴缸和便器上装扶手。

（3）学前儿童的鞋要有防滑功能，防止滑倒。

（4）外出时，成人要看护好学前儿童，以免学前儿童因地滑摔倒或碰到公共场所的尖角。

（5）成人要引导学前儿童多进行一些与他们年龄相适宜的活动，提高学前儿童身体的平衡度和协调性。

3. 处理方法

（1）即时观察，及时处理。成人要立即抱起学前儿童，观察学前儿童脸色及全身损伤状况。成人不能用手揉学前儿童的受伤部位，应用冷毛巾按压受伤部位，24 小时内冷敷止血。用冷毛巾局部冷敷 2～3 分钟，更换毛巾再敷；或用毛巾包住冰块后敷在血肿处。

(2) 后续观察。成人要观察学前儿童有无呕吐、烦躁、头痛、嗜睡等异常情况，一旦发现异常立即送医院。学前儿童受伤后，成人要密切观察，24 小时后热敷散瘀。

4. 注意事项

学前儿童摔跤后，即使头皮血肿不明显，成人也不能掉以轻心，要加强观察，发现异常情况，及时送医。

（五）夹伤

1. 易发场景

(1) 学前儿童将手指伸到门缝里、抽屉里，在开关门或抽屉时被夹伤。

(2) 学前儿童坐在自行车上，手或脚被自行车绞伤。

2. 预防方法

(1) 成人将橱柜、抽屉等锁上，以防意外事故发生。成人可在橱柜、抽屉外加装多功能安全栓，防止学前儿童随意打开橱柜、抽屉等而造成伤害。

(2) 电风扇、落地灯、摇椅及自行车等容易夹、绞伤学前儿童的手指，成人要多加留意。

(3) 成人可使用安全栓固定门的位置，以免因风吹等原因忽然关门夹伤学前儿童的手指或使其受到其他意外伤害。

(4) 成人要让学前儿童时刻在自己的视线范围内，引导学前儿童不要将手伸进细小的缝隙处，乘车时避免学前儿童头、手和身体伸出窗外。

3. 处理方法

如果夹伤程度较轻，受伤部位只有轻微出血，可先用碘伏消毒，再用纱布包扎。用冷毛巾或冰袋冷敷受到挤压的部位，可以减轻疼痛。如果夹伤程度较重，应在消炎包扎伤口后，立即送往医院检查。如果出现紫色的出血现象或肿胀，疼痛明显，不能活动时，有可能是发生了骨折，应及时送医。如果指甲脱落，不可在家处理，应包扎后送医。如果出血不止，可将受伤的部位抬高超过心脏，以减轻疼痛和止血并前往医院。

4. 注意事项

成人不能揉或牵拉学前儿童的受伤部位，必要时送医。

（六）窒息

1. 易发场景

常见窒息的情况有两种，一种是吃固体食物时发生窒息，另一种是呛到时发生窒息。学前儿童呼吸困难、嘴唇发黑且无法发出声音时，就要怀疑是否已经呛到或气管堵住，无论是哪种，都要及时进行急救处理。

2. 预防方法

（1）学前儿童要养成专心吃饭的好习惯，吃东西时勿逗乐。

（2）学前儿童哭闹或大笑时不要进食，等情绪稳定后再进食。

（3）成人吃饭应养成良好的餐桌习惯，因为学前儿童会模仿。

（4）成人要留意学前儿童吃的东西是不是过大以致难以吞咽。

（5）3 岁前，学前儿童尽量不吃胶质食物，如果冻等，以及大颗粒食物。

（6）亲友喂不恰当的食物时应及时制止。

（7）成人要提前学习海姆立克急救法。

知识拓展

海姆立克急救法

3. 处理方法

如果是气管异物导致的窒息，成人要正确使用海姆立克急救法处理。

4. 注意事项

学前儿童睡觉时不要放置过多枕头等柔软物，以防捂到口鼻。学前儿童睡眠时成人应密切探视。

（七）吞食异物

1. 易发场景

学前儿童在探索周围环境时，可能会将各种小物品放入口中，如玩具零件、硬币、纽扣、笔帽等。学前儿童在进食时，尤其是吃坚果、硬糖等食物时，可能会不小心吞食。学前儿童可能因好奇而尝试吞食非食品物品，如小玩具或家庭用品的零件。

2. 预防方法

（1）学前儿童游戏时，成人需要在旁看护。

（2）成人要将家里的坚果、零食、药片、扣子等小物件收好，以防学前儿童误食。

（3）成人要严格按照玩具说明给学前儿童选择玩具。

（4）成人要经常检查玩具部件，以防因质量问题掉落细小部件导致学前儿童误食。

3. 处理方法

如果学前儿童吞食了异物，成人首先要保持冷静，观察学前儿童的状况。如果学前儿童出现咳嗽、呼吸困难、面色发黑或发出咻咻的喘息声等呼吸道堵塞的迹象，成人应立即拨打急救电话并寻求专业医疗帮助。在等待急救人员到来时，成人应尽量让学前儿童保持平静，避免剧烈活动，以减少异物移动造成的伤害。

4. 注意事项

为预防学前儿童吞食异物，成人要确保小物件远离学前儿童触及范围，并在发现学前儿童可能吞食异物时，立即就医，不要自行处理。

（八）触电

1. 易发场景

学前儿童容易触电的场景通常是在家中，特别是当婴儿开始爬行和探索环境时，他们可能会触及未加保护的电源插座或电线。在潮湿的环境，如果电源插座和电线没有适当的防水保护，同样可能导致学前儿童触电。因此，成人需要确保所有电源插座都被安全覆盖，电线被固定或隐藏，电器在使用后及时拔掉插头，以降低风险。

2. 预防方法

（1）成人要将所有学前儿童可接触到的墙体插座堵上（有专用的插座锁），收好所有排插、电器。

（2）成人要严密看护学前儿童。

3. 处理方法

（1）成人要先切断电源，或用不通电的物体使学前儿童远离电源，切勿用手触碰。

（2）成人要将学前儿童移至通风处，检查是否有灼伤或休克现象，并打电话叫急救车。

（3）切勿用冰块降温。

4. 注意事项

触电可能引起休克、意识不清、呼吸、心跳停止。成人需要先做初步处理，同时拨打急救电话。

（九）溺水

1. 易发场景

溺水并非在户外才会发生，由于学前儿童的骨骼与运动神经未发育成熟，只要容器的水面高度达 5cm 就有可能溺水。如果溺水严重，学前儿童意识模糊，就需在处理后立即送医。

2. 预防方法

（1）切勿让学前儿童独自留在澡盆中。

（2）外出时成人应严密看护学前儿童，远离水潭、喷泉等设施。

3. 处理方法

（1）学前儿童仰面平躺，成人帮助学前儿童清理口鼻污物，解开衣服，保持呼吸通畅。

（2）学前儿童保持头低脚高的体位，成人按压学前儿童胸口，迫使其喷出呛水。

（3）成人要检查学前儿童意识是否清晰。如果学前儿童没有呼吸，应立即进行人工呼吸。

4. 注意事项

成人要时刻监护学前儿童，确保他们远离危险水源，特别是在洗澡时不要离开学前儿童，马桶加装安全栓以防意外。如果不幸发生溺水，迅速进行现场急救并立即拨打急救电话。

（十）头部摔伤、撞伤

1. 易发场景

（1）学前儿童睡觉时从床上掉落，即便没有哭闹也不表示安然无恙。

（2）学前儿童在玩耍时摔倒或碰到家具，也会导致头部受到撞击。

（3）如果撞击后学前儿童大哭，不久恢复正常，通常不必过于担心。成人要密切观察学前儿童是否有痉挛、手脚无力、口角歪斜、两边瞳孔不一样大的情况，如有则马上送医。

（4）学前儿童受到撞击后不哭不闹、面色发青、头痛、呕吐，则应立即送医。

2. 预防方法

（1）家中阳台、窗台应装栏杆。成人带学前儿童外出时应密切看护，避免接近不安全地带。

（2）家中摆设尽量简单，有玻璃桌或尖角的地方应加上安全防护胶套。

（3）年幼幼儿睡觉时应在有护栏的床内，成人应严密看护。

3. 处理方法

成人在情急之下不要摇晃学前儿童身体，应慢慢抱起，使其平躺仰面，观察其精神状况。撞伤、碰伤可采取冰敷，但不可直接将冰置于皮肤上，以免低温冻伤。成人不要揉瘀青处，这样会使皮下出血，加重病情。成人要观察学前儿童是否有骨折的情况，如果疼痛剧烈，须立即急救送院。

4. 注意事项

头部摔伤、撞伤可能导致严重后果，对学前儿童来说更是如此。安全永远是第一位的，预防比治疗更重要。

（十一）骨折

1. 易发场景

学前儿童玩耍时不小心被撞到有可能造成骨折。

2. 预防方法

（1）成人要避免学前儿童在无人看护的情况下玩耍。

（2）家长应随时观察学前儿童情况。

3. 处理方法

若碰撞部位有出血，应先止血。若碰撞物有铁锈或泥污应立即送医。将患处用木板固定，避免移动患处，然后立即送医。

4. 注意事项

学前儿童在玩耍时容易发生意外导致骨折，因此成人应时刻注意学前儿童的安全，避免其在无人监督的情况下进行高风险活动。一旦学前儿童发生骨折，成人应保持冷静，立即采取正确的急救措施，如固定伤处并迅速就医；注意伤口清洁，必要时及时接种疫苗，以防感染。安全防护和及时的医疗救助是确保学前儿童健康的关键。

（十二）割伤、擦伤

1. 易发场景

学前儿童在玩耍时不小心跌倒，可能会被锐利的玩具边缘或地面上的碎玻璃等割伤。在家庭日常活动中，如剪纸、使用剪刀时，可能会发生擦伤。户外运动或游戏时，如骑自行车或玩滑板，也容易发生皮肤擦伤。

2. 预防方法

（1）安全存放家中的尖锐物品，确保学前儿童触及不到。

（2）为学前儿童提供适合其年龄的安全玩具，并教育他们正确使用工具和玩具。

（3）在进行手工活动时，成人教导学前儿童使用剪刀等工具的正确方法，并进行监督。

（4）进行户外运动时，确保学前儿童穿戴适当的防护装备，如头盔、护膝等。

3. 处理方法

成人用消毒湿纸巾将学前儿童伤口的脏东西擦掉；用创伤喷雾为学前儿童消毒；用棉签为学前儿童擦伤口愈合膏，用纱布与医用胶带轻轻覆盖包扎，不要覆盖过紧，留一些空隙促进愈合。

4. 注意事项

对于割伤和擦伤，及时正确地处理非常重要。保持伤口清洁可以预防感染，促进愈合。在处理伤口时，动作要轻柔，避免对伤口造成二次伤害。如果伤口较深或出血不止，应立即就医。同时，学前儿童要定期接种疫苗，确保破伤风疫苗是最新的。在日常活动中，成人应提高警觉，预防意外伤害的发生。

（十三）扭伤

1. 易发场景

扭伤常发生在学前儿童进行剧烈运动或不当使用关节时，如跑步、跳跃、踢球等。在游乐场玩耍，如攀爬架、滑梯时，不慎跌落或着地不当易发生扭伤。

2. 预防方法

（1）确保学前儿童在运动时穿着合适的运动鞋，提供良好的支撑和防滑效果。

（2）学前儿童在运动前进行充分的热身活动，以减少肌肉和关节的损伤风险。

（3）成人要教育学前儿童掌握正确的运动技巧和落地方法，避免不规范动作导致扭伤。

（4）保持活动场地的安全，避免地面湿滑或有障碍物。

3. 处理方法

（1）立即停止活动，避免进一步损伤。

（2）采用 RICE 原则（休息、冰敷、压迫、抬高）进行初步处理。

（3）使用冰袋冰敷受伤部位以减轻肿胀和疼痛，注意不要直接将冰直接敷在皮肤上，以免冻伤。

（4）使用弹性绷带进行适当的压迫包扎，以减少肿胀。

（5）在可能的情况下，抬高受伤部位，有助于减少肿胀。

4. 注意事项

扭伤后，如果疼痛和肿胀持续不减或活动受限，应及时就医。恢复期间可以逐渐增加活动量，避免过度使用受伤关节；保持积极的态度，耐心进行康复锻炼。如果扭伤部位出现变形、肤色改变或其他异常症状，应立即寻求医疗帮助。

（十四）鼻出血

1. 易发场景

学前儿童鼻出血常发生在鼻中隔前下方的易出血区，这里的鼻黏膜薄，血管丰富且浅表，容易因干燥、外伤或炎症造成损伤导致出血。鼻出血多发生于学前期，90%以上的鼻出血发生在鼻中隔前下方。

2. 预防方法

（1）学前儿童要养成良好的饮食习惯和生活习惯，不频繁用手挖鼻，以免损伤鼻黏膜。

（2）保持环境湿度，适当使用加湿器，避免鼻腔干燥。

（3）注意运动安全，穿戴适当的防护设备，降低外伤风险。

微课

幼儿急救技巧知多少

3. 处理方法

（1）保持正确姿势。头部保持正常直立或稍向前倾，使已流出的血液向鼻孔外排出。

（2）压迫止血。用手指在鼻子外面压迫出血侧的鼻前部，压迫约 5～10 分钟。

（3）冰敷。可直接将冰冻过的毛巾或冰袋敷在鼻根及鼻头上面。

4. 注意事项

学前儿童鼻出血时，成人应保持镇静，以免引起学前儿童恐慌，加重鼻出血。此时成人应陪在学前儿童身边，尽可能地安抚学前儿童。如果鼻出血持续不止或反复发生，应及时就医。

（十五）高热惊厥

1. 易发场景

在天气炎热的时候，如果学前儿童的体温达到了 39℃以上，成人就需要特别警惕高热惊厥的出现。

2. 预防方法

（1）及时退热。一旦学前儿童出现发热，成人应立即采取退热措施，包括药物降温和物理降温。保持体温在安全范围内是预防高热惊厥的关键。

（2）增强免疫力。均衡饮食、适量运动和充足睡眠，可以提高学前儿童的免疫力，减少感冒和其他感染性疾病的发生，从而降低因发热导致的高热惊厥风险。

（3）家庭急救准备。家中应常备退热药物和急救用品，如体温计、压舌板等。成人要了解高热惊厥的初步急救措施，以便在学前儿童发热时能够迅速反应，及时处理，降低惊厥发生的可能性。

3. 处理方法

首先，学前儿童要俯卧，头部稍微仰起，让下巴稍微向前突出；或者平卧，头偏向一边。需要特别注意的是，高热惊厥发生的时候，一定不要喂药，避免出现窒息。其次，成人要解开学前儿童的衣服。再次，成人要防止学前儿童咬伤自己；同时使用手绢、纱布等清理干净口鼻的分泌物，保持呼吸畅通，尽量少搬动患儿。最后，积极降温。成人需要立即采取措施来给学前儿童进行降温，只有将体温降下来，才能够从根源上控制惊厥的出现。

4. 注意事项

高热惊厥可以自动好转，成人可等到惊厥发生之后，带学前儿童就医，检查具体原因。如果惊厥持续时间很长，那么成人需要立即带学前儿童就医。

实践训练

实践 1：“如何处理幼儿园意外伤害事故”情景模拟

（1）5～6 人一组，分享搜集到的预防幼儿园常见意外伤害事故的教案，每组推荐一名同学在全班交流。

（2）5～6 人一组，轮流操作示范并口述学前儿童跌伤、骨折、气管异物、烫伤、高热惊厥的预防和处理办法。

（3）5～6 人一组，模拟学前儿童发生意外伤害事故后幼儿教师与家长沟通的场景。

实践 2：观察记录

观察记录幼儿园一日常规工作中常见的意外伤害事故，说明幼儿教师是如何预防意外伤害事故发生的。

教考结合

一、考点聚焦

本项目知识在历年教师资格考试中时有涉及，偶尔会与其他模块内容相结合。本项目的重要知识点包括：学前儿童常见意外伤害事故的简单处理及预防方法，幼儿园安全教育的主要内容。幼儿园安全教育的主要内容包括：(1) 幼儿教师教育学前儿童遵守各种安全制度；(2) 幼儿教师教育学前儿童了解“水”“火”“电”的危险；(3) 幼儿教师教育学前儿童不要做有危险的事；(4) 幼儿教师教育学前儿童不要捡拾小物体；(5) 幼儿教师传授学前儿童有效的自救知识。

二、真题再现

(一) 单选题

1. 中午进餐时，欣欣不小心被烫伤了小手，幼儿教师首先应做的是（　　）。

A. 用冷水冲洗　B. 用肥皂水冲洗　C. 擦药　D. 用毛巾包裹

2. 军军的脚扭伤了，首先是要对患处进行（　　）。

A. 药敷　B. 热敷　C. 冷敷　D. 揉搓

3. 发生火灾，下列逃生急救方法中错误的是（　　）。

A. 使身体贴近地面，迅速撤离火场

B. 身上着火时立即就地打滚或用厚重衣物压灭火苗

C. 用湿毛巾捂住口鼻

D. 乘坐电梯逃生

4. 小明在中午吃饭的时候不小心被鱼刺卡住喉咙，应采取的正确措施是（　　）。

A. 吞咽饭团　B. 喝醋　C. 及时就医　D. 自然咳出

5. 紧急情况下，幼儿园教职工应优先保护（　　）。

A. 幼儿园的财产安全　B. 学前儿童的人身安全

C. 自己的人身安全　D. 其他教职工的人身安全

(二) 简答题

1. 简述学前儿童安全教育的方法及措施。

2. 简述给学前儿童物理降温的方法。

3. 简述意外伤害急救原则。

(三)论述题

花花正在和小朋友玩，突然，磊磊指着花花的鼻子大叫：“出血了……花花鼻子出血了。”新教师玲玲急忙赶了过来。她让花花仰起头，结果鼻血还是不停地流。没办法，她又让花花低头试试，还是不行。玲玲老师一会儿帮花花捏鼻子，一会儿又找卫生纸塞鼻孔，自己都急出一身汗了，花花的鼻血还是没有止住。

问题：

1. 玲玲老师的做法对吗？
2. 正确的止鼻血方法是什么？应该怎么操作？
3. 流鼻血的常见原因有哪些？

答案解析

项目六　幼儿园安全教育与学前儿童意外伤害处理

项目七　一日活动中的卫生与保育

学习目标

1. 知识目标

（1）了解制定一日活动的意义和科学依据。

（2）了解幼儿园各种活动的卫生与保育要求。

2. 技能目标

（1）掌握制定幼儿园一日活动的方法。

（2）学会科学合理地安排幼儿园生活活动、教学活动、游戏活动和户外活动。

（3）能够设计合理的幼儿园一日活动。

3. 情感目标

为学前儿童创造一个安全、温馨且富有教育意义的活动环境，促进学前儿童全面发展。

思维导图

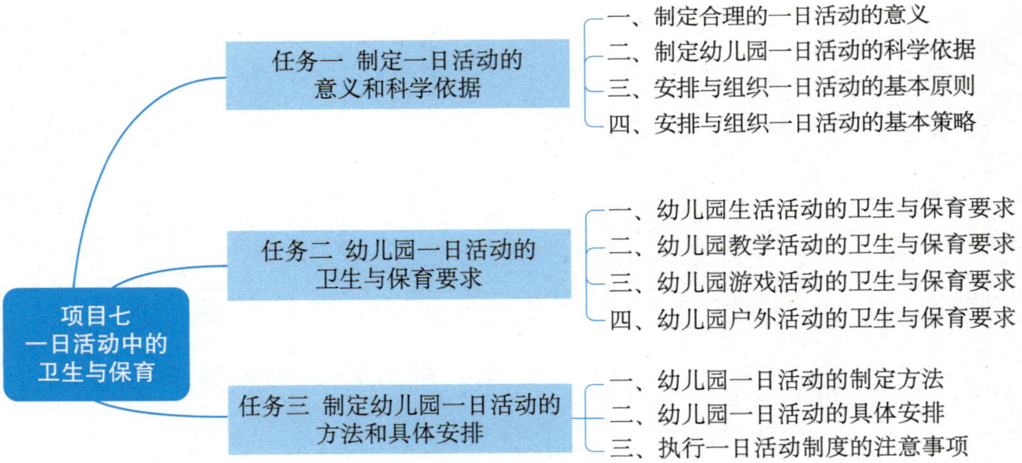

任务一 制定一日活动的意义和科学依据

问题情境

开学初，杨老师在午睡后尝试教孩子们折叠外套，遭到了孩子们的抵触。孩子们纷纷抢回自己的衣服，不愿配合杨老师进行示范，这显示出他们对个人物品的强烈占有欲。这次失败的教学让杨老师意识到，利用日常活动传授生活技能可能更有效。杨老师开始思考如何更自然地将生活技能融入教育，而不是生硬地进行教学。他认识到，教育应该是随机应变的，利用孩子们的自然行为作为教育的契机。幼儿教师看到学前儿童穿衣分不清前后时，可以立即教授正确的穿衣方法，然后顺势引导他们学习如何折叠衣服。这种方法更贴近学前儿童的实际生活，能够激发他们的兴趣，提高他们的自理能力，实现教育与保育的有机结合。通过这种方式，教育不再是刻板的示范，而是成为学前儿童日常生活的一部分。

一、制定合理的一日活动的意义

微课

幼儿园生活活动卫生

（一）保障学前儿童神经系统的正常发育

1. 形成动力定型

幼儿教师将学前儿童一日生活中的主要环节，如早操、盥洗、进餐、游戏活动、户外活动、睡眠等加以合理安排，使学前儿童养成习惯，到什么时间就知道干什么，心情轻松、愉快，形成动力定型。建立动力定型后，生活会更有规律，吃饭时食欲好、就寝时入睡快、游戏时精力充沛、作业时精神集中，从而节省了神经细胞的功能消耗。

2. 保证劳逸结合

学前期大脑皮层功能发育不够成熟，对长期的刺激耐受力低，在从事某种活动后，大脑皮层的相应区域将由兴奋渐渐转为抑制，出现疲劳。合理安排生活制度，不断变换活动的内容和方式，使大脑皮层的“工作区”与“休息区”轮换，保证劳逸结合，可以预防过度疲劳。

3. 保证睡眠时间

学前儿童需要较长的睡眠时间进行休整，合理安排生活制度，使睡眠时间有了保证。

（二）保护消化系统的正常功能

由于学前期消化系统的功能发育尚未成熟，消化能力弱，且生长发育速度快，对能量和各种营养素的需求量相对较大，因此制定合理的进餐次数和间隔时间，可使学前儿童获得足够的营养。

（三）便于更好地安排教育活动

在组织好学前儿童一日活动的基础上，才能有效地进行各种教育活动，使学前儿童获得各种知识、技能，并养成良好的生活和行为习惯。因此，组织好学前儿童的一日生活是完成早期教育任务的一个重要方面。

（四）有助于给学前儿童带来控制感和安全感

安排有序、连贯的一日生活，能使学前儿童在身体和情绪的转换中感到舒适和安全，减少由于环境不确定和多变带来的焦虑、紧张，从而在有序生活的过程中感到自信和从容。一日生活中如果总出现突发事件，带给学前儿童的并不是惊喜，而是无所适从的慌张。需要注意的是，安排有序的一日生活不应只做时间序列上的活动安排，更应被看作幼儿园环境的重要组成部分，它直接影响师幼互动的性质、方式与质量，影响学前儿童能感受和体验到的心理环境。

（五）有助于促进学前儿童的主动学习

合理的一日生活安排对学前儿童在一日生活中每个环节要进行的活动做出规定，但在每个环节中可以做什么，则应在计划的基础上给予学前儿童选择权和决定权，这显然会极大地促进学前儿童主动学习。

（六）有助于促进学前儿童的社会交往

合理、有序的一日生活，能为学前儿童提供多种不同的社会交往机会；学前儿童在规则下进行分享、合作甚至是解决冲突；学前儿童在小组、集体活动中进行不同范围的交往等。

（七）有助于幼儿教师进行观察和调整计划

当有序的一日生活安排内化为学前儿童自己的行动准则后，他们便能够更加自如地在“我可以掌控的我的生活”中进行学习，这恰恰为幼儿教师提供了观察学前儿童真实变化和发展水平的机会，幼儿教师也有了在观察基础上设计、调整教育计划的契机。

二、制定幼儿园一日活动的科学依据

幼儿园在制定一日活动制度时，需要从本园的实际出发，并综合考虑其他各方面因素。一般来说，幼儿园在制定一日活动制度时，主要依据以下 4 个方面的内容：

（一）学前儿童的年龄特点

不同年龄阶段学前儿童的生长发育情况、身体各器官系统机能的成熟程度有所不同，需要照顾的程度也不同，因此各年龄班一日活动的安排应有所区别。幼儿教师在组织学前儿童进行各种活动时，活动时长应随年龄的增加而增加。根据学前儿童的生理、心理特点，作息时间安排应力求科学、合理。例如，小班幼儿生活自理能力差，进餐、睡觉、起床的时间要比大班幼儿稍长。再如，小班上午一般安排一次教学活动，而中、大班则可以安排两次教学活动。在睡眠安排方面，同样要注意学前儿童的年龄特点。学前儿童年龄越小，每天睡眠的时间越长，因此小班、中班、大班午睡时间也略有不同。

（二）大脑皮层活动、机能活动特点

幼儿教师在制定一日活动时应遵循动力定型规律，使学前儿童的生活有规律地按时进行，反复多次，以养成到什么时间做什么事的良好习惯，增强学前儿童对生活的适应能力，形成健康的生活方式。在安排学前儿童活动时，幼儿教师要根据镶嵌式活动原理，做到动静交替、劳逸结合，使大脑保持较长时间的工作能力，减少疲劳的发生。例如，在集体教育活动后，可安排自选游戏活动；在安静的活动后，可进行户外活动，这样大脑皮层各机能区域和身体的各器官系统既能得到充分调动又能充分休息，从而促进学前儿童身心健康发展。另外，根据大脑的活动特点，幼儿教师在制定一日活动时，还需要注意安排活动开始前的热身活动，抓住活动过程中学前儿童的兴趣点，预防学前儿童疲劳现象的发生，适当利用活动即将结束之际学前儿童兴奋性略有提升等情况。

（三）地区特点和季节变化

我国地域辽阔，具有较大的气候差异以及时间差异，各园所应根据本地区的具体地理特征以及本园的实际情况，制订一日活动计划。同时，幼儿教师在制订一日活动计划时，还应考虑不同季节的特点，适当调整各个环节。例如，夏季昼长夜短，学前儿童入园的时间可适当提前；寄宿制幼儿园早晨起床的时间可适当提前，晚上睡觉的时间可适当推迟；为了保证学前儿童每天有足够的睡眠时间，中午可适当延长午睡的时间等。必要的话，幼儿园可以根据当地的具体情况和需要，制定不同季节的一日活动安排。

（四）家长需要

学前儿童的年龄特点决定了入园以及离园都必须由家长亲自接送，因此幼儿教师

制定一日活动时，还应该考虑家长的实际情况和需要，更好地为家长服务。例如，学前儿童入园的时间可以根据家长的需要适当提前，而离园的时间也可以适当推迟。

三、安排与组织一日活动的基本原则

（一）创设温馨、安全、有序的环境

学前儿童在一日生活中应感到温馨、安全、有序，这样他们才愿意探究，主动、积极地开展学习和游戏。幼儿园环境包括活动室环境和户外环境。

1. 温馨的环境

幼儿教师一方面应注重营造学前儿童与同伴、教师间相互尊重、爱护、帮助的友好合作氛围；另一方面要以积极的心态关心和了解每一个学前儿童，主动与其交流，热情回应他们的需要。

2. 安全的环境

幼儿教师要保障幼儿园物质环境和心理环境的安全。其中，安全的物质环境体现在：凡是有学前儿童进入的场所、场地都应有成人看护，以保障人身安全；活动室、户外活动场地和各种活动材料等符合国家规定的安全标准，确保不存在任何安全隐患。安全的心理环境体现在：让学前儿童在环境中按自己的兴趣、意愿和需要选择活动，自由地交往和表达；允许学前儿童以不违反生活常规的、自己的方式进行游戏和探究。

3. 有序的环境

幼儿教师制定学前儿童能理解的并符合其特点的公共规则，如进入活动区的规则，以帮助他们有序地开展活动；过渡环节自然、有序；成人之间相互配合，共同做好一日生活的组织和指导。

（二）常规活动兼具稳定性与灵活性

1. 常规活动应具有一定的稳定性

幼儿园应根据本园实际情况和学前儿童生理、心理发展需要制定科学、合理、稳定的一日活动安排。学前儿童应有规律地生活与游戏；相对稳定地执行幼儿园的作息制度，知道每日活动的基本安排，形成初步的生活节奏感，为接下来的活动做好心理准备。

2. 常规活动应具有相对的灵活性

一日生活安排在保持稳定性的同时，还应根据学前儿童活动的实际情况（表现、进程、需求等）灵活调整。一方面，遇到特殊情况或需要，幼儿教师可适当临时调整安排，但要事先告知学前儿童，以使他们有心理准备，避免情绪产生太大波动；另一方面，在具体的活动环节中，幼儿教师可根据学前儿童的反应和表现适当缩短或延长某项活动的时间。

（三）学前儿童的自由活动与幼儿教师组织的活动保持平衡

学前儿童的自由活动和幼儿教师组织的活动是幼儿园的主要活动。其中，幼儿教师组织的活动包括晨检、教育活动、离园准备等活动。这两类活动在时间安排上应保持一定的平衡。具体而言，学前儿童要有足够的时间和场地进行自由游戏；教育活动尽可能地采用小组形式，这样学前儿童能有充分的表达和表现机会，幼儿教师要注意观察、了解每个学前儿童的需要并积极做出回应；幼儿教师要根据学前儿童学习的特点和内容需要，适量采用集体活动，并在活动中尽可能让学前儿童主动探索和游戏。

四、安排与组织一日活动的基本策略

（一）注重安排的整体效益

学前儿童在园的一日生活是一个教育整体，一日生活中各类活动的安排与组织应充分发挥互补作用，做到在生活中学习、在游戏中学习。为此，一日生活安排应注重效益观和整体观。

1. 效益观

幼儿园教育的目的决定了幼儿园一日生活不能完全等同于学前儿童在家的生活。因此，幼儿园教育必须注重一日生活安排与组织的效益——促进学前儿童身心全面和谐发展。相应地，幼儿教师的角色既不是母亲，也不是一般意义上的同伴，而是以专业的眼光赋予学习者和学习以价值的人。

2. 整体观

一日生活中各环节教育价值的充分发挥，取决于所有环节的共同作用，即追求“整体大于部分之和”。因此，一日生活的有效安排，应从整体观出发，幼儿教师要有机地整合各个环节、各项活动，努力提高各项活动的整体成效；不应只注重每个环节的精细打磨，还要关注如何“串珠成链”，让一日生活发挥“整体”的作用。

（二）注重班级师师之间的默契配合

师师之间在一日生活安排与组织工作中的配合，有利于一日活动的组织。如果师师之间配合默契，那么一日活动就会十分流畅，有利于学前儿童产生秩序感和安全感。

（三）帮助学前儿童了解生活常规及其变化

学前儿童对稳定的一日生活常规的了解与熟悉，有助于他们心理控制感和安全感的建立。幼儿教师应注重赋予学前儿童足够的知情权。为此，入园之初，幼儿教师应花时间向学前儿童介绍和讲解一日活动安排和常规，并将活动调整和变化提前告知他们。

> **知识拓展**
>
> 幼儿园一日活动中必须注意的安全隐患及预防措施

（四）逐步引导学前儿童学会自我安排

学前儿童是学习与发展的主人，这要求幼儿教师在一日生活安排与组织工作中尊重学前儿童的主体性，从外在规约向调动内驱力转变。为此，幼儿教师应帮助学前儿童将一日活动安排和常规内化，引导其逐步从外在的控制与管理向有效的自我安排与管理转变，使其真正成为自己生活的掌控者。

任务二　幼儿园一日活动的卫生与保育要求

问题情境

“昊昊又没有睡着，怎么办呢?”这个问题一直困扰着小班的小王老师。每天昊昊的表现都中规中矩，不哭也不闹，但一到午睡时，他就紧皱眉头，小王老师问他原因，他就紧张得哇哇大哭，搞得小王老师手足无措，只能带他到教室外散步。小王老师多次提醒他，试图让他能够睡着，避免午后疲劳，可是没有一次成功，这真是让小王老师伤透了脑筋。第二天，小王老师想也许可以先让昊昊放松心情，于是，今天小王老师走到昊昊的身边，对他说：“宝贝，今天你可以不睡，但是有个条件，就是你不能影响别人，可以吗?”昊昊兴奋地告诉小王老师：“可以，老师你真好。”以后的几天，昊昊都会主动告诉小王老师：“老师，我不会影响其他小朋友的。”一个星期过后，昊昊逐渐习惯了幼儿园的生活，从不哭闹逐渐过渡到能够安静入睡。哭闹现象没有了，午睡室成了昊昊健康成长的温馨摇篮。

不同的学前儿童有不同的生活习惯。强迫午睡反而会造成学前儿童产生心理问题，对其成长不利。小王老师仔细观察、认真倾听学前儿童的心声，了解学前儿童的需要，从而使学前儿童信任、喜欢和亲近自己，产生愉快的体验，哭闹随即停止。幼儿园一日活动有哪些环节?这些环节有哪些卫生与保育要求呢?下面我们将一一了解。

一、幼儿园生活活动的卫生与保育要求

（一）入园

入园是学前儿童一日生活中的第一个环节，也是最重要的环节之一。愉快、有序

的入园工作会给学前儿童带来美好的感受，及时、到位的保育措施既是学前儿童在园生活与学习的重要前提，也是对学前儿童实施教育的有效途径，更是建立良好家园关系的宝贵契机。入园工作分为以下 3 个方面。

1. 接待学前儿童与家长，做好入园环节的观察记录

晨间接待，做到关心、细心与耐心。幼儿教师要热情、亲切地接待学前儿童，见到学前儿童面带微笑，主动热情地和学前儿童、家长问好，引导学前儿童和家长告别；协助医务保健人员做好来园时的晨检工作，细心观察学前儿童的状态，检查学前儿童的身体状况、精神面貌，并耐心跟家长进行交流，了解学前儿童在家的情况，发现状况时要及时向家长了解情况并妥善处理；向家长了解生病或体弱学前儿童在家的饮食、睡眠、大小便等情况，简单迅速地了解并记录特殊要求；做好《学前儿童考勤表》《家长交代事项记事本》《喂药委托及服药记录表》等记录工作。另外，晨间接待活动内容安排既要符合学前儿童年龄特征又要促进学前儿童综合能力的发展，做到统筹兼顾。

2. 注意处理入园焦虑，有计划地进行个别教育

小班初期学前儿童、转班学前儿童及出现特殊情况的学前儿童容易出现入园焦虑情绪。幼儿教师应该掌握学前儿童情绪的基础知识及应对技巧，帮助学前儿童顺利克服分离焦虑与陌生感，尽快融入幼儿园集体生活。入园焦虑处理原则有以下 5 条：

（1）幼儿教师指导学前儿童进行适度宣泄。

（2）幼儿教师帮助学前儿童转移注意力，带领他们参与游戏活动。

（3）幼儿教师用语言和行为鼓励、表扬学前儿童，激发学前儿童的认知、交往动机。

（4）幼儿教师营造温馨自在的园所环境，让学前儿童感受到如家般的温暖。

（5）幼儿教师与家长交流科学的育儿方法，有意识地培养学前儿童独立自主的行为。

3. 幼儿园晨检

从安全角度来说，晨检的过程能及时发现学前儿童携带的危险物品，杜绝可能存在的危险因素。此外，还有的学前儿童将自己喜欢吃的零食“藏”在衣袋中。因此，为保障学前儿童的安全，幼儿教师每天检查一下学前儿童的衣袋是必要的。

对于幼儿园来说，晨检能有效预防和控制常见疾病的传播和蔓延，杜绝一些流行性疾病的发生，保障集体健康。此外，许多学前儿童年龄较小，身体即便不适也无法清楚表达，而晨检时，医务保健人员察言观色，通过触摸额头等方法能够尽早发现学前儿童的症状，做到及时隔离、及时处理，避免延误病情，造成严重后果。

（二）离园

离园环节是家长了解学前儿童在园生活状况、观察幼儿教师职业素养、评价幼儿

园保教质量的重要时机。幼儿教师可结合本园、本班学前儿童的实际，精心设计、安排学前儿童的离园活动。

1. 离园常规工作

（1）离园前，幼儿教师要组织学前儿童进行安静活动。

（2）幼儿教师要引导学前儿童做好个人清洁与衣物整理工作。

（3）等候离园时，幼儿教师要注意活动安全，清点人数。

（4）离园时，幼儿教师要向家长简要汇报学前儿童的健康状况、日常言行，与学前儿童交往等情况。

（5）离园后，幼儿教师要做好室内的清洁卫生工作，关闭电源，关好门窗。

知识拓展

幼儿园离园活动卫生

2. 离园活动安排

幼儿教师可以组织一系列学前儿童感兴趣的活动，作为日间教育活动的延续，让学前儿童在离园前保持愉悦的心情和精神状态。例如，幼儿教师让学前儿童在离园主题墙上画上或贴上自己对老师或小伙伴想要表达的内容，师生进行互动和分享；在家长来之前，幼儿教师和学前儿童简单地说一说今天学的儿歌、讲一讲故事。学前儿童愉快的情绪也会直接影响家长，还会为第二天的愉快来园做好铺垫。

3. 离园文化礼仪

在离园活动中，可以巩固一些日常礼仪行为。学前儿童离园时一一道别，跟老师、小朋友说“再见”……也体现了学前儿童礼仪教育的内容。

（三）盥洗

盥洗是学前儿童一日生活中的重要环节，它可以使毛发、皮肤保持清洁，提高皮肤的各种功能，减少皮肤被汗液、皮脂、灰尘污染的机会，提高皮肤的抵抗力，维护身体健康；同时还可以培养学前儿童爱清洁、讲卫生的好习惯，提高他们的生活自理能力。一般来说，在幼儿园的盥洗活动主要包括洗手、洗脸和刷牙。

幼儿教师应做好盥洗前的准备工作，放好洗漱用品；注意卫生间的清洁通风，定时打扫并消毒，特别要注意保持地面干燥，以防学前儿童滑倒。另外，幼儿教师还要教授学前儿童洗手、洗脸和刷牙的顺序和方法，提醒学前儿童不要拥挤和打闹，培养良好的盥洗习惯，比如进食后漱口、饭前便后洗手等。

知识拓展

学前儿童洗脸的指导

盥洗活动的活动目标分为以下 3 个。

（1）对盥洗活动感兴趣，能够积极参与盥洗活动，懂得盥洗对身体的重要性。

（2）进行体验式学习，并掌握洗手、洗脸、漱口的正确方法，在有趣多样的活动中，感受自主活动的愉悦感。

（3）做到饭前便后洗手、起床后洗脸、餐后漱口、保持仪表整洁，形成良好的盥洗习惯。

（四）饮水

水对人体有非常重要的作用，因此，幼儿教师应培养学前儿童主动饮水的习惯，以确保每天饮用足够的水。

对学前儿童来说，关于饮水的要求一般包括：水温应符合安全需要（以滴在成人手背上不烫为宜）；水杯、杯柜、水桶要按规范进行消毒；取放水杯时，手要洗净，拿取杯把；杯柜应用清洁的布帘或网纱遮挡；杯柜上的标签要完好；学前儿童可以随时喝水。另外，学前儿童在饭前、临睡前尽量不喝水，剧烈活动后应等身体恢复平静后再喝水，喝水时也不要过多、过快等。

幼儿教师应按时提醒学前儿童喝水，使其养成渴了就喝、主动饮水的习惯；教会学前儿童正确的饮水方法，如先洗手再拿自己的杯子接水、慢慢走回自己的座位坐下、开始喝时要小口尝试、喝水时不说笑和不洒水、喝完后将杯子放回原位。对于不爱喝水的学前儿童，幼儿教师要提醒学前儿童及时饮水，可以通过鼓励、活动体验等方法帮助学前儿童培养喝水的习惯，如利用游戏活动激发学前儿童喝水欲望，师幼共建喝水墙。幼儿教师要科学地培养学前儿童主动喝水的习惯。

（五）如厕

1. 学前儿童不同阶段如厕常规

小班学前儿童：在幼儿教师的帮助下学习如厕、知道如厕的步骤。

中班学前儿童：在言语提示下学会如厕、初步掌握如厕注意事项。

大班学前儿童：能够自觉如厕、养成良好的如厕习惯，比较熟练地如厕。

2. 学前儿童如厕的基本方法

幼儿教师引导学前儿童主动做好集体活动、户外活动、进餐活动、午睡活动等活动前的如厕准备。对于年龄较小的学前儿童，幼儿教师及时提醒他们如厕，允许他们根据需要随时大小便；对遗尿等失误给予理解，轻声安抚；采用张贴图片或标记等方法引导学前儿童正确、有序如厕；在便池边安装小扶手，让学前儿童可以抓握，帮助学前儿童顺利排便，在和学前儿童如厕时高度相同处，放置便纸盒。

对于年龄稍大的学前儿童，幼儿教师要用童谣法、榜样法帮助他们养成良好的排泄习惯，用语言表达尿意和便意，如厕时专心排大便，注意将大小便排入便池内，便后学会用手纸擦拭，记得便后冲厕、洗手；仔细观察学前儿童排尿排便情况，发现问题及时处理，与家长进行沟通，共同培养学前儿童良好如厕行为。幼儿教师要应有计划、有步骤地培养学前儿童按时排便的习惯，不强制大、小便，不应让学前儿童蹲或坐的时间过长，严禁惩罚学前儿童；仔细观察学前儿童排尿、排便情况，发现尿频、尿痛、血尿以及便秘、腹泻等问题，应及时建议家长带学前儿童去医院检查。

（六）进餐

学前期是学前儿童身体发育的关键阶段，营养选择、饮食环境、进餐氛围和饮食习惯等方面都会影响学前儿童的生长发育。那么，幼儿园进餐一般包括哪些环节？幼儿教师在组织进餐时又要注意什么？

学前儿童进餐一般分为餐前准备、餐时组织和餐后整理三个环节。

1. 餐前准备

（1）每张桌子最多 6 人，就餐座位宽松，进餐环境舒适、安静、愉快。

（2）幼儿教师在饭前提醒学前儿童洗手、如厕，年幼、体弱和吃饭慢的学前儿童要有人照顾。

（3）幼儿教师在饭前不安排剧烈运动，避免学前儿童过度兴奋，可以做点安静的活动或游戏。

（4）饭菜色香味俱全，摆盘美观，能够激发学前儿童的食欲。

（5）幼儿教师引导学前儿童认识饭菜名称、形状和特点，促进学前儿童认知发展。

2. 餐时组织

（1）幼儿教师按时发放饭菜，每餐时间不少于 30 分钟，掌握学前儿童进食量，保证他们吃饱、吃好。

（2）幼儿教师指导年龄较小的学前儿童用勺子吃饭、年龄较大的学前儿童尝试用筷子夹饭菜，促进学前儿童精细运动的发展。

（3）幼儿教师教育学前儿童充分咀嚼，做到五不：不催促、不比赛、不说教、不批评、不打扫。

（4）幼儿教师仔细观察学前儿童进餐行为，发现问题及时处理，将个别学前儿童食欲不好或食欲骤降的现象及时报告医务保健人员，以便其采取措施。

（5）幼儿教师要纠正学前儿童偏食、挑食的习惯。幼儿教师注意培养学前儿童良好的进餐习惯和卫生习惯。

（6）幼儿教师及时应对学前儿童的突发状况，如牛奶、饼干被打翻或身体不适等。对于年龄较大的学前儿童，幼儿教师应指导他们学会主动将特殊情况告知自己，打翻东西及时避让，并用抹布擦干净。

3. 餐后整理

（1）幼儿教师要求学前儿童自己动手收拾碗筷，轻轻放到餐具桶中，放好椅子。

（2）幼儿教师在饭后让学前儿童擦嘴、漱口，清洁口腔以达到预防龋齿的目的。

（3）幼儿教师在饭后让学前儿童安静活动 15 分钟左右。

进餐应严格按照规定的时间和地点进行，与一日活动安排的时间差不应超过10分钟。一般情况下，学前儿童一日进食三餐两点。对于年龄大点的学前儿童，上午的点心可以取消；对于体弱的学前儿童，要逐渐加量并且增加餐前运动；对于超重或肥胖的学前儿童，要在运动和膳食上应制订专门计划；对于过敏体质的学前儿童，要注意膳食的特殊性。

幼儿教师应保证学前儿童有足够的时间进餐，进餐时间一般控制在30～45分钟。时间太短，学前儿童无法充分咀嚼；时间过长，饭菜变凉，既不利于消化，也不利于良好饮食习惯的建立。

幼儿教师在饭前半小时不要让学前儿童进行剧烈运动，可组织学前儿童进行一些安静的游戏。在进餐过程中，幼儿教师应关注学前儿童的进餐情况，及时为学前儿童添加饭菜，同时要注意纠正学前儿童的不良饮食习惯。进餐后幼儿教师应组织学前儿童进行安静性活动，如自由散步。

（七）睡眠

睡眠是大脑皮层广泛抑制的结果，充足的睡眠既与高级神经系统的正常机能有关，也与学前儿童生长激素的分泌有重要关系。学前儿童睡眠时间，因年龄和健康状况而异。年龄小、体质弱的学前儿童睡眠时间相应延长。全托幼儿园应安排午睡，午睡一般安排在饭后20～30分钟。睡眠之后，学前儿童的头脑会更加清醒，精力充沛，记忆力好；相反，睡眠不足则会精神萎靡，脾气暴躁，食欲下降等。

1. 睡眠前的准备工作

创设良好的睡眠环境，准备舒适的寝具。睡眠环境要求：寝室卫生干净，床具无灰尘，被褥齐全、定期清洗；室内空气保持清新，每天定时打开门窗通风，温湿度适宜；每周进行两次消毒；睡觉时拉好窗帘，室内保持安静，光线柔和暗沉，窗上可贴上窗花，墙上可布置些星星、月亮等，床铺无杂物；被褥厚薄适宜、干净松软，枕头尺寸合适。

合理安排睡前活动，平定学前儿童的情绪。由于午睡会影响学前儿童胃肠消化与吸收，因此午餐之后不要马上让学前儿童午睡，应做一些安静活动，如散步、画画等。幼儿教师既可以等学前儿童躺好后，给学前儿童播放舒缓的钢琴曲等轻音乐，让学前儿童伴着优雅的旋律入睡；也可以多讲睡前故事，注意音量要轻和，并时刻提醒学前儿童闭上眼睛睡觉，切记不看或听惊险刺激的影视或故事，更不能批评或恐吓学前儿童。

为保证学前儿童午睡时的安全、舒适，幼儿教师可提供固定位置给学前儿童放置发卡等随身物品。幼儿教师应提醒学前儿童如厕，检查学前儿童衣袋内是否藏有小玩具或一些锐利物品。

在学前儿童午睡之前，幼儿教师应及时提醒学前儿童大小便，避免学前儿童上床后如厕，影响其他学前儿童午睡，也可有效地避免遗尿现象。

2. 睡眠活动的工作要领

幼儿教师要仔细观察学前儿童的动态，关注学前儿童的情绪、睡姿、盖被、尿频、不良习惯等情况，及时发现和处理异常情况；对学前儿童午睡提出具体要求；发现午睡过程中学前儿童危险动作和不良行为，及时准确记录学前儿童午睡状况。

幼儿教师要照顾个体差异。幼儿教师要让邻床的学前儿童分两头睡，以免相互之间说话、打闹；把有不良睡眠习惯的学前儿童安排在办公桌旁或离幼儿教师近的地方，以便及时管理。

睡眠时最好采用右侧卧位或平躺姿势，这样既能最大限度地放松身体，又不会压迫心脏。幼儿教师可以采用示范法、体验法指导学前儿童习得正确的睡姿；在学前儿童入睡后，定时对学前儿童睡姿进行检查，帮助学前儿童养成正确的睡姿，避免发生意外伤害事故，从而提升学前儿童午睡质量。

3. 起床后的工作要领

起床后，可以播放轻柔的音乐做“苏醒操”，幼儿教师可以适当帮助学前儿童梳洗，关注学前儿童的仪容仪表（衣领、袖口、衣角、鞋袜）等。

4. 穿、脱衣服

幼儿教师应教会学前儿童自己穿、脱衣服。穿衣服的顺序：先穿上衣，再穿裤子、外衣，最后穿鞋。脱衣服的顺序：坐在床边或椅子上，先解开上衣扣子，再解鞋带（或扣子），脱鞋、脱外裤、脱外衣，把脱下的衣服叠好，按脱下时的顺序放在固定的地方。脱去衣服的多少可根据室温而定。

二、幼儿园教学活动的卫生与保育要求

幼儿园应为学前儿童安排多种多样的学习活动，以促进他们全面发展。学前儿童年龄越小，注意力越不集中，越容易疲劳和分心。小班每天安排一次教学活动，中班每天安排两次教学活动，大班每天安排两次教学活动，每次教学活动的时间可以长一些。另外，教学活动要安排在学前儿童精力充沛、机能旺盛的时候：一般在午餐后 1 小时，经过始动调节后，学前儿童注意力较为集中，学习能力也较强。幼儿园教学活动形式（类型）是多种多样的，现就有代表性、典型性的教学活动的卫生与保育要求进行归纳。

微课

幼儿园教学活动卫生

（一）阅读

幼儿园的阅读卫生主要包括用眼卫生、用脑卫生、心理卫生等方面。

用眼卫生是指在阅读过程中做好保护眼睛的工作，防止眼睛疲劳和受伤。具体而言：一是合理用光。一般来说，日光是最好的阅读光源，其次是荧光灯，最后是白炽灯。在日光下阅读时，应注意阅读处光线充足，但又不能直接在刺眼的日光下阅读。另外，光源应放在左前方，使光线由左前方射来，以免头、臂挡住光线，影响照明效果。二是读书姿势要端正。三是保证有间隔休息时间。学前儿童连续看书 10～20 分钟后应休息一会儿，通过做眼保健操或眺望远处等方式进行放松。

用脑卫生是指保护大脑的工作。具体而言：一是要注意转换兴奋中心，交替使用大脑，以提高学习效率；二是要注意有合理的饮食、充足的睡眠、愉快的心情，并坚持体育锻炼；三是要合理用脑，要根据头脑的清醒程度来安排不同的阅读内容，规定不同的阅读任务。

心理卫生是指阅读时保证思想和精神健康的工作。例如，阅读者要注意调节自己的学习情绪，培养自己的阅读兴趣，提高阅读的积极性；要有意增强阅读的自信心，克服怕苦畏难的心理；要磨炼自己的意志和毅力，克服自己的性格弱点和思维缺陷，养成良好的读书习惯等。在学前这个阶段，培养学前儿童的这些素质，重在循序渐进，不能一开始就以中小学生乃至成人的标准来要求学前儿童。

（二）唱歌

唱歌是幼儿园音乐教学活动的基本内容之一，唱歌不仅使学前儿童受到美的教育，而且可以促进学前儿童声带和肺部的发育。但是，不讲究唱歌方式也会引起呼吸道疾病和声带疲劳。唱歌时需要注意的是：一是空气必须清新，温度适中；二是选择的歌曲要适宜学前儿童声带的发育特点；三是唱歌时间不宜过长；四是唱歌姿势正确。

（三）绘画、写字

幼儿园应注意学前儿童绘画、写字的持续时间、握笔姿势、所用材料等方面的问题。例如：绘画、写字的持续时间不宜过长；幼儿教师要注意帮助学前儿童掌握正确的握笔姿势；绘画、写字的材料应安全。

（四）体育

体育教学活动是幼儿园体育活动的基本组织形式。体育教学活动通常采用集体或小组活动的形式进行。在无特殊情况（主要指下雨或天气过热/过冷）下，体育教学活动也要在户外场地上进行。体育教学活动并非每天都进行。幼儿园各年龄班的体育教学活动一般每周安排 1～2 次，且大都采用游戏的方式进行。

1. 体育教学活动时长

小班每节课 10～15 分钟。中班每节课 20～25 分钟，大班每节课 25～30 分钟。

2. 体育教学活动结构

开始部分：幼儿教师迅速将学前儿童组织起来，使学前儿童有准备地进入运动状态，并简要说明本次体育活动的主要内容。

基本部分：主要是学习新内容或复习已学过的内容。一般来说，新内容教学安排在活动的前半部分，同时注意练习与休息交替进行。

结束部分：主要是放松肌肉，尽快消除疲劳。身体由运动状态恢复到相对安静状态，有组织地结束本次活动。一般来说，幼儿教师可以安排走步，做整理动作等较安静的游戏或简单的律动动作等作为结束活动。

3. 体育教学活动注意事项

（1）幼儿教师在教学中要起主导作用，控制整个场面。

（2）以学前儿童活动为主，幼儿教师的示范、讲解等最终都要落实为学前儿童的活动。

（3）幼儿教师要及时调整活动的练习密度和活动量，注意学前儿童的状态和整体反应。

（4）幼儿教师对学前儿童要坚持严格要求，保证学前儿童身体姿势正确。

（5）幼儿教师要重视学前儿童的思想品德教育和性格培养，进行渗透教育。

三、幼儿园游戏活动的卫生与保育要求

微课

幼儿园游戏活动卫生

幼儿园在为学前儿童安排游戏活动时，至少需要在以下 5 个方面做好相应的卫生保育工作。

（一）保证学前儿童有充分的游戏时间

游戏时间是开展游戏活动的重要保证，幼儿园每日应保证学前儿童有充足的时间进行游戏。游戏时间过短，失去了游戏的应有之意；游戏时间过长，会引起学前儿童疲劳程度的加深。学前儿童每日游戏时间的长短应根据学前儿童的年龄、幼儿园的实际情况、季节、天气等因素综合考虑。一般来说，在较长的时间（约 30 分钟），学前儿童才能逐渐进行社会和认知层次较高的游戏形式，其中包括完整的游戏活动、团体活动、建构游戏；而在较短的时间（约 15 分钟）内，学前儿童难以结伴游戏，不能相互协商讨论，往往只能进行一些社会和认知层次较低的游戏形式，如平行游戏等。

（二）安排适宜的游戏场地

游戏场地是学前儿童游戏的空间，是进行游戏不可缺少的条件。场地的大小、在室内还是户外、场地的结构、空间密度等，都会对学前儿童的游戏产生影响。学前儿童的游戏场地应通风良好、空气新鲜、采光或照明良好、活动空间适宜。一些活动量大的游戏，如果条件允许，应安排在户外进行，以使学前儿童在游戏的同时也能沐浴充足的阳光和呼吸新鲜的空气。另外，游戏场地应保持清洁，以免因尘土飞扬、空气污浊而影响学前儿童的健康成长。

（三）提供各种足量的游戏材料

游戏材料是学前儿童用来玩的玩具和材料，它既是游戏的物质支柱，也会对游戏的性质、内容等产生影响。在物质匮乏环境中成长的学前儿童比那些在物质丰富的环境中成长的学前儿童的学习速度慢得多。因此，幼儿园不仅需要提供足量的游戏材料，而且材料的种类也应是多种多样的，特别是结构化程度较高的游戏材料。当然，游戏材料的数量也并非越多越好，游戏材料过多，会对学前儿童分享、合作等社会性交往产生负面影响。

（四）提供均等的游戏机会

在学前期，缺乏游戏活动机会的学前儿童会体验到学习各门学科的困难，特别是没有参加过社会角色游戏的学前儿童，这种困难体验更为显著。因此，幼儿教师应尽量为每一名学前儿童提供平等的、适宜的参加游戏的机会，让每名学前儿童尽可能在同一时间、同一范围内选择自己喜爱的游戏。也许最终并非每名学前儿童都能得偿所愿，但这种主动选择的过程体验，其意义也非同寻常。

（五）保障学前儿童的游戏安全

由于身心发育不完善，加之游戏过程中氛围热烈，因此学前儿童对于游戏过程中可能存在的安全隐患认识不足，甚至根本就没有意识。针对这一情况，幼儿教师务必提前做好安全隐患的排查工作，尽量不要在学前儿童兴致正高时突然打断。例如，幼儿教师应提前检查大型玩具是否有螺丝松动、棱角突出的情况，场地是否过于湿滑，周围有无危险物等。

四、幼儿园户外活动的卫生与保育要求

微课

幼儿园体育活动卫生

（一）早操活动

这里所指的早操活动并非一般意义上所指的晨间体操活动，而是做操和晨间其他体育锻炼活动的总称。在天气晴好的情况下，学前儿童在户外场地上进行早操活动。

如遇雨天，学前儿童可在教室内做操或在走廊开展体操和小型游戏活动。而在天气炎热或寒冷的季节，有条件的幼儿园可在专门的体育活动室中进行早操活动。整个早操活动约半小时，而且每天都要按时进行。早操活动的形式大多采用集体活动和自选活动相结合的方式。这种活动方式在全面锻炼身体、养成良好的身体姿态、培养自觉参与和积极参加身体锻炼的良好习惯等方面都有十分重要的作用。坚持每天做操，有利于培养持之以恒、不怕寒暑等良好的意志品质。坚持每天做操，还能有效地提高学前儿童机体对环境的适应能力，增加对疾病的抵抗力。

（二）户外活动

这里的户外活动是指非正规性体育活动，一般来说，它并不强调活动组织的严密性，且幼儿教师大都采取间接指导的方式来组织和实施活动。而体育教学活动作为一种正规性体育活动，则往往比较强调活动组织的严密性，幼儿教师主要采取直接指导的方式来组织和实施活动。

户外活动也是幼儿园体育活动的重要组织形式。在正常情况下，户外活动必须在幼儿园户外场地上进行。如遇特殊情况，幼儿教师可利用室内专门的体育活动区域进行活动，并确保每天活动的时间。《幼儿园工作规程》规定，学前儿童每日户外体育活动不得少于 2 小时。在时间安排上，户外活动一般在两个时间段进行：一是上午的某个时间段，二是下午的某个时间段。活动的内容主要是利用小型器材进行自主游戏和活动；有时也安排做操。活动的形式也是多种多样的。户外活动更能发挥学前儿童活动的积极性、主动性和创造性，也更有利于幼儿教师实施因材施教。

学前儿童新陈代谢旺盛，耗氧量大，缺氧的耐受性差，因此多在户外新鲜空气中活动，可以保证氧气的供应，减少呼吸道感染，促进大脑血液循环和供氧，有利于健康成长。另外，户外活动不仅要在温暖舒适的时候进行，在炎热、寒冷的时候也要进行。

除上述基本组织形式外，幼儿园体育活动还有“学前儿童体育节”“学前儿童运动会”“学前儿童远足或短途游览”等。

总而言之，学前期的体育活动应着重发展学前儿童大肌肉群的协调运动能力。由于学前儿童生长发育尚未成熟，因此幼儿教师在组织体育活动时还应注意培养学前儿童正确的运动姿势，以免学前儿童身体某部位畸形发展。另外，运动量过大或过小，都对学前儿童身体发育不利。

任务三　制定幼儿园一日活动的方法和具体安排

问题情境

洋洋小朋友是一个特别调皮的小男孩，他总有用不完的精力，尤其是在进行户外活动时，他总是积极、活跃的那一个，上蹿下跳、跑来跑去，一刻也停不下来。但小一班的桃子老师发现，每个星期一洋洋小朋友的表现都截然相反，从早晨他来到幼儿园开始就无精打采地坐在小椅子上，做任何活动都打不起精神来。桃子老师发现班上还有好几个小朋友也存在类似情况，对此她感到十分纳闷。这是怎么回事呢？桃子老师及时与洋洋家长以及有类似情况的小朋友的家长进行沟通，进一步了解小朋友周末在家的活动情况。原来这些小朋友普遍存在周末在家活动量较大、中午不午睡、晚上入睡晚的情况。家长没有在周末安排好学前儿童的一日活动，不注重动静交替、劳逸结合，学前儿童饮食、起居无规律，出现了“星期一病”。桃子老师意识到一日活动的合理安排、坚持执行的重要性。

一、幼儿园一日活动的制定方法

（一）制定幼儿园生活活动的方法

（1）遵循生理规律。幼儿教师要根据学前儿童的生理特点，安排合理的饮食、睡眠和休息时间，确保活动与休息交替进行。

（2）培养自理能力。设计活动时，幼儿教师要鼓励学前儿童参与穿衣、洗手、整理等日常生活技能的练习，以培养其自理能力。

（3）养成良好的生活习惯。通过固定的日程安排，幼儿教师要帮助学前儿童养成良好的生活习惯，如定时进餐、按时睡觉等。

（4）培养灵活性与适应性。幼儿教师要根据学前儿童的反馈和需求，适时调整活动内容，保持日程的灵活性和与学前儿童需求的适应性。

（二）制定幼儿园教学活动的方法

（1）主题教学法。幼儿教师围绕一个主题设计一系列的教育活动，以促进学前儿童对相关知识的全面理解。

（2）分龄教学法。幼儿教师根据学前儿童的年龄和发展水平，设计适宜的教学内容和活动难度。

（3）互动式学习法。幼儿教师鼓励学前儿童通过讨论、提问和合作等方式参与学习，提高其参与度和兴趣。

（4）基于多元智能理论的教学法。幼儿教师结合学前儿童的多元智能，设计涵盖语言、数学、音乐、体育等多方面的活动。

（三）制定幼儿园游戏活动的方法

（1）自由游戏与指导游戏相结合。幼儿教师提供自由游戏的时间，同时在必要时给予适当的指导，以促进学前儿童的自主探索和学习。

（2）角色扮演与模拟游戏。幼儿教师设计角色扮演和模拟游戏，帮助学前儿童理解社会角色和规则。

（3）创造性游戏。幼儿教师鼓励学前儿童参与绘画、手工等创造性游戏，激发其想象力和创造力。

（4）团队合作游戏。幼儿教师安排需要团队合作的游戏，培养学前儿童的社交技能和合作精神。

（四）制定幼儿园体育活动的方法

（1）依据年龄法。幼儿教师根据学前儿童的年龄和发展水平，选择适宜的体育活动，确保安全和有效。

（2）多样化活动法。幼儿教师设计多样化的体育活动，如跑步、跳绳、球类游戏等，以满足学前儿童不同的运动需求。

（3）兼容法。幼儿教师在体育活动中融入健康教育，如讲解运动的重要性、正确的运动姿势等。

二、幼儿园一日活动的具体安排

幼儿教师要合理安排学前儿童在幼儿园的一日活动，全方位整合各种教育因素，为学前儿童提供健康、丰富的生活和活动环境，满足学前儿童多方面发展的要求，使他们在快乐的童年生活中获得有益于身心发展的经验。

合理的一日活动安排是根据学前儿童的年龄特点，对学前儿童一日生活的主要内容，如入园、离园、盥洗、饮水、进餐、午睡、游戏活动、体育活动等每个环节的时间、顺序、次数和时间间隔进行合理的安排（见表 7－1）。

表 7－1　某幼儿园小班一日活动时间安排表

时间	活动内容
8：30—8：49	入园、晨检、区域活动、点名
8：50—8：59	如厕、洗手、喝水
9：00—9：29	游戏活动（按需如厕、洗手、喝水）
9：30—10：29	间操、户外活动（按需如厕、洗手、喝水）
10：30—10：39	换鞋、如厕、洗手、喝水
10：40—10：59	园本课程（按需如厕、洗手、喝水）
11：00—11：09	如厕、洗手、餐前准备
11：10—11：39	午餐、喝水
11：40—11：54	餐后散步
11：55—11：59	如厕、整理衣物、准备午睡
12：00—14：29	午睡（按需如厕、洗手、喝水）
14：30—14：59	起床、盥洗、吃点心、喝水
15：00—15：29	兴趣游戏活动（按需如厕、洗手、喝水）
15：30—16：39	户外体育活动（按需如厕、洗手、喝水）
16：40—17：40	离园活动

不同的年龄班，学前儿童一日活动各个环节的时间不一样，幼儿教师要根据学前儿童的年龄特点制定一日活动，保证充足的活动时间（见表 7-2）。

表 7-2 3～6 岁全日制幼儿园一日活动日程表

内容	小班	中班	大班
入园、晨检、晨间活动	7：30	7：30	7：30
餐前准备、盥洗	7：50	7：50	7：50
早餐	8：00	8：00	8：00
活动区游戏	8：30	8：30	8：30
教育活动	9：00（15 分钟）	9：00（20 分钟）	9：00（25 分钟）
喝水、如厕	9：15	9：20	9：25
教育活动	—	9：40	9：40
户外活动	9：30	10：00	10：10
室内自由游戏	10：30	—	—
安静活动	11：10	11：10	11：10
餐前准备	11：20	11：20	11：20
午餐	11：30	11：30	11：30
午睡	12：00	12：00	12：00
午检、起床、如厕、盥洗	14：30	14：00	14：00
午点、室内自由游戏	15：00	14：30	14：30
户外活动	15：30	15：30	15：30
餐前准备、盥洗	16：15	16：15	16：15
晚餐	16：30	16：30	16：30
离园	17：10	17：10	17：10

三、执行一日活动制度的注意事项

（一）坚持执行

坚持执行一日活动制度，持之以恒，不随便变更，才能发挥预期的效果。

（二）保教结合

幼儿教师通过一日生活的各个环节，对学前儿童进行生活护理、卫生保健和教育工作。

（三）家园同步

幼儿教师引导家长在节假日也安排好学前儿童的一日生活，使学前儿童饮食、起居有规律，避免患上“星期一病”。

（四）个别照顾

对体弱多病的学前儿童，幼儿教师要给予特殊照顾。

（五）培养良好的卫生习惯

培养良好的卫生习惯培养既是发展智力、培养良好行为及独立生活能力的有力措施，也是培养学前儿童热爱劳动、团结友爱等良好品德的需要。

实践训练

实践 1：晨检

请同学们在幼儿园的实践过程中对所在班级学前儿童进行晨检，并进行记录。

________幼儿园晨检记录表								
学期：				班级：				
日期	应到人数	实到人数	晨检情况		缺勤人数	异常症状	采取措施	晨检人签名
			正常人数	异常人数				

实践 2：设计生活活动教育方案

请同学们设计一个生活活动教育方案，并在班级开展教育活动，如洗手、如厕、进餐等。

实践 3：组织午餐活动

请同学们在实践的过程中，尝试组织午餐活动。

教考结合

一、考点聚焦

本项目知识在历年教师资格考试中时有涉及，或以单项选择题的形式出现，或与其他模块内容相结合，通常以简答题的形式呈现。本项目内容并不繁杂，线索体系明晰且简要，学生学习掌握起来的难度并不大。

制定合理的一日活动的意义，制定一日活动的科学依据，安排与组织一日活动的基本原则，幼儿园生活活动、教学活动、游戏活动和户外活动的卫生与保育要求，幼儿园一日活动的制定方法和具体安排等均是本项目的学习重点，尤其是幼儿园生活活动各个环节的卫生与保育要求，是本项目的重中之重。

二、真题再现

(一)单选题

1. 幼儿园应该建立学前儿童健康体检报告制度，学前儿童体检周期一般为（　　）。

A. 每 2 个月一次　　B. 每季度一次
C. 每半年一次　　D. 每年一次

2. 3～6 岁学前儿童每天需要的睡眠时间为（　　）。

A. 8～9 小时　　B. 11～12 小时
C. 13～14 小时　　D. 14～15 小时

3. 成人应培养学前儿童良好的排便习惯。学前儿童正常的排便时长为（　　）。

A. 5～10 分钟　　B. 15 分钟　　C. 20 分钟　　D. 25 分钟

4. 学前儿童气管、支气管的自净能力差，易患肺炎，所以幼儿教师要（　　）。

A. 做好开窗通风工作　　B. 培养学前儿童良好的洗手习惯
C. 教给学前儿童正确的擤鼻涕的方法　　D. 常晒被褥

5. 下列关于个人卫生消毒制度的表述，不正确的是（　　）。

A. 学前儿童一人一杯一巾
B. 饭前便后用肥皂和流动水洗手

C. 每月为学前儿童剪一次指甲

D. 被褥做到专人专用，每两周换洗床单、枕巾一次

(二)简答题

1. 制定合理的一日活动的意义是什么？
2. 安排与组织一日活动的基本原则是什么？
3. 执行一日活动制度有哪些注意事项？

(三)论述题

请根据学前儿童特点制定一日活动安排表。

答案解析

项目七　一日活动中的卫生与保育

项目八　幼儿园的卫生保健工作

学习目标

1. 知识目标

（1）理解幼儿园卫生保健工作制度的意义与任务。

（2）了解幼儿园的卫生保健制度。

（3）了解幼儿园的规划与建筑卫生。

2. 技能目标

（1）能够执行幼儿园的卫生保健制度。

（2）能够保持幼儿园各室的清洁卫生。

（3）能够结合幼儿园设备与用具的卫生要求进行操作。

3. 情感目标

深化对学前儿童健康和福祉的关怀，认识到维护学前儿童卫生保健的重要性，强化幼儿园卫生保健工作的责任感。

思维导图

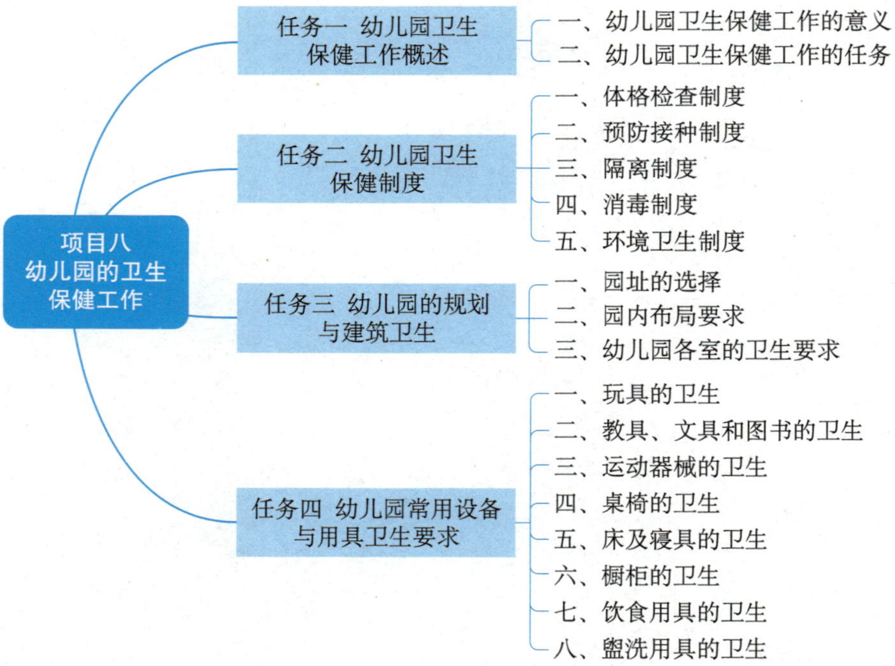

任务一　幼儿园卫生保健工作概述

问题情境

近年来，社会媒体不断曝光一些被卫生监督部门责令停业的非法幼儿园。这类幼儿园普遍存在安全隐患多、管理问题多、矛盾纠纷多、环境卫生差、师资水平差、教育质量差等方面的问题，其中最为突出的是园内外环境卫生问题。在有的非法幼儿园里，厨房没有消毒柜、盥洗槽，活动室内光线昏暗、狭窄，学前儿童头对脚睡在通铺床板上等，这种令人担忧的问题将严重损害学前儿童的身心健康。

一、幼儿园卫生保健工作的意义

卫生保健工作是幼儿园工作的重要组成部分，是实现幼儿园教育目标和管理目标的重要方面，是学前儿童身心发展的保障。《幼儿园教育指导纲要（试行）》指出：幼儿园必须把保护幼儿的生命和促进幼儿的健康放在工作的首位。树立正确的健康观念，在重视学前儿童身体健康的同时，还要高度重视学前儿童的心理健康。2010 年卫生部、教育部联合发布了《托儿所幼儿园卫生保健管理办法》，2012 年卫生部公布了《托儿所幼儿园卫生保健工作规范》，明确指出了幼儿园卫生保健工作的主要任务是贯彻预防为主、保教结合的工作方针，为集体儿童创造良好的生活环境，预防控制传染病，降低常见病的发病率，培养健康的生活习惯，保障儿童的身心健康。该规范既对幼儿园工作起到了指导作用，也对幼儿教师的工作职责提出了具体的要求。

近几年，相关政策的更新与出台，使幼儿园卫生保健工作真正做到了有章可循、有法可依，加强了幼儿园卫生保健工作的执行力度，为学前儿童身心健康发展提供了有力的保障。

二、幼儿园卫生保健工作的任务

卫生保健工作的根本任务是保障学前儿童在集体生活的条件下身心健康。卫生保健工作也充分体现了健康的新概念，包括身体保健和心理保健两方面，而且卫生保健必须与教育相结合。幼儿园卫生保健工作的任务有以下 5 项。

（1）建立健康检查制度，做好入园学前儿童的身体检查，监测学前儿童的成长发育，及时发现问题并进行医学矫正。

（2）加强营养管理，重视膳食搭配。幼儿园要为学前儿童提供合理的膳食。

（3）贯彻“预防为主”的方针，做好疾病预防、隔离消毒等工作，控制及降低传染病发病率。

（4）根据各年龄段学前儿童的生理、心理特点，在医务保健人员参与下制定合理的一日生活制度和体格锻炼计划，开展适合学前儿童年龄特点的保育工作。

（5）加强幼儿园的伤害预防控制工作，建立因伤害缺勤登记报告制度，开展安全教育，及时发现安全隐患，做好园内伤害干预和评估工作。

任务二　幼儿园卫生保健制度

问题情境

某幼儿园近期发生的一系列事件让家长们感到担忧。由于近期园内保育员减少，加之监督不严，教室和玩具的消毒工作未能按要求进行。在一次卫生检查中，检查人员发现一些班级使用的消毒剂未按照规定稀释，教室在消毒后未能及时通风，学前儿童反映有异味和不适。几名学前儿童出现了轻微的皮肤过敏和呼吸道刺激症状，家长们怀疑与园内的消毒措施有关。家长们对幼儿园的卫生状况表示担忧，并要求园方给出合理的解释和改进措施。张园长知道后立即暂停使用现有的消毒剂，并为了改善空气质量，购入了空气净化器，同时邀请医生为出现症状的学前儿童进行了健康检查，并提供了专业的医疗建议。此外，园方还组织家长沟通会，向家长们说明情况，承认问题，并详细介绍园方的改进措施。那么，幼儿园应如何建立并严格执行消毒制度？除此之外，幼儿园还有哪些卫生保健制度？

一、体格检查制度

幼儿园进行体格检查的对象主要包括学前儿童（新入园的学前儿童、在园的学前儿童）和教职工。

（一）学前儿童的体格检查

幼儿园要对学前儿童进行定期和不定期的体格检查。体格检查不仅可以帮助成人了解每个学前儿童的生长发育情况和健康水平，以便采取相应的措施；同时，还能早发现、早隔离和早治疗各种传染病、其他疾病。

1. 入园前的体格检查

学前儿童在入园前必须经过全面的体格检查，以鉴定他们能否参与幼儿园的集体生活。一般而言，此类检查要在正规的、特定的医疗单位进行，如妇幼保健院。经检查确认，学前儿童无传染病和其他严重疾病，方可入园。目前，许多城市对学前儿童入园前健康检查的项目都有统一规定，主要有以下几个方面：

微课

学前儿童
体格测量

（1）学前儿童的疾病史、传染病史、过敏史、家族疾病史等。

（2）学前儿童当前的生长发育与健康状况，如身高、体重、胸围、头围、心肺功能、视力、听力、皮肤、肝功能等。

（3）学前儿童预防接种情况等。

检查结果只在规定时间内有效。入园前的体格检查为幼儿园更好地了解和掌握每个学前儿童生长发育的水平以及健康状况提供了重要的资料。

2. 入园后的定期检查

一般而言，1 岁以内的婴儿每季度应体检一次；1～3 岁的学前儿童，每半年体检一次；3 岁以上的学前儿童，每年体检一次，每半年测量身高、视力一次。测量要准确并做好记录。每次检查后，医务保健人员都应对学前儿童个体和集体进行疾病统计与健康情况的分析评价，并据此提出能促进学前儿童健康成长的相应措施。此外，幼儿园还应为每名学前儿童建立健康档案，以便全面了解每个学前儿童的生长发育情况。

3. 每日的健康观察

学前儿童入园后，医务保健人员和幼儿教师每日应对他们进行健康观察，随时观察学前儿童有无异常表现，重视疾病的早发现、早隔离，防止疾病加重或在园内传播。学前儿童每日的健康观察工作主要包括入园晨检和全日观察。

（1）入园晨检。晨检是幼儿园卫生保健工作的重要环节，它不仅可以及时消除一些不安全的因素、及早发现疾病，而且能帮助幼儿教师了解学前儿童在家庭中的生活情况，密切家园之间的联系。

（2）全日观察。全日观察主要是幼儿教师在进行日常保教工作的过程中完成的。医务保健人员应每日数次巡视全园，细心观察学前儿童。观察的重点是：学前儿童的精神状况、食欲状况、大小便状况、睡眠状况、体温等。午间重点检查学前儿童的用餐卫生和睡眠卫生。幼儿教师尤其要对学前儿童的一些反常表现加以重视，如平时非常活泼好动的学前儿童，突然变得比较安静、整天无精打采、吃饭没有食欲等，这些正反映出学前儿童身体的异常，应特别留意并进一步对学前儿童进行身体检查，以确定其是否生病。

（二）幼儿园教职工的健康检查

为了保证学前儿童的健康，幼儿园教职工在参加工作之前，都必须进行严格的健康检查，检查合格后才能进入幼儿园工作。幼儿园的全体教职工，每年还必须进行一次全面的健康检查。除一般性健康检查外，检查的内容还包括肝功能等项目的检查。患有特定疾病者不得从事幼儿园相关工作。健康检查不合格者，应立即调离或暂时离开工作岗位。有些疾病待痊愈后，持有关健康诊断证明方可恢复工作。

二、预防接种制度

学前儿童在入园前的预防接种是由家长负责的，入园后，预防接种的任务就由幼儿园和卫生防疫部门共同来完成。因此，幼儿园要建立预防接种制度，严格按照规定的接种种类、计量、次数、间隔时间等开展预防接种工作，防止漏种、错种或重复接种。

（一）预防接种前的工作

接种前，幼儿园的工作主要是登记、通知和宣传。学前儿童入园后，医务保健人员应根据学前儿童预防接种卡上的记录进行登记，确定该学前儿童接种的完成情况——哪些接种已完成、哪些接种尚未进行，以保证预防接种的衔接得当。在每次进行预防接种前，幼儿园应提前发出通知，告知家长学前儿童预防接种的时间、种类，同时要对预防接种中的注意事项加以宣传，以帮助学前儿童健康接种。

（二）预防接种中的工作

在进行预防接种的过程中，幼儿教师和医务保健人员应相互配合，共同做好接种登记和核查工作，尤其应避免漏种、错种或者重复接种，以保证接种任务的顺利完成。因特殊原因未能接种的学前儿童，应登记在案。学前儿童接种后，幼儿教师和医务保健人员应密切观察其反应，若发现异常情况，应及时采取相应措施。同时，医务保健人员应对学前儿童近期的生活和活动提出合理的建议和指导，幼儿教师应全力配合。

（三）预防接种后的工作

对未参加预防接种的学前儿童，医务保健人员做好登记后，应及时与其家长取得联系，并进行协商，共同做好补种的相关工作。

三、隔离制度

隔离就是将传染病患者、病原携带者或可疑患者同健康的人群分隔开来，尽量减少或阻断相互间的接触，并实施彻底的消毒和合理的卫生制度，以防止传染病在幼儿园内传播和蔓延。幼儿园要设立隔离室，隔离室用品专用。隔离制度主要包括以下 3 个方面的内容。

（一）对患者应立即隔离

无论是学前儿童还是教职工，一旦发现患传染病，都应当立即将其隔离。同时，幼儿园要做好与其相接触人的检疫和疫源地的消毒工作。如果是学前儿童患传染病，还要及时通知其家长，并视传染病的种类及病情的轻重，确定隔离治疗的地点。患不同传染病的学前儿童应分别隔离，以防交叉感染。

在隔离室应设专人对患者进行仔细的照顾、观察和护理。被隔离的学前儿童应有专用的餐具、盥洗用具以及便盆等，且其使用过的物品和排泄物要及时或定期进行消毒。患者待隔离期满痊愈后，经医生证明方能回园所和班级。

（二）对可疑患者应临时隔离

当幼儿园发现学前儿童或教职工有患传染病的迹象时，应立即请医务保健人员加以诊断，不管确诊与否，都应进行临时隔离。临时隔离的地点既可以是家中，也可以是园内的隔离室，但要与已确诊为传染病的学前儿童分开，检疫期满后无症状者方可解除隔离。同时，学前儿童或教职工的家中如果发现有传染病患者，应及时报告幼儿园，并在保健室备案，园所应酌情采取相应的防范措施。

（三）加强对疫源地的检疫

对与患者有密切接触的其他学前儿童或教职工，要注意观察其体温、食欲、精神等情况，必要时可用药加以预防。观察期间发病班不收新生，不与其他班级接触，但生活活动照常开展。

特别需要指出的是，有些幼儿园要求学前儿童离开园所一个月以上或从外地返回时，医务保健人员向家长询问该学前儿童有无传染病接触史，并对其进行必要的健康检查。未接触者，需要观察两周；有传染病接触史的学前儿童，则应进行个人临时隔离，待检疫期满无症状后方可回班。若生活中有传染病流行，幼儿园要采取更为严格的防范措施，以保证在园学前儿童不受传染病的危害。

四、消毒制度

消毒制度是预防疾病发生及切断传染途径的重要措施。幼儿园建立并严格执行消毒制度，可以有效地杜绝疾病的传播。清洁消毒工作一般分为预防性消毒和疫源地消毒两种。预防性消毒主要是对日常用水、食物、餐具、盥洗用具、玩具、图书等进行经常性消毒和定期消毒工作。疫源地消毒则是指在传染病发生时期，对疫源地进行专门消毒。常用的消毒方法有物理消毒法和化学消毒法。

微课

幼儿园常用消毒技能知多少？

（一）物理消毒法

物理消毒法主要包括机械消毒、热力消毒、日晒消毒等方法。

（1）机械消毒：利用事物的机械作用，杀死和消除环境中的致病微生物。机械消毒主要用于玩具、室内空气等的消毒。肥皂洗手、通风换气等方法属于机械消毒。

（2）热力消毒：利用水或蒸汽的高温作用，将物品中的致病微生物杀灭。热力消毒主要包括消毒柜消毒、煮沸消毒、蒸汽消毒等，消毒柜和煮沸消毒主要用于各种耐热餐具、金属器械等物品的消毒，而蒸汽消毒主要用于毛巾、尿布、衣物、餐具等物品的消毒。

（3）日晒消毒：利用日光中紫外线的作用，通过持续的暴晒来杀灭附在物品表面上的致病微生物。日晒消毒主要用于衣服、被褥、图书、玩具等物品的消毒。

（二）化学消毒法

化学消毒法是指利用化学药品（清洁剂、消毒剂）进行消毒的方法。化学消毒法主要用于门窗、地面、厕所、家具等的消毒。在使用消毒剂时，相关人员应严格掌握消毒剂的有效浓度和浸泡时间。此外，幼儿园还常用消毒灯进行消毒，如常见的紫外线灯和臭氧消毒灯，它们适用于房屋的消毒。

在实际操作中，有时为了提高消毒的效果，常常将物理消毒法与化学消毒法有机地结合起来。

五、环境卫生制度

室内环境应保持清洁整齐，每日湿式清扫。空气应保持流通新鲜，阳光应充足。冬季每天至少开窗通风两次，每次 10～15 分钟。幼儿园要有防蚊、防蝇、防暑和取暖设备。玩、教具等要定期消毒、检修、更新。垃圾污物要有带盖容器集中存放并及时清除。幼儿园要定期进行室外的清洁工作，做到地面整洁干净，活动场地不堆放杂物，垃圾箱加盖并远离活动场所。随季节的变化，幼儿园要有计划地做好园内的绿化。要有学前儿童专用厕所，做到清洁、通风、无异味，每天至少要消毒一次，便器用后要立即倾倒，刷洗干净，并每日用消毒液浸泡。

任务三 幼儿园的规划与建筑卫生

问题情境

在最近的一次卫生安全检查中发现，某幼儿园的两个活动室的通风存在问题。由于窗户损坏导致无法开启，孩子们在活动室内有时会感到不适，影响正常的教学活动。园方对此问题高度重视，迅速联系维修人员修复窗户，并在此期间采取使用移动风扇和空气净化器的临时措施来改善空气质量。同时，园方增加了户外活动时间，以减少孩子们在通风不良环境中的停留，并主动与家长们沟通，说明情况和采取的措施，得到了家长们的理解和支持。通过这些努力，活动室的通风问题得到及时解决，孩子们能够在一个健康舒适的环境中学习和成长。那么，幼儿园各室的卫生要求分别是什么？幼儿园建筑设备的卫生要求是什么？

一、园址的选择

幼儿园选址应满足下列要求：幼儿园应建设在日照充足、交通方便、场地平整、干燥、排水通畅、环境优美、基础设施完善的地段，不应置于易发生自然地质灾害的地段；与易发生危险的建筑物、仓库、储罐、可燃物品和材料堆场等之间的距离应符合国家现行有关标准的规定；不应与大型公共娱乐场所、商场、批发市场等人流密集的场所相毗邻；应远离各种污染源，并应符合国家现行有关卫生、防护标准的要求；园内不应有高压输电线、燃气和输油管道主干道等穿过。好的办园环境是成功开办幼儿园的前提和关键。大多数家长在与幼儿园联络后，都会到幼儿园参观，具体考察幼儿园的环境情况，而且幼儿园周围的环境是一旦确定地址后难以改变的，所以幼儿园的环境十分重要。园址的选择主要从外部环境和内部环境两个方面来考虑，涉及以下几个方面。

（一）绿化

如果幼儿园周边绿化工程做得好，学前儿童就可以在身心舒畅的氛围里学习和玩要。绿色环境能为学前儿童营造更为自然的活动和视野空间，有助于学前儿童身心的发育，使学前儿童能够健康成长。

（二）空气

学前儿童抵抗力较差，容易患呼吸道感染等疾病，因此幼儿园周围不能存在有害气体，要远离污染源。幼儿园各室也要保持空气流通，学前儿童所处房间的空气应该保持新鲜，没有异味。

（三）噪声问题

工地、大型娱乐场、机场周边等环境中嘈杂的声音会让学前儿童的耳朵无休止地受到噪声的伤害。

（四）采光问题

幼儿园所在地的采光问题也不容忽视。昏暗的光线会影响学前儿童的学习和活动，幼儿园周围的建筑物会不会影响学前儿童活动室、睡眠室的采光，是家长比较关心的问题。一般来说，周围布满高层建筑的地方不适宜建幼儿园；除了影响采光，四周的建筑物也容易使学前儿童产生紧张和压迫感。

（五）安全性

学前儿童的安全是园方需要重视的问题，而幼儿园的安全在很大程度上取决于周围环境的安全。幼儿园附近不能有生产、贮藏易燃易爆物品的车间库房，与城镇干道或公路之间的距离要符合规定，园门不宜直接开向城镇干道或机动车流量大的道路，园门前庭应留出一定的缓冲地带，园区内不得有架空的高压输电线路穿越。

（六）公共交通

便利的交通情况可以给家长接送学前儿童带来很大的方便。如果道路不畅，交通不便，学前儿童上下学就会十分麻烦，容易影响他们学习和玩耍的情绪，从而影响身心健康。幼儿园地理位置上的优势能够获得家长更多的青睐。

（七）停车问题

停车区分室内停车区及室外停车区，能否停车及费用的多少也会影响幼儿园的招生和日常工作。

（八）周边设施

幼儿园应避免在周围有破败的楼房的地区，有不利于学前儿童学习和身心健康的场所。

（九）人口集中度

人口越集中，出生率自然也就越高。居民聚居的地方，生源比较多，对幼儿园的需求量也大。另外，新建的小区年轻人相对较多，出生率也高，生源将会比较好，所以幼儿园最好选在住宅小区或者新建的小区附近，同时要考虑可拓展性，特别是面积过小的幼儿园。

（十）园舍

幼儿园的园舍不应是陈旧和阴暗的。如果经营者认为园舍某些方面需要改进，最好让专业的建筑人员到现场查看并提出建议。园舍建造要符合国家建筑标准。

二、园内布局要求

（一）主体建筑

主体建筑最好南北朝向。每班应有一套基本用房，以活动室为主，多室相互连接，并有独立的出入口，这样既有利于管理又便于在传染病流行时隔离患者，控制传染源以及意外情况下及时疏散。为了便于学前儿童开展各种活动，幼儿园的建筑物以2～3层为宜。

（二）附属建筑

附属建筑，如教师用房、隔离室、医务室、厨房、贮藏室等最好与主体建筑分开，并排除各种不安全因素。

（三）运动场地

幼儿园每班都应有单独的、靠近活动室的户外活动场地，场地上可设沙坑及各种游戏设备。各班的户外活动场地之间应用绿篱隔开，以便在传染病流行期间实行隔离。园内最好设有公用的活动场地，以便全园组织活动时使用，户外活动场地地面应为弹性地面。

（四）绿化

幼儿园中应有充分的绿化面积。幼儿园内应种植花草。

三、幼儿园各室的卫生要求

每个班级应有一套单独使用的房间，构成独立的单元：以活动室为主，盥洗室、厕所与其相通，每班都有独立的出口，利于隔离。

（一）活动室

幼儿园的活动室有4个基本的建筑卫生要求。一要宽敞、明亮，光线充足，单侧采光的活动室进深符合规定；二要保持良好的通风；三要保证有足够的面积和空气容量，幼儿园活动室与寝室合用时，其房间最小使用面积应符合规定；四要能实现防寒保暖的功能，活动室、寝室等学前儿童使用的房间应做有保暖性、弹性的地面。

（二）寝室

寄宿制幼儿园或有条件的幼儿园应设专门的寝室。这样做既可以避免学前儿童在卧床生病期间相互接触或感染，也便于保育人员的巡视和护理。寝室内应保证每一个学前儿童有一张床铺的空间。寝室最好铺设地板，有利于保温、防潮和打扫。

（三）盥洗室和厕所

盥洗室和厕所应临近活动室和寝室，盥洗室和厕所应分间或分隔，自然通风，并应避免臭气直接进入活动室或寝室。

盥洗台最好设在室中央，避免洗涤时拥挤和保持墙壁清洁；每个学前儿童的用具应分开使用，挂毛巾时注意每条毛巾之间保持一定的距离，避免互相接触。

（四）医务保健室和隔离室

医务保健室和隔离室宜相邻设置，与学前儿童生活用房应有适当距离。若为楼房，医务保健室和隔离室应设在底层。医务保健室和隔离室应设上、下水设施。隔离室应设独立的厕所。

（五）厨房

厨房内设有主副食加工机械时，可适当增加主副食加工间的使用面积；托儿所、幼儿园为楼房时，宜设置小型垂直升降食梯。

任务四　幼儿园常用设备与用具卫生要求

问题情境

在阳光幼儿园，杨老师注意到一些孩子在阅读图书时，存在蘸取口水翻页的不良习惯。孩子们为了方便翻页，会不自觉地用舌头舔湿手指，这一行为不卫生，可能成为病菌传播的途径。此外，由于孩子们的模仿性很强，这种不良习惯很快在班级中蔓延开来，引起了家长们的担忧。针对这一问题，园方迅速采取了一系列措施。首先，杨老师通过讲故事和角色扮演的方式，教育孩子们使用湿纸巾或干净的湿布来翻页，而不是口水。其次，杨老师在阅读时间亲自示范正确的翻页方法，并鼓励孩子们模仿。同时，杨老师会在孩子们阅读时定期提醒他们使用湿纸巾，并监督他们的行为。

最后，园方还通过开家长会，告知家长们园方正在努力纠正孩子们的这一不良习惯，并寻求家长们的配合与支持。那么，幼儿园工作人员应该如何维护常用设备与用具的卫生呢？

一、玩具的卫生

玩具是学前儿童游戏和学习的必备物品。幼儿园中的玩具为全体学前儿童所共用，若其不符合卫生标准和卫生要求或管理不当，都会使学前儿童受到伤害甚至导致疾病。因此，幼儿园在选择和管理玩具时必须符合卫生要求。

（一）注意玩具的制作材料及表面是否有毒

学前儿童经常将玩具放入口中，因此幼儿园在选用玩具时一定要考虑玩具制作材料的毒性问题。玩具表面的涂料要符合卫生标准。

（二）注意玩具质地是否便于清洁和消毒

玩具的质地有木材、金属、塑料、橡胶、棉布、皮革、陶瓷、玻璃等。用塑料、橡胶制作的玩具轻巧安全、不易污染，便于清洗消毒，适宜选用；金属、木材玩具也比较理想；用布和皮革制作的玩具最容易受到污染，且不易清洗和消毒；而陶瓷、玻璃制的玩具则容易破碎，只宜观赏和作为装饰。

（三）注意玩具本身的功能和安全性

玩具的外形和功能要能吸引学前儿童，引起学前儿童良好的情绪情感，使他们产生想玩、爱玩的兴趣和愿望。成人不宜选用可能对学前儿童造成身心伤害的玩具，如易引起学前儿童视觉、听觉或触觉不安的玩具以及具有赌博、迷信色彩的玩具。玩具应无安全隐患。例如，木制玩具的表面应是光滑的，无锐利的边角、无尖刺、无裂纹；金属玩具不应出现锋利的缺口和外露的零件。玩具的大小、轻重要适合学前儿童，过小易造成误吞、误入耳道或鼻孔等，过重则易砸伤学前儿童。

（四）注意对玩具应有严格的管理制度

幼儿园应有规定的玩具存放场所，幼儿教师要指导学前儿童正确使用玩具；玩具要经常性地消毒；对于已损坏的玩具，应及时修复；对于过分陈旧的玩具，应报废处理；不再使用玩具时，应放回规定的玩具柜中加以保存；学前儿童玩过玩具后要及时洗手。建立玩具管理制度既能保持玩具的清洁卫生，又能培养学前儿童爱护玩具、保持玩具清洁的良好习惯。

二、教具、文具和图书的卫生

幼儿园中的教具、文具和图书要满足卫生标准，以保障学前儿童的健康。图书应以图画为主、文字为辅，图画清晰、颜色鲜明但不会给人以过分刺激的视觉感受。幼儿教师应控制学前儿童的绘画和阅读时间，培养良好阅读习惯，如保持适当手眼距离、采用正确姿势。图书需要定期消毒，破损及时修补或废弃。黑板应平整、无裂缝、不反光，使用磁性黑板更佳。粉笔颜色和字号应与黑板形成反差，避免反光。学前儿童使用的文具应无毒，笔杆设计应适合手部发育，纸张为浅色，质地耐用、不反光。

三、运动器械的卫生

幼儿园的运动器械要适应学前儿童的身体和心理发展情况，促进平衡、协调和灵敏性发展，同时确保坚固、耐用、平滑和安全。运动器械设计应简单、轻巧、美观，便于维护。大型器械宜置于草坪上，攀登类器械下应有沙坑或软垫防摔伤。幼儿园应定期检修器械，关键部位须特别关注，发现问题应立即处理。学前儿童使用前，成人要检查器械并提供指导，预防意外。

四、桌椅的卫生

幼儿园的桌椅是供学前儿童进餐、喝水、游戏和学习使用的。合适的桌椅要合乎学前儿童的身材，能使学前儿童保持良好的坐姿，降低疲劳程度，预防脊柱弯曲，有利于保护视力。

（一）桌椅的尺寸

桌椅的尺寸是根据学前儿童的身高及身体比例等因素确定的。

桌椅的高度：桌椅前缘最高点与地面的垂直高度。适宜的椅高应当与小腿高相同，使脚掌能平放在地板上，大小腿成直角。桌椅过高或过低都容易使学前儿童坐姿不稳定，产生疲劳。

桌椅的大小和规格：学前儿童应使用平面桌，可分为双人桌、四人桌和六人桌，采光须符合基本的卫生要求。在一日活动中，幼儿教师可根据不同活动的需要，布置桌椅。一人一把儿童椅，可根据需要搬动。幼儿园不宜采用无靠背板凳。

桌下净空高度：大腿上方的桌下构件与地面的垂直高度。为保证学前儿童有足够的桌下净空高度，桌子不宜设抽屉、搁板、踏板及其他构件，以免影响其下肢的正常摆放和活动。

桌椅高差：桌面与椅面之间的垂直距离。桌椅高差对学前儿童坐姿的影响十分大。合适的桌椅高差，应是在学前儿童就座时，两臂能很自然地平放在桌面上、背部能伸直为宜。若高差过大，会使学前儿童在就座时耸肩或单肩提高，易造成脊柱异常弯曲；若高差过小，则会使学前儿童上体过度前倾，易形成驼背。

（二）桌椅的颜色

桌椅的颜色会对室内光线和学前儿童的心理状态产生影响。如果颜色不合适，不仅影响室内光线的明亮度，还会使学前儿童产生视觉疲劳，引发情绪不稳等。因此，学前儿童桌椅的颜色要从光学和心理学两方面进行考虑，尽量选择反射率高、色调浅淡且柔和，能给人宁静、舒适、安定感的色彩，如浅米色、木本色等；但不应使用白色，因为白色不易清洁，而且反射率太高，会对学前儿童的眼睛产生较强的光刺激，以致损伤眼睛。

（三）桌椅的安全及管理

学前儿童桌椅的外表和内表以及学前儿童手指可触及的隐蔽处，均不得有锐利的棱角、毛刺以及小五金部件的锐利尖端。桌椅的涂层、漆膜，不能含过量的有毒物质。桌椅的重量应适中，以便于学前儿童自己搬运。桌椅还应经常擦拭，因为学前儿童桌椅是用于多种不同活动的。尤其是进餐的桌子，在每次使用前，均应使用专用的抹布进行擦拭并进行必要的消毒，以保证学前儿童进餐时的卫生。同时，幼儿园还要注意根据学前儿童身高的变化，不断调整桌椅，使之始终适应学前儿童的发展和需要。

五、床及寝具的卫生

幼儿园应为学前儿童准备专用的小床和寝具，以免疾病传播。由于学前期骨骼增长的速度较快，且骨质较软，为保证学前儿童骨骼的正常发育，幼儿园应慎重选择床具。床的大小、长短及结构应适合学前儿童的身材。

为了避免学前儿童睡眠时相互干扰、适当地控制疾病的传播，幼儿教师布置寝室时应注意床的排列方式，床与床之间应保持一定的距离，这样也便于幼儿教师在床间进行巡视和照料。学前儿童寝具应保持清洁与干燥，必要时可进行暴晒消毒。床的四周应设有栏杆，在床的一侧可留有上下床的空隙。此外，幼儿园还应注意床垫的通气性和软硬度，不宜过软；以木板床等为好，不宜用弹簧床、沙发床。为方便学前儿童就寝、保证学前儿童的安全，幼儿园不宜使用双层床，尤其是小班。学前儿童应使用自己专用的寝具，如枕头、枕巾、被子和褥子等，且尽量选用纯棉制品，并经常进行必要的清洗和晾晒。较扁平、软硬度适中的枕头可以保证学前儿童正常的呼吸和头部的血液循环，促进学前儿童的身体健康发育。

六、橱柜的卫生

幼儿园活动室和寝室内设有玩具柜、教具柜、饮水杯柜、刷牙杯柜、衣帽柜、鞋柜、书包柜、被褥橱等。主要供学前儿童使用的橱柜，其高矮以及深度，应适合学前儿童的身材，以便于学前儿童自己取放和整理。同时，为了在室内给学前儿童留下更多的活动空间和避免碰撞，活动室不应设置过多的家具，可将橱柜等设置在墙内。橱柜在设计和制作时，要注意避免有可能伤害学前儿童的棱角，最好制成小圆角；橱柜的表面应光滑，避免有木刺或钉子露出；橱柜应敦实，重心较低，为避免积压灰尘和利于打扫，可以直接落地。

七、饮食用具的卫生

幼儿园常用的饮食用具有碗、碟、匙、筷子、饮水杯等，其质地应坚固耐用、光滑无毒、易于清洗与消毒、不起化学反应、防止烫嘴和手，其大小、重量以及结构等应适合学前儿童手部发育的特点，便于学前儿童用手操作。学前儿童使用的餐具，最好选用耐高温、不易破碎的塑料餐具、不锈钢餐具。碗最好是双层隔热的，筷子宜选用圆柱体的竹制或木制筷子，外表不要涂漆。如果饮食用具出现了破损，应及时更换，以免伤害学前儿童的肌肤或出现某些危险。学前儿童用过的餐具应及时洗净并使用煮沸消毒、蒸汽消毒等方法进行消毒。

八、盥洗用具的卫生

学前儿童盥洗用具应专人专用。肥皂应选低刺激性、儿童型肥皂。毛巾宜用柔软纯棉，大小适中，便于学前儿童使用的毛巾。全托幼儿园需区分洗脸、洗脚和洗屁股毛巾，并保持清洁干燥。牙刷应选用儿童型牙刷，刷牙后彻底清洗，头朝上放置以保持干燥。牙膏宜含氟防龋，但需防止氟中毒。刷牙杯和牙刷定期清洗更换。幼儿教师要教会学前儿童正确使用卫生柔软的手纸。

实践训练

实践 1：记录幼儿园物质环境

在当地幼儿园进行见、实习活动，了解幼儿园物质环境现状，并进行记录。

实践 2：分析幼儿园环境卫生

利用见习、实习机会，分析幼儿园在环境卫生方面哪里做得比较好，哪里还需要加以改进，提出改进措施，形成书面材料。

教考结合

一、考点聚焦

本项目知识在历年教师资格考试中时有涉及，大多以单项选择题的形式出现，但本部分内容并不繁杂，线索体系明晰且简要，因此，学生学习掌握起来的难度并不大。本项目的重点在于幼儿园各室清洁卫生要求、设备与用具的卫生要求。

二、真题再现

(一)单选题

1. 幼儿园卫生保健工作的首要任务是（　　）。

A. 提高教学质量　　B. 保障学前儿童的身心健康

C. 加强家园联系　　D. 营造良好环境

2. 下列哪项不属于幼儿园卫生保健工作的基本内容？（　　）

A. 学前儿童日常健康管理　　B. 疾病预防与控制

C. 学前儿童饮食营养指导　　D. 学前儿童学科知识教育

3. 幼儿园在卫生保健工作中，应重点关注的方面是（　　）。

A. 学前儿童游戏活动的多样性　　B. 学前儿童心理健康的维护

C. 学前儿童个人卫生习惯的培养　　D. 学前儿童才艺技能的培养

4. 以下哪项措施可以有效预防幼儿园内的传染病传播？（　　）

A. 减少学前儿童户外活动时间　　B. 定期对幼儿园环境进行消毒

C. 增加学前儿童作业量　　D. 降低学前儿童饮食标准

5. 幼儿园医务保健人员的主要职责不包括（　　）。

A. 制订卫生保健计划　　B. 监测学前儿童生长发育情况

C. 教授学前儿童学科知识　　D. 指导家长进行家庭卫生保健

(二)简答题

1. 简述幼儿园卫生保健工作的任务。
2. 幼儿园的卫生保健制度包括哪些制度？
3. 幼儿园活动室的卫生要求是什么？

(三)论述题

论述幼儿园卫生保健工作的重要性，并提出你认为有效的卫生保健措施。

答案解析

项目八　幼儿园的
卫生保健工作

附件 1：托儿所幼儿园卫生保健管理办法（卫生部令第 76 号）

附件 2：《托儿所、幼儿园建筑设计规范》JGJ39—2016(2019 年版)

附件 3：《托儿所、幼儿园建筑设计规范》JGJ39—2016 局部修订条文（2019 年版）

参考文献

1. 朱家雄．学前儿童卫生学：修订版［M］．上海：华东师范大学出版社，2006.

2. 麦少美，高秀欣．学前卫生学［M］．2 版．上海：复旦大学出版社，2009.

3. 万钫．学前卫生学［M］．3 版．北京：北京师范大学出版社，2012.

4. 朱家雄．学前儿童心理卫生与辅导［M］．长春：东北师范大学出版社，2003.

5. 刘馨．学前儿童体育［M］．2 版．北京：北京师范大学出版社，2014.

6. 欧新明．学前儿童健康教育［M］．北京：教育科学出版社，2002.

7. 么娜，李洋．学前儿童卫生与保育［M］．北京：北京出版社，2014.

8. 陈鹤琴．儿童心理之研究［M］．北京：商务印书馆，2021.

9. 潘洁．各国幼儿园一日活动日程表简介（上）［J］．幼儿教育，1992，（3）：22－23.

10. 中国营养学会发布《中国婴幼儿喂养指南（2022）》［J］．早期教育，2022，(39)：52.

11. 北京市教育委员会．北京市中小学校幼儿园安全管理规定（试行）［EB/OL］．北京市人民政府网，2019.

12. 中华人民共和国中央人民政府．住房和城乡建设部关于发布行业标准《托儿所、幼儿园建筑设计规范》局部修订的公告［EB/OL］．中华人民共和国中央人民政府网，2019.